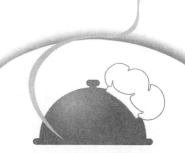

高等职业教育 **烹调工艺与营养专业** 规划教材

营养卫生与安全

主　编	苏爱国	许　磊	
副主编	冯小兰	李心芯	赵佳佳
	沈　晖	韩　絮	
参　编	张　瑜	徐锁玉	田　雨
	黄　娟	刘文宁	吴茂钊

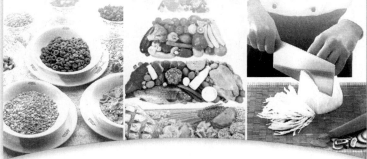

重庆大学出版社

内容提要

本书根据高职高专教材建设的具体要求和高等职业教育的特点编写而成。在内容编排上,以对应职业岗位的知识和技能要求为目标,以够用、实用为重点。本书涵盖能量和营养素、食物的营养价值、平衡膳食与营养强化、食物污染途径及预防、各类食品的卫生管理、餐饮卫生管理;食品安全监督与管理等内容。

本书既可作为职业学校烹调工艺与营养专业、食品专业和餐饮管理专业的学生教材,也可作为餐饮行业从业人员的培训用书。

图书在版编目(CIP)数据

营养卫生与安全 / 苏爱国,许磊主编. --重庆:重庆大学出版社,2019.11
高等职业教育烹调工艺与营养专业规划教材
ISBN 978-7-5689-1787-2

Ⅰ.①营… Ⅱ.①苏…②许… Ⅲ.①食品营养—高等职业教育—教材 ②食品卫生—高等职业教育—教材 Ⅳ.①R15

中国版本图书馆 CIP 数据核字(2019)第 182055 号

高等职业教育烹调工艺与营养专业规划教材
营养卫生与安全
主 编 苏爱国 许 磊
副主编 冯小兰 李心芯 赵佳佳
沈 晖 韩 絮
策划编辑 沈 静
责任编辑:陈 力 刘 刚 版式设计:沈 静
责任校对:谢 芳 责任印制:张 策
*
重庆大学出版社出版发行
出版人:饶帮华
社址:重庆市沙坪坝区大学城西路 21 号
邮编:401331
电话:(023)88617190 88617185(中小学)
传真:(023)88617186 88617166
网址:http://www.cqup.com.cn
邮箱:fxk@cqup.com.cn(营销中心)
全国新华书店经销
重庆升光电力印务有限公司印刷
*
开本:787mm×1092mm 1/16 印张:18.5 字数:441 千
2020 年 1 月第 1 版 2020 年 1 月第 1 次印刷
印数:1—3 000
ISBN 978-7-5689-1787-2 定价:49.00 元

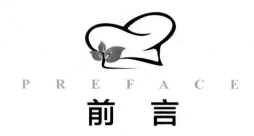

PREFACE

前　言

　　"国以民为本,民以食为天,食以水为先。"显然,"国""民""食""水"是相互依赖、互为依存的关系,其中的"食"不仅解决人们饮食温饱的问题,还要解决吃得健康、安全的问题,这个问题与国家、社会的安定和谐是紧密相连的。目前,我国的食品营养卫生与安全问题已经受到社会各界的高度重视。随着经济的发展,人民生活水平的不断提高,人们对食品的营养卫生与安全提出了更高的要求。

　　本书根据高职高专烹调专业、食品专业和餐饮管理专业的人才培养方案、课程设置及课程标准的要求进行编写,以"营养为本,烹饪为用"的理念,形成了自身的理论架构、体系和特色。从形式上,注重对学生综合职业能力和岗位实践能力的培养;从内容上,能够更好地与烹饪、食品和餐饮服务等行业的生产、加工、销售及服务过程相联系,使本书的体系更完整,更科学;从方法上,更加注重基础知识,具有较强的可读性。

　　本书的特色在于突出教材内容的实用性和系统性,几乎每个单元都设有情景引入、能力目标、知识目标、案例引入、情景回顾和思考题等,方便学生学习。教材注重职业性、实用性、实践性,注重分析营养、卫生问题的产生原因和有效控制手段,注重培养学生运用知识的能力。

　　本书既可作为高职高专烹调工艺与营养专业、食品专业和餐饮管理专业教学用书,也可作为从事食品营养卫生与加工企业的生产技术人员、管理人员的参考用书。

　　本书由苏爱国、许磊任主编,冯小兰、李心芯、赵佳佳、沈晖、韩絮任副主编,张瑜、徐锁玉、田雨、黄娟、刘文宁、吴茂钊任参编。

　　本书在编写过程中,参考了相关著作,并且得到了重庆大学出版社的大力支持,在此一并表示感谢。

　　由于编者水平有限,书中不妥之处在所难免,敬请同行专家、读者批评斧正。

编　者

2019 年 9 月

目 录

单元 8　餐饮卫生管理

单元 9　食品安全监督与管理

参考文献

单元1

绪 论

【能力目标】

理解本课程的学习对其专业及个人生活的重要性。

【知识目标】

1.掌握营养学和卫生学的基本概念。

2.了解营养卫生与安全的发展概况及人体对食物的消化与吸收。

营养卫生与安全是一门运用食品营养学和食品卫生学的基本理论,研究食品营养成分、卫生标准、平衡膳食,防止食品污染和有害因素对人体的危害,预防食物中毒,维护人体健康的综合性学科。这门课程包括食品营养学与食品卫生学两个部分。

任务1　概　述

随着经济的发展和社会的进步,人们对食物营养与健康也倍加关注。"健康"不仅仅指没有疾病或残疾,还指身体、精神及社会交往等方面都处于良好状态。一般来说,人的健康是由遗传、环境、营养与后天生活习惯四大要素决定的,在遗传和环境因素相对稳定的情况下,起关键作用的还是营养。人类的每个生命过程都离不开营养,从胚胎发育、婴幼儿成长、青少年身体与智力发展到中壮年的健康与活力维持、老年人的抵抗疾病和延缓衰老,营养在其中都起决定性作用。当今世界与营养有关的人类疾病集中在两个方面:一是营养素摄入不足或利用不良所致的营养缺乏,其中主要是微量营养素(包括矿物质和维生素)缺乏。目前,全世界约有20亿人处于微量营养素缺乏状态,约占世界人口的1/3。二是与营养素摄入过剩和营养素不平衡有关的各种慢性非传染性疾病。国际权威专家认为,约1/3癌症的发生与膳食有关。心脑血管病、糖尿病等慢性病与膳食营养的关系更为密切。

1.1.1　营养学的基本概念

一般情况下,食物是指含有营养素的物料,食品是经过一定加工的食物。食品具有三项基本功能:营养功能——提供人体所需的各种营养素;感官功能——满足不同人群的喜好和食欲要求;生理调节功能——调节人体生理代谢,改善人体健康状况。

因此,人类为维持正常生理功能和满足劳动及工作的需要,必须每日从外界环境摄入必要的营养素——由食物组成的膳食。

1)营养素

人类在生命活动过程中需要不断地从外界环境中摄取食物,从中获得生命活动所需的营养物质,这些保证人体生长、发育、繁衍和维持健康生活的营养物质在营养学上称为"营养素"。目前已知有40~45种人体必需的营养素,人体需要的营养素主要包括蛋白质、脂类、糖类(碳水化合物)、维生素、矿物质(无机盐)、水及膳食纤维七大类。蛋白质、脂类、糖类的摄入量较大,称其为宏量营养素;维生素和矿物质的需要量较小,称其为微量营养素。

营养素来源主要是天然的动植物食物。不同的食物其营养素的组成和含量也不同,而且并非每种食物都含有人体所需的全部营养素。人体对营养的需要是指营养素而非各种食物,认识营养素的种类、性质、来源及功能,对选择、搭配和利用各种食物,保证机体健康,达到营养的目的是非常重要的。

2)营养

"营"在汉字里是谋求的意思,"养"是养生或养身,两个字组合在一起应当是"谋求养生"

的意思。准确地说,应当是"用食物或食物中有益成分谋求养生"。"营养"是指人体消化、吸收、利用食物或营养物质的过程,也是人类从外界获取食物,满足自身生理需要的过程,包括摄取、消化、吸收和体内利用等。

营养的核心是"合理",通俗地说,就是解决人体"吃什么""吃多少""如何吃""吃后如何"的问题。合理营养是一个综合性概念,它既要求通过膳食调配,提供满足人体生理需要的能量和多种营养素,又要改变合理的膳食制度和烹调方法,以利于各种营养物质的消化吸收和利用。此外,还应避免膳食构成的比例失调,某些营养素摄入过多,以及在烹调过程中营养素的损失或有害物质的形成,因为这些都可能影响身体健康。合理营养的意义在于:促进生长发育,防治疾病,增进智力,促进优生,增强机体免疫功能,促进健康长寿。

3)营养价值

营养价值是指食物中所含营养素和能量能满足人体营养需要的程度。食物营养价值的高低,取决于食物中所含营养素的种类是否齐全、数量是否充足以及相互关系是否适宜。在自然界,没有任何一种食物含有人体所需要的全部营养素。所以,将多种食物科学合理地搭配食用,均衡膳食,才能使膳食中所含的营养素得到互补,满足人体正常的需要。

4)营养学

营养学是研究人体营养规律及其改善措施的科学。具体地说,是研究人体对食物的利用与代谢规律及科学确定人体对营养素需要量的学科。研究内容涉及人体对营养的需要量、各类食物营养价值、不同人群的营养、营养与疾病、社区营养等诸多方面。

营养学研究的目的是根据机体在不同生理、病理情况下体内新陈代谢的需要,科学确定机体营养素的需要量,制定合理地利用营养素的组织原则,指导工(农)业生产的发展,从膳食营养上保证人体的需要,它是一门研究食物、营养、人体、环境关系的综合学科。

营养学又可根据研究内容和目的分为基础营养学和应用营养学。基础营养学主要研究人体的新陈代谢规律、不同营养素的生理功能、新陈代谢中营养素的相互关系和人体对营养素的需要量。应用营养学则主要研究人体不同生理情况下的营养需求,如孕妇营养、乳母营养、婴幼儿营养、青少年营养、中老年营养及营养素缺乏症等;研究特殊工作条件下的营养(特殊营养),如接触有毒物质的人员营养、运动员营养、高温作业人员营养、低温作业人员营养、高原作业人员营养、太空作业人员营养、潜水作业人员营养等;研究疾病营养又称临床营养;研究在不同地区、不同社会环境生活的人群营养状况及营养改善和政策称为公共营养。

5)膳食营养素参考摄入量

营养素具有提供能量、促进生长与组织修复、调节生理功能的作用。不同的人群由于年龄、性别、生理状况、体力活动水平不同,对各种营养素的需要量也各不相同。许多国家和地区的营养学工作者和营养机构,为了指导居民合理营养、平衡膳食,避免营养素过多或缺乏症状的出现,制订了膳食营养素参考摄入量。膳食营养素参考摄入量是一组每日平均膳食营养素摄取量的参考值,它是在推荐的营养素供给量的基础上发展起来的,包括以下3项内容:

(1)平均需要量

平均需要量(EAR)是群体中各个体需要量的平均值,是根据个体需要量的研究资料计算得到的。平均需要量可以满足某一特定性别、年龄及生理状况群体中半数个体需要量的摄入水平，即这一摄入水平能够满足该群体中 50% 成员的需要，但不能满足另外 50% 的个体对该营养素的需要。

（2）推荐摄入量

推荐摄入量（RNI）相当于传统使用的膳食营养素参考摄入量，是可以满足某一特定性别、年龄及生理状况群体中绝大多数（97% ~ 98%）个体需要的摄入水平。长期摄入推荐摄入量水平，可以保证组织中有适当的储备。

（3）可耐受最高摄入量

可耐受最高摄入量（UL）是平均每日摄入营养素的最高量，这一摄入水平对一般人群中的几乎所有个体的健康都不至于产生损害，但并不表示可能是有益的。当摄入量超过可耐受最高摄入量并进一步增加时，损害健康的危险性也随之增大，可耐受最高摄入量不是一个建议的摄入水平，可耐受是指在生物学上大体是可以耐受的。对于大部分营养素来说，当前没有足够资料来制定其可耐受最高摄入量，所以，没有可耐受最高摄入量并不意味着该营养素过多摄入没有潜在的危险。

6）健康与亚健康

世界卫生组织（WHO）提出的健康概念是：所谓健康，并不仅仅是不得病，还应包括心理健康以及社会交往方面的健康。也就是说，健康是在精神上、身体上和社会交往上保持健全的状态。WHO 规定了衡量一个人是否健康的十大准则，即精力充沛、积极乐观、善于休息、应变能力强、体重适当、眼睛明亮、牙齿正常、头发有光泽、运动感到轻松和能够抵抗一般性感冒和传染病。

亚健康是指处于健康和疾病两者之间的一种状态，即机体内出现某种功能紊乱，但未影响到发挥功能，主观上有不适感觉，是人从健康到疾病的中间阶段。其主要表现为：疲劳、乏力、头晕、腰酸背痛、易感染疾病等。与健康人相比，其工作、学习效率低，有的还食欲不振、睡眠不佳等。

1.1.2　营养学的形成和发展

营养是人体最基本的生理过程，因此，人类从古至今的生活实践中，对营养的概念逐渐由感性认识上升到理性认识和科学研究，由被动满足生理需求的饱腹到主动有选择的养生，世界各国自有文字出现就有相关记载。2 000 多年前我国古代《黄帝内经》中记载大量有关食医、养生的内容，《黄帝内经·素问》中有"五谷为养，五畜为益，五果为助，五菜为充"和"气味和而服之，以补精益气"。《黄帝内经·灵枢》将各种食物分为温、热、寒、凉四性和酸、苦、甘、辛、咸五味，另外，还有对各种食物的归经与主治的论述。我国有几十部关于食疗方面的著作，有食养与饮食、食物功能的阐述，事实上已形成了我国古代朴素营养学说的雏形。

西方营养学的发展也经历了从古典营养学发展到近代营养学的阶段。值得一提的是，西方很多化学家、物理学家、生理生化学家的研究为现代营养学的发展奠定了极好的基础。18世纪中叶，被称为营养学之父的法国化学家拉瓦锡在强调生命过程是呼吸过程的基础上，提出呼吸是氧化燃烧的理论；德国化学家李比希用动物生理实验将不同食物对动物的功能进行分类;李比希的学生分别创建了氮平衡学说和糖类、蛋白质、脂肪的能量系数。19 世纪到 20 世纪可以称得上营养科学发展的鼎盛时期,氨基酸的发现、蛋白质的命名、必需脂肪酸和必需氨基酸的提出、血糖和肝糖原概念的建立、维生素的意义、微量元素的作用、营养素与疾病的关系等。20 世纪中叶,随着生物化学的分子生物学研究的深入,各种分析技术也应用到营养学研究中来。20 世纪末,功能食品的产生与功能因子学说的建立更说明了现代营养学科发展的迅猛。

同时,营养学家也开始关注人群营养与健康的问题和公共营养(社区营养)问题,提出了各类人群的膳食营养素供给量、膳食营养素参考摄入量,完善营养调查方案和手段,研究和建立与营养相关的政策与法规。

1.1.3 国内外的居民的营养状况

1)世界性营养问题与措施

当今世界的营养问题,按照不同地区的经济和社会发展状况可分为两种情况:一是在不发达的发展中国家——贫困、灾荒和战乱所造成的营养问题,主要是营养素摄入不足、营养素缺乏,如铁缺乏及贫血,维生素 A、维生素 D 缺乏,碘及微量元素缺乏等。据统计,约 7.5 亿人(占发展中国家人口的 20%)仍处于饥饿状态,没有机会获得足够的粮食来满足营养素的基本需要量。二是在发达国家及富庶转型的国家,出现因营养不平衡和营养过剩导致肥胖症而引起的"富贵病",如高血压、冠心病、动脉粥样硬化、糖尿病等。

世界各国对国民营养问题都十分重视,无论是发达国家还是发展中国家,都会根据国情有针对性地制订营养计划。日本、美国、印度、澳大利亚等国根据各自具体的国情推出了切合本国实际的营养计划、政策与法规。其中,营养师制度是行之有效的方法之一。

在发达国家,营养师是健康队伍中不可或缺的成员,是受人欢迎与尊敬的职业。他们遍及生活中的各个领域,医院、保健机构、诊所、社区、学校、政府、食品和制药工业、餐饮企业、研究机构、健身中心、私人训练及咨询等各个不同的领域中。具体包括:诊所营养师、餐饮营养师、营养咨询师、公共保健营养师、社区健身中心营养师、教育领域中的营养师、商务领域中的营养师、研究性营养师等。

2)我国居民膳食营养现状

随着我国经济社会发展和卫生服务水平的不断提高,居民人均预期寿命的逐年增长,健康状况和营养水平不断改善,疾病控制工作取得了巨大的成就。与此同时,人口老龄化、城镇化、工业化的进程加快,以及不健康的生活方式等因素也影响着人们的健康状况。为了进一步了解 2002—2012 年我国居民营养和慢性病状况的变化,根据中国疾病预防控制中心、国家心血管病中心、国家癌症中心近年来监测和调查的最新数据,结合国家统计局等部门人口基础数据,国家卫健委组织专家综合采用多中心、多来源数据系统评估、复杂加权和荟萃分析等研究方法,编写了《中国居民营养与慢性病状况报告(2015 年)》。

(1)我国居民膳食营养与体格发育状况

一是膳食能量供给充足,体格发育与营养状况总体改善。2002—2012 年居民膳食营养状况总体得到了改善,2012 年居民每人每天平均能量摄入量为 2 172 千卡,蛋白质摄入量为 65 克,脂肪摄入量为 80 克,碳水化合物摄入量为 301 克,三大营养素供能充足,能量需要得到满足。全国 18 岁及以上成年男性和女性的平均身高分别为 167.1 厘米和 155.8 厘米,平均体重分别为 66.2 千克和 57.3 千克,与 2002 年相比,居民身高、体重均有所增长,尤其是 6～17 岁儿童青少年身高、体重增幅更为显著。成人营养不良率为 6.0%,比 2002 年降低 2.5 个百分点。儿童青少年生长迟缓率和消瘦率分别为 3.2% 和 9.0%,比 2002 年降低 3.1 和 4.4 个百分点。6 岁及以上居民贫血率为 9.7%,比 2002 年下降 10.4 个百分点。其中,6～11 岁儿童和孕妇贫血率分别为 5.0% 和 17.2%,比 2002 年下降了 7.1 和 11.7 个百分点。

二是膳食结构有所变化,超重肥胖问题凸显。2002—2012 年,我国城乡居民粮谷类食物摄入量保持稳定。总蛋白质摄入量基本持平,优质蛋白质摄入量有所增加,豆类和奶类消费量依然偏低。脂肪摄入量过多,平均膳食脂肪供能比超过 30%。蔬菜、水果摄入量略有下降,钙、铁、维生素 A、维生素 D 等部分营养素缺乏依然存在。2012 年居民平均每天烹调用盐 10.5 克,较 2002 年下降 1.5 克。全国 18 岁及以上成人超重率为 30.1%,肥胖率为 11.9%,比 2002 年上升了 7.3 和 4.8 个百分点,6～17 岁儿童青少年超重率为 9.6%,肥胖率为 6.4%,比 2002 年上升了 5.1 和 4.3 个百分点。

(2)我国居民慢性病状况

一是关于重点慢性病患病情况。2012 年全国 18 岁及以上成人高血压患病率为 25.2%,糖尿病患病率为 9.7%。与 2002 年相比,患病率呈上升趋势。40 岁及以上人群慢性阻塞性肺病患病率为 9.9%。根据 2013 年全国肿瘤登记结果分析,我国癌症发病率为 235/10 万,肺癌和乳腺癌分别位居男、女性发病首位,10 年来我国癌症发病率呈上升趋势。

二是关于重点慢性病死亡情况。2012 年全国居民慢性病死亡率为 533/10 万,占总死亡人数的 86.6%。心脑血管病、癌症和慢性呼吸系统疾病为主要死因,占总死亡的 79.4%,其中,心脑血管病死亡率为 271.8/10 万,癌症死亡率为 144.3/10 万(前五位分别是肺癌、肝癌、胃癌、食道癌、结直肠癌),慢性呼吸系统疾病死亡率为 68/10 万。经过标化处理后,除冠心病、肺癌等少数疾病死亡率有所上升外,多数慢性病死亡率呈下降趋势。

三是关于慢性病危险因素情况。我国现有吸烟人数超过 3 亿,15 岁以上人群吸烟率为 28.1%,其中男性吸烟率高达 52.9%,非吸烟者中暴露于二手烟的比例为 72.4%。2012 年全国 18 岁及以上成人的人均年酒精摄入量为 3 升,饮酒者中有害饮酒率为 9.3%,其中男性为 11.1%。成人经常锻炼率为 18.7%。吸烟、过量饮酒、身体活动不足和高盐、高脂等不健康饮食是慢性病发生、发展的主要行为危险因素。经济社会快速发展和社会转型给人们带来的工作、生活压力,对健康造成的影响也不容忽视。

慢性病的患病、死亡与经济、社会、人口、行为、环境等因素密切相关。一方面,随着人们生活质量和保健水平不断提高,人均预期寿命不断增长,老年人口数量不断增加,我国慢性病患者的基数也在不断扩大;另一方面,随着深化医药卫生体制改革的不断推进,城乡居民对医疗卫生服务的需求不断增长,公共卫生和医疗服务水平不断提升,慢性病患者的生存期也在不断延长。慢性病患病率的上升和死亡率的下降,反映了国家社会经济条件和医疗卫生水平的发展,是国民生活水平提高和寿命延长的必然结果。当然,我们也应该清醒地认识到个人不健康的生活方式对慢性病发病所带来的影响,综合考虑人口老龄化等社会因素和吸烟等危险因素现状及变化趋势,我国慢性病的总体防控形势依然严峻,防控工作仍面临着巨大挑战。

1.1.4 食品卫生与安全的概念

1)食品卫生与安全概述

(1)人类对食品卫生与安全的认识

食物是人类赖以生存的能源和发展的物质基础。人饿就要吃食物,从中获取营养,维持生理代谢,所以食物的质量十分重要,食物质量的好坏决定着营养、安全、健康。

根据《中华人民共和国食品安全法》第二十四条的规定:食品应当以保障公众身体健康为宗旨,做到科学合理、安全可靠。

"无毒、无害"是指正常人在食用情况下摄入可食状态的食品,不会造成人体致病、危害,食品必须是安全的。同时,食品也是有营养的,是能促进健康的。

对于食品工业而言,"卫生"一词的意义是创造和维持一个卫生而且有益于健康的生产环境。卫生是一门应用科学,为了提供有益健康的食品,必须在清洁环境中,由身体健康的食品从业人员加工食品,防止因微生物污染食品而引发的食源性疾病,同时使引起食品腐败的微生物繁殖减少到最低程度。

(2)食品卫生与安全的定义及关系

①食品卫生

根据1955年世界卫生组织对食品卫生下的定义,食品卫生是指从食品原料的生产、加工、制造及最后消费的所有过程,为确保其安全、完整所做的一切努力。

②食品安全

根据1996年世界卫生组织在其发表的《加强国家级食品安全性计划指南》中对食品安全下的定义,食品安全是对食品按其原定用途进行制作和食用时,不会使消费者受害的一种担保。它主要是指在食品的生产和消费过程中,确保食品中存在或引入的有毒有害物质,未达到危害程度,从而保证人体按正常剂量和以正确方式摄入这样的食品,不会受到急性或慢性的危害,这种危害包括对摄入者本身及其后代的不良影响。

食品是否安全与下列因素有关:

A.环境因素。如生产地的大气、土壤、水体质量。

B.人为因素。如农户对农药、化肥的施用,养殖企业对饲料添加剂、兽药、渔药的使用等。

C.技术因素。包括监测技术、加工技术的先进性,配套设备的水平。

D.消费因素。食用方式是否合理、得当。

E.管理因素。如对食品质量的分析监测频率,对违法行为处罚的力度与威慑力等。

关于食品安全,有人称为"食品安全性",也有人称为"安全食品"。这两种称谓各有侧重,"食品安全性"——侧重于评价;"安全食品"——侧重于承诺。因此,食品安全学是研究食物毒性因素和可能存在的风险,并为控制和降低这些毒性和风险制订相应的措施或方法的一门科学。

③食品卫生与食品安全的关系

食品卫生与食品安全这两个概念不仅在内容和意义方面的大部分是相互涵盖的,而且具有一定的因果逻辑关系。

一个面包师的手沾染了不洁物后不洗手,烤出的面包一般不会给食用者造成健康安全危害,不涉及食品安全问题,但涉及卫生问题,也涉及卫生习惯和职业道德问题。

肉类、蔬菜和粮食中所含有的农药、兽药残留,可能给食用者造成毒害,危害健康,就涉及食品安全问题。

食品被致病菌污染,是由食品在生产加工过程中的卫生状况不良造成的,涉及食品卫生问题,同时这些致病菌又会使食用者感染或中毒,造成健康安全隐患,所以又涉及食品安全问题。

④古代人对食品卫生的认识

很早以前,人们就意识到,食物会因自身原因以及不适合的保存方法迅速腐败,因此可造成疾病传播。

中国早在3 000年前的周朝就设置了"凌人""庖人"。"凌人"掌冰,专门负责掌管食品的冷藏防腐。"庖人"是掌管膳食的官,包括膳人、医师、食医、兽医。其主要职责:一是提供六畜、六兽、六禽;二是辨别肉的品质,哪些能吃,哪些不能吃。此外,唐代的法律专著《唐律》中规定了处理腐败变质食物的法律准则。

⑤食品卫生与安全科学的建立与发展

现代食品卫生与安全科学的建立是从19世纪巴斯德发现食品腐败变质与微生物作用之间的关系,以及李比希食品成分分析法的建立开始的,现代食品化学、食品微生物学等学科逐渐成为食品卫生与安全科学的重要基础学科。

至今我们国家已经颁布了食品卫生管理办法、规范、程序、规程等单项法规100多部,食品卫生标准近500个,以及一系列与之配套的地方法规。中国加入世贸组织后,我国又推行了与世界接轨的各种认证等,保证食品安全和质量。

2)烹饪和食品卫生与安全的关系

(1)烹饪在食品卫生质量控制中的作用

①烹饪具有杀菌杀虫作用

A.高温加热。原料在高温加热制熟过程中可以杀菌。

B.配料、调料。一些烹饪原料可作配料,或用作调味和矫味。比如大蒜中的蒜素,其杀菌能力可达到青霉素的1/10,对病原菌和寄生虫都有良好的杀灭作用,可以起到预防流感、防止伤口感染、治疗感染性疾病和驱虫的作用。但蒜素遇热后很快分解,其杀菌作用降低。因此,从预防感染性疾病的作用来说,应该生食大蒜。一些调料也可起到杀菌消毒的作用。如醋的主要成分是醋酸及少量有机酸,所以醋能使人增强食欲,帮助消化,还有较好的杀菌、抑菌作用。其次,醋可驱除肠道蛔虫,预防肠道传染病。夏天吃凉拌菜时适当放些醋,不仅味鲜可口,而且可帮助杀菌。另外,在酸性环境中大蒜杀菌功效会增加4倍,所以,醋与大蒜合用抗阻痢疾、肠炎的效果更理想。

②烹调得当可以降解毒物,减少化学性污染

A.降解毒物。例如,一般豆角在熟透时,豆角内所含的有毒物被分解破坏,不会发生中毒,可放心食用,但如果在豆角烹调时加热时间太短,豆角内所含的皂苷、植物毒蛋白未被破坏就会引起中毒。皂苷可强烈刺激胃肠道黏膜,经消化道吸收后产生中毒症状,主要是消化道反应。植物毒蛋白吸收后也可引起消化道及心血管系统的中毒症状,部分患者还会有轻度神经系统损害。

B.减少化学性污染。化学性毒物有的熔点、裂解温度不高,在烹调过程中容易被破坏,一些含农药的原料在烹调煎炸时被分解破坏掉,这样可减少大部分化学性的污染。

(2)烹饪过程中的食品卫生要求

①烹饪原料与烹饪工艺卫生要求

洗涤、切配、烹调、装盘等工艺环节中,洗涤能否洗干净;切配时刀、砧板、抹布卫生是否达到要求;烹调是否达到使原料成熟的要求;装盘的餐具是否达到卫生要求等。

②食品保藏与服务卫生要求

食品保藏应定期采购,先进先出。服务卫生由传统模式改为分餐制。

1.1.5 学习营养卫生与安全的重要性

1)社会发展需要

随着我国经济的发展,人们对食物营养、卫生和安全的要求越来越高,公民的营养卫生知识也越来越普及,需要有丰富的营养卫生知识的人才。

2)餐饮业竞争的需要

餐饮业之间的竞争除价格、质量和服务的竞争外,还有营养、卫生和文化方面的竞争。

3)新的营养卫生问题的现实需要

如中高档餐厅的顾客人群中,患有高血压、糖尿病、肥胖症的人群增加,菜品需要营养指导等。

任务2 人体对食物的消化与吸收

人体进行新陈代谢需要不断从外界摄取各种各样的物质。食物中的天然营养素一般不能直接被人体利用,必须先在消化道内分解,变成小分子物质,才能通过消化道黏膜的上皮细胞进入血液循环系统,供人体组织利用。

消化:人体摄入的食物必须被分解成小分子物质后才能进入体内,这个将食物分解为小分子物质的过程称为消化。消化有两种方式:一种是通过机械作用,把食物由大块变成小块,称为机械消化;另一种是在消化酶的作用下,把大分子变成小分子,称为化学消化。通常,食物的机械消化与化学消化是同时进行的。

吸收：食物经消化后，所形成的小分子物质通过消化道进入血液或淋巴，被机体细胞所利用的过程，称为吸收。消化和吸收是两个相辅相成、紧密联系的过程。不能被消化和吸收的食物残渣，最终被排出体外。

1.2.1 　消化系统的组成与功能

人的消化系统器官如图 1-1 所示。

1）口腔

口腔位于消化道的最前端，是食物进入消化道的门户。口腔内参与消化的器官有：

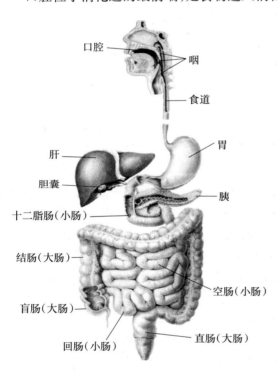

图 1-1 　消化系统的器官组成

（1）牙齿

牙齿是人体最坚硬的器官，通过牙齿的咀嚼，食物由大块变成小块。

（2）舌

在进食过程中，舌使食物与唾液混合，并将食物向咽喉部推进，用以帮助食物吞咽；同时舌是味觉的主要器官。

（3）唾液腺

人的口腔内有 3 对大的唾液腺：腮腺、舌下腺、颌下腺，还有无数分散小唾液腺，唾液就是由这些唾液腺分泌的混合液。

唾液为无色、无味近于中性的低渗液体。唾液中的水分约占 99.5%，有机物主要为黏蛋白，还有唾液淀粉酶、溶菌酶等，无机物主要有钠、钾、钙、硫、氯等。

唾液的作用：①唾液可润湿与溶解食物，以引起味觉；②唾液可清洁和保护口腔，当有害物质进入口腔后，唾液可起冲洗、稀释及中和作用，其中的溶菌酶可杀灭进入口腔内的微生物；③唾液中的细胞蛋白可使食物细胞合成团，便于吞咽；④唾液中的淀粉酶可对淀粉进行简单的分解，但这一作用很弱，且唾液淀粉酶仅在口腔中起作用，当进入胃后，pH 值下降，唾液淀粉酶迅速失活。食物在口腔内的消化过程是经咀嚼后与唾液细胞合成团，在舌的帮助下送到咽后壁，经咽与食道进入胃。食物在口腔内主要进行的是机械性消化，伴随少量的化学性消化，且能发射性地引起胃、肠、胰、肝、胆囊等器官的活动，为以后的消化做准备。

2）咽与食道

咽位于鼻腔、口腔和喉的后方，其下端通过喉与气管和食道相连，是食物与空气的共同通道。

3）胃

胃位于左上腹,是消化道最膨大的部分,其上端通过贲门与食道相连,下端通过幽门与十二指肠相连。胃的肌肉由纵状肌肉和环状肌肉组成,内衬黏膜层。肌肉的收缩形成了胃的运动,黏膜层则具有分泌胃液的作用。

（1）胃的运动

①容受性舒张:胃在充盈的状态下体积可增大到 1 000～1 500 毫升,使胃可以很容易地接收食物而不引起胃内压力的增大。胃的容受性舒张的生理意义是使胃的容量适应于大量食物的涌入,以完成储存和预备消化食物的功能。

②紧张性收缩:胃被充满后,就开始了它的持续较长时间的紧张性收缩。在消化过程中,紧张性收缩逐渐增强,使胃腔内产生一定的压力,这种压力有助于胃液渗入食物,并能协助推动食物向十二指肠移动。

③胃的蠕动:胃的蠕动由胃中部发生,向胃底部方向发展。蠕动的作用一方面是使食物与胃液充分混合,以利于胃液产生消化作用;另一方面,则可搅拌和粉碎食物,并把食物以最适合小肠消化和吸收的速度向小肠排放。

④胃的排空:食物由胃排入十二指肠的过程称为胃的排空。一般情况下,食物入胃后 5 分钟即有部分食糜被排入十二指肠。不同食物的排空速度不同,这和食物的物理性状和化学组成都有关系。对于混合食物,由胃完全排空通常需要 4～6 小时。

（2）胃液

胃液为透明、淡黄色的酸性液体,pH 值为 0.9～1.5。胃液主要由以下成分组成:

①胃酸:胃酸由盐酸构成,由胃黏膜的壁细胞所分泌。胃酸可以激活胃蛋白酶原,使之转变为有活性的胃蛋白酶;可以维持胃内的酸性环境,为胃内的消化酶提供最合适的 pH 值,并使钙、铁等矿物质处于游离状态,利于吸收;可以杀死随同食物进入胃内的微生物;可以造成蛋白质变性,使其更容易被消化酶所分解。

②胃蛋白酶:胃蛋白酶是由胃黏膜的细胞以不具活性的胃蛋白酶原的形式分泌的,胃蛋白酶原在胃酸的作用下转变为具有活性的胃蛋白酶。胃蛋白酶可对食物中的蛋白质进行简单的分解,当食糜被送入小肠后,随着 pH 值升高,胃蛋白酶迅速失活。

③黏液:黏液的主要成分为糖蛋白。细胞液覆盖在胃细胞膜的表面,形成凝胶层,它具有润滑作用,使食物易于通过。黏液还能保护胃黏膜不受食物中粗糙成分的机械损伤;黏液为中性或偏碱性,可降低盐酸浓度,减弱胃蛋白酶活性,从而防止胃酸和胃蛋白酶对胃细胞膜的消化作用。

④内因子:由壁细胞分泌,可以和维生素 B_{12} 结合成复合体,有促进回肠上皮细胞吸收维生素 B_{12} 的作用。

4）小肠

小肠是食物消化的主要器官。在小肠中,食物受胰液、胆汁及小肠液的化学性消化。绝大部分营养成分也在小肠被吸收,未被消化的食物残渣由小肠进入大肠。小肠位于胃的下端,长 5～7 米,从上到下分为十二指肠、空肠和回肠。十二指肠长约 25 厘米,在中间偏下处的肠管稍粗,称为十二指肠壶腹,该处有胆总管的开口,胰液及胆汁经此开口进入小肠,开口处有环状平滑肌环绕,起括约肌的作用,防止肠内容物反流入胆管。

（1）小肠的运动

①紧张性收缩:小肠平滑肌的紧张性是其他运动形式有效进行的基础,当小肠紧张性降低时,肠腔扩张,肠内容物的混合和转运减慢;相反,当小肠紧张性增强时,食糜在小肠内的混合和转运过程就加快。

②节律性分节运动:由环状肌的收缩来完成,在食糜所在的一段肠管上,环状肌在许多点同时收缩,把食糜分割成许多节段;随后,原来的收缩处舒张,而原来的舒张处收缩,使原来的节段分为两半,相邻的两半则合拢为一个新的节段。如此反复进行,食糜得以不断地分开,又不断地混合。分节运动的向前推进作用很小,它的作用在于:使食糜与消化液充分混合,便于进入化学性消化;使食糜与肠壁紧密接触,为吸收创造条件;挤压肠壁,有助于血液和淋巴的回流。

③蠕动:蠕动是一种把食糜向大肠方向推进的运动。蠕动由环状肌完成。由于小肠的蠕动很弱,通常只进行一段短距离后即消失,所以食糜在小肠内的推进速度很慢。

（2）进入小肠的消化液

①胰液:胰液是由胰腺的外分泌腺部分所分泌的,分泌的胰液进入胰管,与胆管合并成总胆管后经位于十二指肠处的总胆管开口进入小肠。胰液为无色、无臭的弱碱性液体,pH 值为7.8～8.4,含水量类似于唾液;无机物主要为碳酸氢盐,其作用是中和进入十二指肠的胃酸,使肠细胞膜免受强酸的侵蚀,同时也提供了小肠内多种消化酶活动的最适 pH 值;有机物则为由多种酶组成的蛋白质,主要包括胰淀粉酶、胰脂肪酶、胰蛋白酶。胰腺细胞最初分泌的各种蛋白酶都是以无活性的酶原形式存在的,进入十二指肠后被肠致活酶所激活。

②胆汁:胆汁是由肝细胞合成的,储存于胆囊,经浓缩后由胆囊排出至十二指肠。胆汁是一种金黄色或橘棕色、有苦味的浓稠液体,其中除含有水分、钠、钾、钙、碳酸氢盐等无机成分外,还含有胆盐、胆色素、脂肪酸、磷脂、胆固醇和细胞蛋白等有机成分。胆盐是胆汁参与消化、吸收的主要成分,一般认为胆汁中不含消化酶。

胆汁的作用主要是胆盐的作用,胆盐可激活胰脂肪酶,使后者催化脂肪分解的作用加速。胆汁中的胆盐、胆固醇和卵磷脂等都可作为乳化剂,使脂肪乳化呈细小的微粒,增加了胰脂肪酶的作用面积,使其对脂肪的分解作用大大加速。胆盐与脂肪的分解产物如游离脂肪酸、甘油一酯等结合成水溶性复合物,促进了脂肪的吸收。通过促进脂肪的吸收,间接帮助了脂溶性维生素的吸收。此外,胆汁还是体内胆固醇排出体外的主要途径。

③肠液:小肠液是由十二指肠腺细胞和肠腺细胞分泌的一种弱碱性液体,pH 值约为 7.6,渗透压与血浆相等。大量的小肠液可以稀释消化产物使其渗透压下降,有利于吸收。小肠液中还含有肠致活酶,可激活胰蛋白酶原。

1.2.2　食物的消化

人体所需要的营养物质主要来自食物,其中,水、矿物质和维生素可以直接被人体吸收利用,而糖类、脂肪、蛋白质一般都不能被人体直接利用,必须先在消化道内分解,变成小分子物质,然后进入血液循环系统,供人体利用。人体的消化系统如图 1-2 所示。

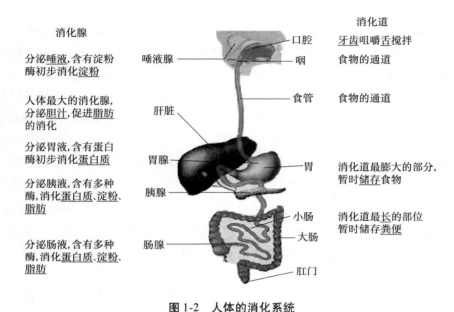

消化腺

分泌<u>唾液</u>,含有淀粉酶初步消化<u>淀粉</u>

人体最大的消化腺,分泌<u>胆汁</u>,促进<u>脂肪</u>的消化

分泌胃液,含有蛋白酶初步消化<u>蛋白质</u>

分泌胰液,含有多种酶,消化<u>蛋白质</u>、<u>淀粉</u>、<u>脂肪</u>

分泌肠液,含有多种酶,消化<u>蛋白质</u>、<u>淀粉</u>、<u>脂肪</u>

消化道

口腔　<u>牙齿咀嚼舌搅拌</u>

咽　食物的通道

食管　食物的通道

胃　消化道最膨大的部分,暂时<u>储存</u>食物

小肠　消化道最<u>长</u>的部位

大肠　暂时储存<u>粪便</u>

唾液腺　肝脏　胃腺　胰腺　肠腺　肛门

图 1-2　人体的消化系统

1)糖类的消化

(1)口腔内消化

糖类的消化自口腔开始。口腔分泌的唾液中含有唾液淀粉酶,唾液中还含此酶的激动剂氯离子,而且还具有此酶最适合的 pH 值为 6~7 的环境。

(2)胃内消化

由于食物在口腔停留时间短暂,以致唾液淀粉酶的消化作用不大。当口腔内含糖类的食物被唾液所含的黏蛋白黏合成团,并被吞咽而进入胃后,其中所包含的唾液淀粉酶仍可使淀粉短时间内继续水解,但当胃酸及胃蛋白酶渗入食团使食团散开后,pH 值下降至 1~2 时,不再适合唾液淀粉酶的作用,同时该淀粉酶本身亦被胃蛋白酶水解破坏而完全失去活性。胃液不含任何能水解糖类的酶,其所含的胃酸虽然很强,但对糖类也只能进行微小或极局限的水解,故糖类在胃中几乎不进行消化。

(3)肠内消化

糖类的消化主要是在小肠中进行。小肠内消化分肠腔消化和小肠黏膜上皮细胞表面上的消化。极少部分非淀粉多糖可在结肠内通过发酵消化。

①肠腔内消化:肠腔中的主要水解酶是胰淀粉酶,其作用和性质与唾液淀粉酶一样,最适 pH 值为 6.3~7.2,需要氯离子作激动剂。

②小肠黏膜上皮细胞表面上的消化:淀粉在口腔及肠腔中消化后的上述各种中间产物,可以在小肠黏膜上皮细胞表面进一步彻底消化。

③结肠内消化:小肠内不被消化的糖类到达结肠后,被结肠菌分解,产生氢气、甲烷、二氧

化碳和短链脂肪酸等,这一系列过程称为发酵。发酵也是消化的一种方式,所产生的气体经体循环转运经呼气和直肠排出体外,其他产物如短链脂肪酸被肠壁吸收并被机体代谢。糖类在结肠发酵时,促进了肠道一些特定菌群的生长繁殖,如双歧杆菌、乳酸杆菌等。

2)脂肪的消化

膳食中的脂肪主要为甘油三酯、少量磷脂及胆固醇。胃液酸性强,含脂肪酸极少,所以脂肪在胃内几乎不能被消化。胃的蠕动促使摄入的脂肪被磷脂乳化成分散在水中的细小油珠而排入小肠腔内,即与肝脏分泌的磷脂胆固醇复合体结合成胆汁盐微团。小肠蠕动可使微团中的脂肪油珠乳化成脂肪小滴,增加了酶与脂肪分子的接触面,然后被激活的胰脂肪酶水解为甘油和脂肪酸。摄入的甘油三酯约70%被水解,其余约20%的甘油三酯被小肠黏膜细胞分泌的肠脂肪酶继续水解为脂肪酸及甘油,未被消化的少量脂肪则随胆汁液盐由粪便排出。

3)蛋白质的消化

蛋白质未经消化不易吸收,有时某些抗原、毒素蛋白可少量通过黏膜细胞进入体内,会产生过敏、毒性反应,一般情况下,食物蛋白质水解成氨基酸及小肽后方能被吸收。由于唾液中不含水解蛋白质的酶,所以食物蛋白的消化从胃开始,但主要在小肠。

(1)胃内消化

胃内消化蛋白质的酶是胃蛋白酶。胃蛋白酶是由胃黏膜主细胞合成并分泌的胃蛋白酶原经胃酸激活而生成的;胃蛋白酶也能再激活胃蛋白酶原生成新的胃蛋白酶。胃蛋白酶最适宜产生作用的 pH 值为 1.5～2.5,对蛋白质肽键作用的特异性较差,主要水解芳香族氨基酸、蛋氨酸或亮氨酸等残基组成的肽键。胃蛋白酶对乳中的酪蛋白有凝乳作用,这对婴儿较为重要,因为乳液凝成乳块后在胃中停留时间延长,有利于充分消化。

(2)小肠内消化

食物在胃内停留时间较短,蛋白质在胃内消化很不完全,消化产物及未被消化的蛋白质在小肠内经胰液及小肠黏膜细胞分泌的多种蛋白酶及肽酶的共同作用,进一步水解为氨基酸。所以,小肠是蛋白质消化的主要部位。

4)维生素与矿物质的消化

(1)维生素的消化

人体消化道中没有维生素的酶,胃液的酸性、肠道的碱性等变换不定的环境条件、其他食品成分以及氧的存在都可能影响维生素的消化。水溶性维生素在动、植物性食品的细胞中以结合蛋白的形式存在,在细胞崩解过程和蛋白质的消化过程中,这些结合物被分解,从而释放维生素。脂溶性维生素溶解于脂肪中,可随着脂肪的乳化与分散而同时被消化。维生素只有在一定的 pH 值范围内,而且往往是在无氧的条件下才具有稳定性,因此,易氧化的维生素在消化过程中也可能被破坏,供给充足、可作为抗氧化剂的维生素 E 能减少维生素 A 等的氧化分解。

(2)矿物质的消化

矿物质在食品中有些以离子状态存在,即以溶解状态存在。例如,多种饮料中的钾、钠、氯3 种离子既不生成不溶性的盐,也不生成难分解的复合物,它们可直接被机体吸收。有些矿物质则相反,它们结合在食品的有机成分上,例如乳酪蛋白中的钙结合在磷酸根上;铁则存在于血红蛋白之中;许多微量元素存在于酶内。胃肠道中没有能从这类化合物中分解出矿物质的酶。这些矿物质往往在上述食品有机成分的消化过程中被释放出来,其可利用性与食品的性质,以及它们与其他食品成分的相互作用密切相关。结合在蛋白质上的钙易在蛋白质消化过程中被分解下来,但可再次转化成不溶解的形式,来自某些蔬菜的草酸与钙、铁等离子可生成难溶解的草酸盐,来自谷类食品的植酸也可与之生成难溶性的盐,它们均不易被机体利用。

5)消化道活动的特点

消化道的运动主要靠消化道肌肉层的活动来完成,消化道中除了咽、食管上端和肛门的肌肉是骨骼肌外,其余均由平滑肌组成。消化道平滑肌具有肌肉组织的共同特性,如兴奋性、伸展性、紧张性、节律性、敏感性等,但这些特性的表现均有其自己的特点。

(1)兴奋性

消化道平滑肌收缩的潜伏期、收缩期和舒张期所占的时间一般特长,而且变异很大。所以消化道兴奋性低,收缩缓慢。

(2)伸展性

消化道平滑肌能适应实际的需要而作很大的伸展。作为中空的容纳器官来说,这一特性具有重要生理意义,如消化道中的胃,可容纳几倍于自身初始体积的食物。

(3)紧张性

消化道平滑肌经常保持在一种微弱的持续收缩状态,即具有一定的紧张性。消化道各部分,如胃、肠等之所以能保持一定的形状和位置,这同平滑肌的紧张性有重要的关系,紧张性还使消化道的管腔内经常保持着一定的基础压力。平滑肌的各种收缩活动也就是在紧张性基础上发生的,如胃壁平滑肌通常处于持续性缓慢收缩状态,称为紧张性收缩。

(4)节律性

消化道平滑肌在离体后,置于适宜的环境内,仍能进行良好的节律性运动,但其收缩很缓慢,节律性远不如心肌规则。

食物进入消化道后,依靠肠和胃壁肌肉有节律地运动,分泌消化液、酶和胆碱,将食物充分混合、消化后被肠壁细胞吸收。如果没有这种蠕动,食物便无法消化和吸收。当体内缺乏钾、纤维素等营养素时,肠的收缩会明显地减慢,导致肠内消化过的废物积存太久,水分就会重新被大肠吸收,造成大便秘结,引起便秘、痔疮、结肠癌等。

(5)敏感性

消化道平滑肌对电刺激不敏感,但对于牵张、温度和化学刺激则特别敏感,轻微的刺激常可引起强烈的收缩。消化道平滑肌的这一特性是与它所处的生理环境分不开的,消化道内容物是引起内容物推进或排空的自然刺激因素。机械性的刺激可以增加消化道黏膜伤害,破坏黏膜屏障。化学性的刺激会增加胃酸的分泌,过高的胃酸对胃和十二指肠黏膜都有侵蚀作用,是溃疡病发病的重要原因之一,因此,饮食过程要减少生冷、辛辣、产气等食物对消化道的刺激。

1.2.3　食物的吸收

吸收是指食物成分在消化道（主要）上皮细胞吸收进入血液或淋巴从而进入肝脏的过程。

1）吸收部位

食物吸收的主要部位是小肠上段的十二指肠和空肠。回肠主要是吸收功能的储备，满足代偿时的需要，而大肠主要是吸收水分和盐类。在小肠内壁上布满了环状皱襞、绒毛和微绒毛。经过这些环状皱襞、绒毛和微绒毛的放大作用，使小肠的吸收面积达到 200 平方米，且小肠的这种结构使其内径变细，增大了食糜流动时的摩擦力，延长了食物在小肠内的停留时间，为食物在小肠内的吸收创造了有利条件。营养素的吸收过程如图 1-3 所示。

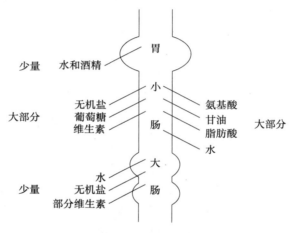

图 1-3　营养素的吸收过程

2）吸收形式

小肠细胞膜的吸收作用主要依靠被动转运与主动转运来完成。

（1）被动转运

被动转运过程主要有被动扩散、滤过、渗透等作用。

①被动扩散。通常物质透过细胞膜，总是和它在细胞膜内外的浓度有关。不借助载体，不消耗能量，物质从浓度高的一侧向浓度低的一侧透过称被动扩散。由于细胞膜的基质是类脂双分子层，脂溶性物质更易进入细胞。物质进入细胞的速度决定于它在脂质中的溶解度和分子大小，溶解度越大，透过越快，如果在脂质中的溶解度相等，则较小的分子透过较快。

②异化扩散。异化扩散是指非脂溶性物质或亲水物质如葡萄糖、氨基酸等，不能透过细胞膜的双层脂类，需在细胞膜蛋白质的帮助下，由膜的高浓度一侧向低浓度一侧扩散或转运的过程。与异化扩散有关的膜内转运系统和它们所转运的物质之间，具有高度的结构特异性，即每一种蛋白质只能转运具有某种特定化学结构的物质。异化扩散的另一个特点是所谓的饱和现象，即扩散通量一般与浓度梯度的大小成正比，当浓度梯度增加到一定限度时，扩散通量就不再增加。

③滤过作用。消化道上皮细胞可以看作滤过器，如果胃肠腔内的压力超过毛细血管内的

压力,水分和其他物质就可以滤入血液。

④渗透。渗透可看作特殊情况下的扩散。当膜两侧产生不相等的渗透压时,渗透压较高的一侧从另一侧吸收一部分水过来,以求达到渗透压的平衡。

（2）主动转运

在许多情况下,某种营养成分必须逆着浓度梯度（化学的或电荷的）的方向穿过细胞膜,这个过程称为主动转运。营养物质的主动转运需要有细胞上的载体的协助。所谓载体,是一种运输营养物质进出细胞膜的脂蛋白。营养物质转运时,先与细胞膜上的载体同载体结合成复合物,复合物通过细胞膜转运入上皮细胞时,营养物质与载体分离而释放到细胞中,而载体又转回到细胞膜的外表面。主动转运的特点:载体在转运营养物质时,需有酶的催化和提供能量,能量来自三磷酸腺苷的分解,这一转运系统可以饱和,且最大转运量可被抑制;载体系统有特异性,即细胞膜上存在着几种不同的载体系统,每一系统只运载某些特定的营养物质。

3）糖类的吸收

糖类经过消化变成单糖后才能被细胞吸收。糖吸收的主要部位是在小肠的空肠。单糖首先进入肠黏膜上皮细胞,再进入小肠壁的毛细血管,并汇合于门静脉然后进入肝脏,最后进入大循环,运送到全身各个器官。在吸收过程中也可能有少量单糖经淋巴系统而进入大循环。单糖的吸收过程不单是被动扩散吸收,并且是一种耗能的主动吸收。目前普遍认为,在肠黏膜上皮细胞刷状缘上有一种特异的运糖载体蛋白,不同的载体蛋白对各种单糖的结合能力不同,有的单糖甚至完全不能与之结合,故各种单糖的相对吸收速率也各异。

4）脂类的吸收

通常食物中的油脂皆是由长链脂肪酸组成的甘油三酯,长链脂肪酸代谢时必须在小肠黏膜细胞内重新合成甘油三酯,然后以乳糜微粒的形式,少量以极低密度脂蛋白的形式经淋巴从胸导管进入血循环。而中链脂肪酸组成的甘油三酯则可不经消化,不需要胆盐即可完整地被吸收到小肠黏膜细胞的绒毛上皮或进入细胞内,催化其分解的是细胞内的脂酶,而不是分泌到肠腔的胰脂酶。最后,产生的中链脂肪酸不能重新酯化,亦不以乳糜微粒形式分泌进入淋巴,而是以脂肪酸形式直接扩散至门静脉,与血浆清蛋白呈物理性结合,并以脂肪酸形式由门静脉循环直接输送到肝脏。

5）蛋白质的吸收

经过小肠腔内的消化,蛋白质被水解为可被吸收的氨基酸和2~3个氨基酸的小肽。过去认为只有游离氨基酸才能被吸收,现在发现2~3个氨基酸的小肽也可以被吸收。

6）维生素的吸收

（1）水溶性维生素的吸收

水溶性维生素一般以简单扩散方式被充分吸收,特别是分子量较小的维生素更易被吸收。维生素 B_{12} 虽为水溶性,但其相对分子量较大,需与胃黏膜壁细胞分泌的内因子结合成一个大分子物质才能被吸收,吸收部位在回肠。

（2）脂溶性维生素的吸收

脂溶性维生素包括维生素 A、维生素 D、维生素 E、维生素 K,因其溶解性和脂类相似,所以仍需胆汁进行乳化后才能被小肠吸收。吸收机理可能与脂类相同,也属于被动转运的扩散作用,吸收部位在小肠上段。脂肪可促进脂溶性维生素吸收。

7)矿物质的吸收

矿物质可经单纯扩散被动吸收,也可通过特殊转运途径主动吸收。食品中的钠、氯等的吸收主要取决于肠内容物与血液之间的渗透压差,浓度差和 pH 值差。其他一些矿物质元素的吸收则与其化学形式、同食物中其他物质的作用、机体的机能作用等密切相关。

(1)钠和氯的吸收

钠和氯一般以氯化钠的形式摄入。人体每日由食物获得的氯化钠为 8~15 克,它们几乎全被吸收。钠和氯的摄入量和排出量一般大致相当,当食物中缺少钠和氯时,其排出量也相应减少。

(2)钙的吸收

钙的吸收需要维生素 D。钙吸收的途径与机制在食物的消化过程中,钙通常从复合物中游离出来,被释放成一种可溶性、离子化状态,以便于吸收,但是低分子量的复合物,可被原样完全吸收。

钙的吸收有两种途径。吸收的机制因摄入量多少与需要量的高低而有所不同。

①主动吸收:当机体对钙的需要量高,或摄入量较低时,肠道对钙的主动吸收机制最活跃。这是一个逆浓度梯度的运载过程,所以是一个需要能量的主动吸收过程。这一过程需要钙结合蛋白的参与。

②被动吸收:当钙摄入量较高时,则大部分由被动的离子扩散方式吸收。这一过程主要取决于肠腔与浆膜间钙浓度的梯度。

(3)铁的吸收

铁的吸收与其存在形式和机体的机能状态等密切相关。摄入食物中的铁在胃内经胃酸的消化作用,溶解、离子化并还原成为亚铁状态,形成低分子的螯合物质。正常胃液含有一种未明的化学稳定因素,可能是内源性螯合物在小肠中碱性条件下,此种因素可使摄入的铁减慢沉降,而易为肠黏膜所吸收。

铁的吸收主要在小肠的上段,且吸收效率最佳,但铁吸收在小肠的任何一段都可逆行。大部分被吸收入血液的铁以小分子的形式,很快通过黏膜细胞,与脱铁蛋白结合形成铁蛋白,一部分铁蛋白的铁可在以后解离,以便进入血液,但大部分却可能留在黏膜细胞内直至此种细胞破坏死亡而脱落。

1.2.4 生物转化

肝脏是进行生物转化的主要器官,人体内营养与非营养物质在肝脏等组织中的化学转变过程称为生物转化。体内物质代谢产生的小分子活性物质或毒物,以及进入体内的各种异物如药物、毒物、食品添加剂等在体内通过生物转化可以改变其结构和性质,然后通过肝脏或肾脏等排出体外。

很多因素会影响到生物转化反应的进行。个体差异因素及种族因素、营养不良（蛋白质、磷酸、维生素 A、维生素 C、维生素 K 等不足）会影响生物转化的进行；新生儿的生物转化能力较差，老年人的转化能力也趋向衰退；体内雄性激素、胰岛素可起促进机体内的生物转化作用；严重的肝病会影响转化的进行。

1.2.5 排 泄

摄入的食物经过各段消化道反复吸收之后，最后进入直肠的为食物中不能被消化吸收的残渣、盐类和少量剩余营养物质。当含有大量肠道微生物、胃肠道脱落细胞及食物残渣所组成的粪便进入直肠后，刺激肠壁，引起排便反应。

思考题

1. 简述营养素、营养、营养价值、营养学的概念。
2. 简述烹饪和食品卫生与安全的关系。
3. 简述消化系统的组成及其活动特点。
4. 营养素吸收的方式主要有哪 3 种？
5. 为什么说小肠是吸收的重要场所？
6. 脂类的消化部位主要在哪里？脂类的消化液有哪些？

单元2
能量和营养素

【情景引入】

在世界卫生组织发布的《世界卫生统计2018》报告中,日本在各国预期平均寿命排名蝉联第一,达到84.2岁。其中,女性寿命为87.1岁,男性为81.1岁。在日本的电视节目中,经常出现这样的镜头:一些电视台的记者到农村去,看见田地里有老人在做农活,闲聊中问到他们的年龄,这些看起来最多60岁左右的农民之中,经常有七八十岁的老人。

日本人为何这么长寿?是否与摄入营养素有关?

请认真学习本单元,找到答案。

【能力目标】

1. 能掌握七大营养素的供给量及食物来源。
2. 能对食物中的蛋白质、脂类进行营养评价。

【知识目标】

1. 理解七大营养素的功能,理解人体能量需要量的计算方法。
2. 掌握食物蛋白质、脂类的营养价值评价方法。
3. 掌握七大营养素的供给量和食物来源。

营养素是指食物中所含的维持人体生命所必需的化学成分。研究表明,人体所需营养素不下百种,其中一些营养素可由人体自身合成,而另外一些营养素人体则无法合成,必须从食物中摄取。人体需从食物中摄取的营养素有 40 多种,可概括为六大类,即蛋白质、脂类、碳水化合物、矿物质、维生素和水。营养素的生理功能可归纳为:一是给人体提供能量;二是构成机体成分和组织修复;三是生理调节功能。

任务1 能 量

【案例导入】

世界上最胖的人

2008 年 3 月 31 日,墨西哥男子曼努埃尔·乌里韦(图 2-1)以近 560 千克体重被《吉尼斯世界纪录大全》收录为"世界上最胖的人"。20 年来,乌里韦一直被"超级体重"所困扰,大部分时间只能躺在床上。

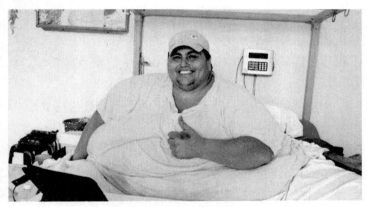

图 2-1 墨西哥男子曼努埃尔·乌里韦

2.1.1 能量概述

1)能量概念和能量单位

能量在做功的同时也有热的释放。营养学中的能量指热和能两种,也合称热能。能量的单位,国际上通用焦耳(J)。营养学上使用最多的是其 1 000 倍的单位,即千焦耳(kJ);另外还有兆焦耳(MJ),即 1 000 千焦。卡和千卡在我国是非法定计量单位,其换算关系为:

$$1 \text{ 卡} = 4.184 \text{ 焦耳}$$

$$1 \text{ 焦耳} = 0.239 \text{ 卡}$$

食物中生热营养素在体内实际产热的数量,叫作营养素的生热系数或能量系数。四大生热营养素的生热系数分别为:

1 克蛋白质→16.7 千焦(4 千卡)

1 克糖类→16.7 千焦(4 千卡)

1 克乙醇→29.6 千焦(7 千卡)

1 克脂肪→37.6 千焦(9 千卡)

2)能量代谢和能量来源

(1)能量代谢

能量代谢指人体与外界环境之间的能量交换和人体内能量转移的过程。能量代谢是伴随着物质代谢过程进行的。

(2)能量来源

因为机体不能直接利用太阳的光能,也不能直接利用外部供给的能量,机体体温、心跳、呼吸和肠蠕动等过程的维持以及其他生命活动所需的能量只能来源于食物中的能量物质,如糖类、脂肪和蛋白质。这些能量物质分子结构中的碳氢键蕴藏着化学能,在氧化过程中碳氢键断裂,生成二氧化碳和水,同时释放蕴藏的能量。

机体能量的代谢情况大致是:机体摄取食物,吸收营养素,氧化分解,释放能量,用于做功,同时放出热量维持体温,多余的能量以体脂和糖原形式储存。可表示为能量平衡公式:

能量摄入 = 能量消耗(热+功)+能量储存

①糖类:糖类是机体的重要能量来源。我国人民所摄取食物中的营养素,以糖类所占的比重最大。一般来说,机体所需能量的50%以上是由食物中的糖类提供的。食物中的糖类经消化产生的葡萄糖被吸收后,有一部分以糖原形式储存在肝脏和肌肉中。肌糖原是骨骼肌中随时可动用的储备能源,用来满足骨骼肌在工作情况下的需要。肝糖原也是一种储备能源,储存量不大,主要用于维持血糖水平的相对稳定。脑组织消耗的能量相对较多,在通常情况下,脑组织消耗的能量来自糖类在有氧条件下氧化,因而脑组织对缺氧非常敏感。另外,脑组织细胞储存的糖原又极少,代谢消耗的糖类主要来自血糖,所以脑功能对血糖水平有很大的依赖性。

②脂肪:除糖类外,机体的另一供能物质是脂肪。脂肪是能源物质在体内最主要的储存形式,其主要功能是储存和供给能量,人体所需能量的30% ~40%来自脂肪。经消化道吸收入人体的脂肪及其分解产物,主要有两部分:一部分为类脂质,用以构成人体的细胞;另一部分以脂肪形式储存在皮下组织、腹膜壁层和内脏器官等处,当机体需要时可迅速分解利用。

在饥饿状态下,糖供应不足时,机体供能主要依靠脂肪分解。脂肪分解过多,酮体生成也会增加,可发生酮血症。因此,对不能进食的患者,补充葡萄糖可预防酮血症的发生。但是,对于肝硬化患者,高糖补充营养反而重糖代谢异常。因为肝硬化患者有不同程度的血糖、血脂和能量代谢异常,以餐后高血糖为主要特征,故以脂肪乳剂为能源的营养支持比高糖能量更合理。

③蛋白质:一般情况下,机体不靠蛋白质供能。蛋白质的消化产物氨基酸在人体内的主要作用是形成组织蛋白质,用以构筑细胞和合成激素、酶等生物活性物质。但是,当糖和脂肪供应不足时,如长期不能进食或能量消耗过大时,体内蛋白质才被分解为氨基酸,氨基酸在体内氧化除了生成二氧化碳和水外,还生成其他的化合物,如尿素、氨等。

总之,机体能量的供给主要靠三大营养物质,而能量过多或过少对机体均会造成影响。如果营养素补充不足,将使机体出现营养不良、能量缺乏,最终引起机体功能活动受限。如果营养素补充过多,对机体也有危害。过多的蛋白质会加重肝、肾的负担;过多的糖则会转化为脂肪而在肝内沉积,大剂量葡萄糖会抑制肺表面活性物质的形成,其代谢产生的二氧化碳则可加重受损呼吸道的负担;过多的脂肪会引起腹泻、胆汁淤积、肝肿大、肝损害等,进而影响机体抵抗力。因此,合理的饮食是保证机体能量恒定的重要环节,也是确保机体进行正常功能活动的关键性措施。

（3）能量供给的原则

在考虑能量供给及食物来源时,应遵循以下几方面的原则:

①遵循能量平衡,供给量等于需要量。

②三大生热营养素的比例应该合理。

③对不同人群应有针对性。

④能量的食物来源应该合理。

2.1.2　人体的能量消耗

人体能量的消耗与能量的需要相一致,主要由以下3个方面构成,即基础代谢、体力活动和食物热效应的能量消耗。特殊时期的人群还有其他一些消耗,如儿童、孕妇、乳母的能量消耗还应包括机体生长、乳汁分泌等消耗的能量。

1）基础代谢

（1）基础代谢和基础代谢率的概念

基础代谢是指人体维持基本生命活动的能量需要。基本生命活动包括维持体温、呼吸、血液循环、腺体分泌、肌肉的一定紧张度等。基础代谢应是在清晨,受试者处于安静状态下,不受精神紧张、肌肉活动、食物和环境温度等因素影响时的能量代谢。单位时间内的基础代谢称为基础代谢率（BMR）,就是指人体处于基础代谢状态下,单位时间内单位体表面积的能量消耗,可用每小时每平方米体表面积（或每千克体重）的能量消耗来表示,单位是:$kJ/(m^2 \cdot h)$ 或 $kJ/(kg \cdot h)$,也可用 MJ/d 形式来表示。一般是以每小时所需要的能量为指标。基础代谢的测量一般都在清晨未进餐以前进行,距离前一天晚餐 $12 \sim 14$ 小时,而且测量前的最后一次进餐不要吃得太饱,膳食中的脂肪量也不要太多,这样可以排除食物热效应作用的影响。测量前不应做费力的劳动或运动,而且必须静卧半小时以上。测量时采取平卧姿势,并使全身肌肉尽量松弛,以消除肌肉活动的影响。测量时的室温应保持在 $20 \sim 25 ℃$,以消除环境温度的影响。

（2）基础代谢的计算

①用体表面积进行计算。体表面积可用身高（cm）和体重（kg）计算,公式如下:

$$体表面积（m^2）= 0.006\ 59×身高（cm）+0.012\ 6×体重（kg）-0.160\ 3$$

按照个人年龄与性别查表获得单位体表面积所对应的 BMR 值,则:

$$人体一日基础代谢的能量消耗=BMR 对应值×体表面积（m^2）×24（kg）$$

人体每小时基础代谢率（BMR）见表 2-1。

表 2-1 人体每小时基础代谢率(BMR)

年龄/岁	男		女	
	kJ/(m²·h)	kcal/(m²·h)	kJ/(m²·h)	kcal/(m²·h)
1	221.8	53.0	221.8	53.0
3	214.6	51.3	214.2	51.2
5	206.3	49.3	202.5	48.4
7	197.9	47.3	200.0	45.4
9	189.1	45.2	179.3	42.8
11	179.9	43.0	175.7	42.0
13	177.0	42.3	168.5	40.3
15	174.9	41.8	158.8	37.9
17	170.7	40.8	151.9	36.3
19	164.4	39.2	148.5	35.5
20	161.5	38.6	147.7	35.3
25	156.9	37.5	147.3	35.2
30	154.0	36.8	146.9	35.1
35	152.7	36.5	146.9	35.0
40	151.9	36.3	146.0	34.9
45	151.5	36.2	144.3	34.5
50	149.8	35.8	139.7	33.9
55	148.1	35.4	139.3	33.3
60	146.0	34.9	136.8	32.7
65	143.9	34.4	134.7	32.2
70	141.4	33.8	132.6	31.7
75	138.9	33.2	131.0	31.3
80	138.1	33.0	129.3	30.9

②简易估计。成人按男性每千克体重每小时 1 卡,女性按 0.95 卡计算,结果相对粗略。

(3)基础代谢的影响因素

①体格。基础代谢率的高低与体重不成比例关系,而与体表面积基本上成正比。体表面积大者,散发能量多;同等体重者,瘦高者基础代谢高于矮胖者;人体组织消耗的能量占基础代谢的70% ~80%,这些组织器官包括肌肉、心、脑、肝、肾等。因此,肌肉发达者,基础代谢水平高。

②性别和年龄。实际测定表明,在同一年龄、同一体表表面积的情况下,女性基础代谢率低于男性。在人的一生中,婴幼儿阶段是整个代谢最活跃的阶段,其中包括基础代谢率,以后

到青春期又出现一个较高的代谢阶段。成年以后,随着年龄的增加代谢缓慢地降低,其中也有一定的个体差异。

③激素:激素对细胞的代谢及调节都有较大影响。如甲状腺功能可使基础代谢率明显升高;去甲肾上腺素可使基础代谢率下降25%。

④其他因素:炎热或寒冷、过多摄食、精神紧张都会使基础代谢水平升高。

2)体力活动

(1)概述

体力活动所消耗能量的多少与活动强度、持续时间以及动作的熟练程度有关。活动强度越大、持续时间越长、动作越不熟练,消耗的能量越多。另外,肌肉越发达者,活动时消耗能量越多;体重越重者,做相同的运动所消耗的能量也越多。

(2)体力活动强度与能量消耗

人类的体力活动种类很多,强度不一,但可简单划分为四大类:卧床时间、职业活动时间、家务劳动时间和随意活动、休闲时间。职业活动或家务劳动等能量消耗,根据能量消耗水平,即活动的强度将活动水平分成不同等级,用体力活动水平来表示。

不同职业与劳动强度是影响热能需要量的最主要因素。劳动过程的能量消耗取决于两个方面:一是单位时间内的劳动强度;二是劳动持续时间。单项操作的劳动强度,以单位时间内的热能消耗率作为划分强度等级的标准。在日常生活中,各种体力活动的强度相差很大,中国营养学会于2016年公布常见身体活动强度和能量消耗表,具体划分情况见表2-2。

表2-2

活动项目		身体活动强度(MET)		能量消耗量[kcal/标准体重·10 min]	
		<3 低强度;3~6 中强度;10~11 极高强度		男(66 kg)	女(56 kg)
家务活动	整理床,站立	低强度	2.0	22.0	18.7
	洗碗,熨烫衣物	低强度	2.3	25.3	21.5
	收拾餐桌,做饭或准备食物	低强度	2.5	27.5	23.3
	擦窗户	低强度	2.8	30.8	26.1
	手洗衣服	中强度	3.3	36.3	30.8
	扫地、扫院子、拖地板、吸尘	中强度	3.5	38.5	32.7
步行	慢速(3 km/h)	低强度	2.5	27.5	23.3
	中速(5 km/h)	中强度	3.5	38.5	32.7
	快速(5.5~6 km/h)	中强度	4.0	44.0	37.3
	很快(7 km/h)	中强度	4.5	49.5	42.0
	下楼	中强度	3.0	33.0	28.0
	上楼	高强度	8.0	88.0	74.7
	上下楼	中强度	4.5	49.5	42.0

续表

活动项目		身体活动强度（MET）		能量消耗量[kcal/标准体重·10 min]	
		<3 低强度；3 ~ 6 中强度；10 ~ 11 极高强度		男（66 kg）	女（56 kg）
跑步	走跑结合（慢跑成分不超过 10 min）	中强度	6.0	66.0	56.0
	慢跑，一般	高强度	7.0	77.0	65.3
	8 km/h，原地	高强度	8.0	88.0	74.7
	9 km/h	极高强度	10.0	110.0	93.3
	跑，上楼	极高强度	15.0	165.0	140.0
自行车	12 ~ 16 km/h	中强度	4.0	44.0	37.3
	16 ~ 19 km/h	中强度	6.0	66.0	56.0
球类	保龄球	中强度	3.0	33.0	28.0
	高尔夫球	中强度	5.0	55.0	47.0
	篮球，一般	中强度	6.0	66.0	56.0
	篮球，比赛	高强度	7.0	77.0	65.3
	排球，一般	中强度	3.0	33.0	28.0
	排球，比赛	中强度	4.0	44.0	37.3
	乒乓球	中强度	4.0	44.0	37.3
	台球	低强度	2.5	27.5	23.3
	网球，一般	中强度	5.0	55.0	47.0
	网球，双打	中强度	6.0	66.0	56.0
	网球，单打	高强度	8.0	88.0	74.7
	羽毛球，一般	中强度	4.5	49.5	42.0
	羽毛球，比赛	高强度	7.0	77.0	65.3
	足球，一般	高强度	7.0	77.0	65.3
	足球，比赛	极高强度	10.0	110.0	93.3
跳绳	慢速	高强度	8.0	88.0	74.7
	中速，一般	极高强度	10.0	110.0	93.3
	快速	极高强度	12.0	132.0	112.0
舞蹈	慢速	中强度	3.0	33.0	28.0
	中速	中强度	4.5	49.5	42.0
	快速	中强度	5.5	60.5	51.3
游泳	踩水，中等用力，一般	中强度	4.0	44.0	37.3
	自由泳（慢），仰泳	高强度	8.0	88.0	74.7
	蛙泳，一般速度	极高强度	10.0	110.0	93.3
	自由泳（快），蝶泳	极高强度	11.0	121.0	102.7

续表

活动项目		身体活动强度（MET）		能量消耗量［kcal/标准体重·10 min］	
		<3 低强度；3～6 中强度；10～11 极高强度		男（66 kg）	女（56 kg）
其他活动	瑜伽	中强度	4.0	44.0	37.3
	单杠	中强度	5.0	55.0	47.0
	俯卧撑	中强度	4.5	49.5	42.0
	太极拳	中强度	3.5	38.5	32.7
	健身操（低或中等强度）	中强度	5.0	55.0	47.0
	轮滑旱冰	高强度	7.0	77.0	65.3

注：1MET 相当于每千克体重每小时消耗 kcal 能量［1 kcal/（kg·h）］。

全天生活中，因为业余时间内的活动因人而异，并且一个人在不同的日期也可能相差很大，所以业余时间内的能量需要变化无常，从而对全天热能需要量的影响也很大。因此，对评定各工种的热能需要量和劳动强度问题，很多学者以 8 小时工作日作为评定标准。对某一工种的热能需要量，除考虑该工种主要劳动项目的热能消耗率之外，还应考虑时间。一个工种工作日的热能消耗量与主要劳动项目热能消耗率之间的关系，对于持续进行的轻体力劳动工种大致是成比例的，但大多数工种不一定成比例关系。有的劳动项目强度很大，人体不可能在 8 小时内持续进行，所以一个工作日内的活动情况多有变化，需要观察整个工作日的活动，不能仅以主要劳动项目单位时间的劳动强度为依据。

（3）食物热效应

食物热效应是指由进食而引起能量消耗增加的现象，过去称为食物的特殊动力作用。例如，进食糖类可使能量消耗增加 5%～6%，进食脂肪增加 4%～5%，进食蛋白质增加 30%～40%。一般混合膳食约增加基础代谢的 10%。

食物热效应只能增加体热的外散，而不能增加可利用的能量。换言之，食物热效应对于人体是一种损耗而不是一种收益。当只够维持基础代谢的食物摄入后，消耗的能量多于摄入的能量，外散的热多于食物摄入的热，而此项额外的能量却不是无中生有的，而是来源于体内的营养储备。因此，为了保存体内的营养储备，进食时必须考虑食物热效应额外消耗的能量，使摄入的能量与消耗的能量保持平衡。

（4）影响热能需要的其他因素

处于生长发育期的婴幼儿、儿童和青少年、孕妇和乳母、康复期的病人等，其一天的能量摄入中还有一部分用于组织增长和特殊的生理变化。例如，新生儿按单位千克体重计算时，比成年人的能量消耗多 2～4 倍。3～6 个月的婴儿，每天有 15%～23% 的摄入能量用于机体的生长发育而被储存起来，每增加 1 克体内新组织需要大约 20 千焦的能量。孕妇由于胎儿的发育，孕妇间接地承担并提供其迅速发育所需的能量，加上自身器官及生殖系统的进一步发育需要特殊的能量，尤其在怀孕后半期。情绪和精神状态也会影响能量需要。脑的重量只占体重的2%,但脑组织的代谢水平很高。例如,精神紧张地工作,可使大脑的活动加剧,能量代谢增加3%~4%,当然,与体力劳动相比,脑力劳动的消耗仍然相对较少。此外,摄食较多的人可以将多余的能量转变为脂肪,容易发胖。而体型消瘦的人可能将多余的能量转化为蛋白质,这个过程耗费能量,因此不容易发胖。

气温也会影响能量需要,气温低的地区热能需要量会增加,20~30℃为舒适带,气温过高代谢又会增加。联合国粮农组织(FAO)于1950年规定,年平均气温10℃为营养需要量的标准条件,每降低10℃热能需要量增加5%,而后又于1957年改为3%。

2.1.3 能量代谢失衡

人体摄入的能量应与消耗的能量一致,当能量摄入不足或过多时,都会导致能量失衡而影响身体健康。

1)能量摄入不足

当能量摄入不足时,体内储存的脂肪和糖原将被动用,甚至蛋白质也被动用分担功能,使体重减轻,肌肉也减轻,导致肌力减弱,工作效率下降。长期能量摄入不足,会加重蛋白质的缺乏而引起蛋白质—能量营养不良症,表现为消瘦、贫血、精神萎靡、肌肉软弱、抵抗力下降等并易感染疾病等。

2)能量摄入过多

摄入能量过多,其多余部分在体内转变为脂肪,使体脂增多,体重增加,形成肥胖。肥胖对健康不利,因为身体肥胖,不但有大量脂肪积聚在皮下,而且还有许多脂肪沉积在一些内脏上,影响器官功能。

任务2 蛋白质

【案例导入】

安徽阜阳"大头娃娃"事件

从2003年5月起,安徽阜阳地区100多名婴幼儿陆续患上一种怪病:脸大如盘,四肢短小,被称为"大头娃娃"。罪魁祸首竟是他们喝的奶粉。原来一些不法分子用淀粉、蔗糖等全部或部分替代奶粉,再用奶香精等进行调香调味,制造出劣质奶粉。长期食用这种低蛋白质的劣质奶粉会导致婴幼儿营养不良、生长停滞、免疫力下降,致使婴儿头大身子小,身体虚,进而并发多种疾病甚至死亡。

2.2.1　蛋白质的组成和分类

1）蛋白质的组成

蛋白质是自然界中一大类有机物质,从各种动植物组织中提取出的蛋白质,其元素组成为:碳、氢、氧、氮及硫;有些蛋白质还含有磷、铁、碘、锰及锌等其他元素。由于糖类和脂肪中不含氮,所以蛋白质是人体氮的唯一来源,糖类和脂肪不能替代。

大多数蛋白质的含氮量平均约为 16%,因此只要测定生物样品中的含氮量,就可以算出蛋白质的大致含量:

$$样品中蛋白质的质量分数(\%) = 每克样品中含氮量(克) \times 6.25 \times 100\%$$

2）蛋白质的分类

蛋白质的化学结构非常复杂,大多数蛋白质的化学结构尚未阐明,因此无法根据蛋白质的化学结构进行分类。在营养学上常按营养价值分类。

食物蛋白质的营养价值取决于所含氨基酸的种类和数量,所以在营养上可根据食物蛋白质的氨基酸组成,分为完全蛋白质、半完全蛋白质和不完全蛋白质。

（1）完全蛋白质

所含必需氨基酸种类齐全、数量充足、比例适当,不但能维持成人的健康,而且能促进儿童生长发育,如乳类中的酪蛋白、乳白蛋白,蛋类中的卵白蛋白、卵磷蛋白,肉类中的白蛋白、肌蛋白,大豆中的大豆蛋白,小麦中的麦谷蛋白,玉米中的谷蛋白等。

（2）半完全蛋白质

所含必需氨基酸种类齐全,但有的氨基酸数量不足,比例不适当,可以维持生命,但不能促进生长发育,如小麦中的麦胶蛋白等。

（3）不完全蛋白质

所含必需氨基酸种类不全,既不能维持生命,也不能促进生长发育,如玉米种的玉米胶蛋白,动物结缔组织和肉皮中的胶质蛋白,豌豆中的豆球蛋白等。

2.2.2　蛋白质的生理功能

1）构成和修复组织

蛋白质是构成机体组织、器官的重要成分,人体各组织、器官无一不含蛋白质。在人体的组织中,如肌肉组织和心、肝、肾等器官均含有大量蛋白质;骨骼、牙齿,乃至指、趾也含有大量蛋白质;细胞中,除水分外,蛋白质约占细胞内物质的 80%。因此,构成机体组织、器官的成分是蛋白质最重要的生理功能。身体的生长发育可视为蛋白质的不断积累过程。蛋白质对生长发育期的儿童尤为重要。

人体内各种组织细胞的蛋白质始终在不断更新。例如,血浆蛋白质的半衰期约为 10 天,肝中大部分蛋白质的半衰期为 1~8 天,某些蛋白质的半衰期很短,只有数秒钟。只有摄入足够的蛋白质方能维持组织的更新。身体受伤后也需要蛋白质作为修复材料。

2）调节生理功能

机体生命活动之所以能够有条不紊地进行，是因为有多种生理活性物质的调节。而蛋白质在体内是构成多种重要生理活性物质的成分，参与调节生理功能。如和蛋白构成细胞核并影响细胞功能；酶蛋白具有促进食物消化、吸收和利用的作用；免疫蛋白具有维持机体免疫功能的作用；收缩蛋白，如肌球蛋白具有调节肌肉收缩的功能；血液中的脂蛋白、运铁蛋白、视黄醇结合蛋白具有运送营养素的作用；血红蛋白具有携带、运送氧的功能；白蛋白具有调节渗透压、维持体液平衡的功能；由蛋白质或蛋白质衍生物构成的某些激素，如垂体激素、甲状腺素、胰岛素及肾上腺素等都是机体的重要调节物质。

3）供给能量

蛋白质在体内降解成氨基酸后，经过脱氨基作用，氧化分解同时释放能量，是人体能量来源之一。但是，蛋白质的这种功能可以由糖类、脂肪代替。因此，供给能量是蛋白质的次要功能。

2.2.3　氨基酸

氨基酸是组成蛋白质的基本单位，是分子中具有氨基和羧基的一类复合官能团的化合物，具有共同的基本结构。

1）氨基酸的分类

组成蛋白质的氨基酸有 20 多种，但绝大多数的蛋白质只由 20 种氨基酸组成。按化学结构分为脂肪族氨基酸、芳香族氨基酸、杂环氨基酸。

（1）必需氨基酸和非必需氨基酸

在人体和食物蛋白质的 20 多种氨基酸中，只有一部分可以在体内合成，其余的则不能合成或合成速度不够快，不能合成或合成速度不够快的氨基酸，必须由食物供给，故称为必需氨基酸；能在体内合成的则称为非必需氨基酸。非必需氨基酸并非体内不需要，只是可在体内合成，食物中缺少了也无妨。目前，已知成人的必需氨基酸有 8 种，分别为苏氨酸、缬氨酸、色氨酸、赖氨酸、苯丙氨酸、蛋氨酸、亮氨酸、异亮氨酸。

（2）条件必需氨基酸

氨基酸除了必需与非必需氨基酸之外还有一类条件必需氨基酸，这类氨基酸有两个特点：

①在合成氨基酸中用其他氨基酸作为碳的前体，并且只限于某些特定器官，这是与非必需氨基酸在代谢上的重要区别。有些条件必需氨基酸的前体是一种必需氨基酸；而其他条件必需氨基酸的前体则是一种非必需氨基酸；还有一些其他条件必需氨基酸需要氨基酸和非必需氨基酸两者作为前体。在代谢水平上，机体合成条件必需氨基酸的能力受适宜氨基酸前体的可利用性所限制。

②条件必需氨基酸合成最高速度可能是有限的，并可能受发育和病理生理因素限制。出

生体重非常轻的婴儿非但不能合成半胱氨酸,反而可能缺乏合成足够甘氨酸的能力。

半胱氨酸和酪氨酸在体内可分别由蛋氨酸和苯丙氨酸转变而成,如果膳食中能直接提供这两种氨基酸,则人体对蛋氨酸和苯丙氨酸的需要量可减少 30% 和 50%。所以半胱氨酸和酪氨酸称为条件必需氨基酸或半必需氨基酸。

2)氨基酸模式及限制氨基酸

(1)氨基酸模式

氨基酸模式是指某种蛋白质中各种必需氨基酸的构成比例。即根据蛋白质中必需氨基酸含量,以含量最少的色氨酸为 1,计算出的其他氨基酸的相应比值。

(2)限制氨基酸

人体所需蛋白质来源于多种食物,凡蛋白质氨基酸模式与人体蛋白质氨基酸模式相近的食物,其必需氨基酸在体内的利用率就高,反之则低。蛋、奶、肉、鱼以及大豆蛋白质的氨基酸模式与人体蛋白质氨基酸模式较接近,从而其所含的必需氨基酸在体内的利用率就较高,因此被称为优质蛋白质。其中鸡蛋蛋白质的氨基酸模式与人体蛋白质的氨基酸模式最为接近,在比较食物蛋白质营养价值时常作为参考蛋白质。而食物蛋白质中一种或几种必需氨基酸含量相对较低,导致其他必需氨基酸在体内不能被充分利用而使蛋白质营养价值降低,这些含量相对较低的氨基酸称为限制氨基酸。即由于这些氨基酸的不足,限制了其他氨基酸的利用。其中,含量最低的称为第一限制氨基酸,余者类推。植物蛋白质中,赖氨酸、蛋氨酸、苏氨酸和色氨酸含量相对较低,所以营养价值也相对较低。

2.2.4　食物蛋白质的营养评价

食物蛋白质由于氨基酸组成的差别,营养价值不完全相同,一般来说,动物蛋白的营养价值优于植物蛋白。评价食物蛋白质营养价值主要从"质"和"量"两个方面。总的评价方法可分为生物学法和化学分析法。

1)食物蛋白质含量

食物蛋白质含量是评价食物蛋白质营养价值的一个重要方面。蛋白质含氮量比较恒定,故测定食物中的总氮量蛋白质折算系数为 6.25,即得蛋白质含量。

2)食物蛋白质消化率

食物蛋白质消化率是反映食物蛋白质在消化道内被分解和吸收程度的一项指标;是指在消化道内被吸收的蛋白质占摄入蛋白质的百分数;是评价食物蛋白质营养价值的生物学方法之一。一般采用动物或人体实验测定,根据是否考虑内源粪代谢氮因素,可分为表观消化率和真消化率两种方法。

(1)蛋白质(N)表观消化率

即不计内源粪氮的蛋白质消化率。通常以动物或人体为实验对象,在实验期内,测定实验对象摄入的食物氮(摄入氮)和从粪便中排出的氮(粪氮),然后按如下公式计算:

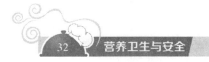

$$蛋白质(N)表观消化率=\frac{I-F}{I}\times100\%$$

式中　I——摄入氮；

　　　F——粪氮。

（2）蛋白质（N）真消化率

考虑粪代谢时的消化率，粪中排出的氮实际上有两个来源：一是来自未被消化吸收的食物蛋白质；二是来自脱落的肠黏膜细胞以及肠道细胞等所含的氮。通常以动物或人体为实验对象，首先设置无氮膳食期，即在实验期内给予无氮膳食，并收集无氮膳食期内的粪便，测定氮含量，无氮膳食期内的粪氮即粪代谢氮。成人24小时粪代谢氮一般为0.9～1.2克；然后再设置被测食物蛋白质实验期，实验期内摄取被测食物，再分别测定摄入氮和粪氮。从被测食物蛋白质实验期的粪氮中减去无氮膳食期的粪代谢氮，才是摄入食物蛋白质中真正未被消化吸收的部分，故称蛋白质（N）真消化率。计算公式如下：

$$蛋白质(N)真消化率=\frac{I-(F-F_K)}{I}\times100\%$$

式中　I——摄入氮；

　　　F——粪氮；

　　　F_K——粪代谢氮。

由于粪代谢氮测定十分烦琐，且难以准确测定，故在实际工作中常不考虑粪代谢氮，特别是当膳食中的膳食纤维含量很少时，可不必计算 F_K；当膳食含有大量膳食纤维时，成年男性的 F_K 值，可按每天 12 mg N/kg 体重计算。

食物蛋白质消化率受到蛋白质性质、膳食纤维、多酚类物质和酶反应等因素影响。一般来说，动物性食物的消化率高于植物性食物。如鸡蛋、牛奶蛋白质的消化率分别为97%和95%，而玉米和大米蛋白质的消化率分别为85%和88%。

（3）食物蛋白质的利用率

食物蛋白质的利用率是指食物蛋白质被消化吸收后在体内被利用的程度，是食物蛋白质营养评价常用的生物学方法。

①蛋白质功效比值（PER）。蛋白质功效比值是以体重增加为基础的方法；是指实验期内，动物平均每摄入1克蛋白质所增加的体重克数。

②生物价（BV）。生物价是反映食物蛋白质消化吸收后，被机体利用程度的一项指标；生物价越高，说明蛋白质被机体利用率越高，即蛋白质的营养价值越高，最高值为100，通常采用动物或人体进行实验。实验期内动物食用含被测蛋白质的合成饲料，收集实验期内动物饲料和粪、尿样品，测定氮含量；另在实验前给实验动物无氮饲料，收集无氮饲料期粪、尿样品，测定氮含量，得粪代谢氮和尿内源氮数据；然后按如下公式计算被测食物蛋白质的生物价。

$$生物价(BV)=\frac{保留氮量}{吸收氮量}\times100$$

保留氮量=摄取氮量-（粪便氮量-代谢性氮量）-（尿氮-内因性氮）

吸收氮量=摄取氮量-（粪便氮量-代谢性氮量）

2.2.5　蛋白质的食物来源及供给量

1）食物来源

蛋白质的食物来源可分为植物性蛋白质和动物性蛋白质两大类。植物蛋白质中,谷类蛋白质含量为10%左右,蛋白质含量不算高,但由于是人们的主食,所以仍然是膳食蛋白质的主要来源。豆类含有丰富的蛋白质,特别是大豆,其蛋白质含量高达36% ～40%,氨基酸组成也比较合理,在体内的利用率较高,是植物蛋白质中非常好的食物来源。

蛋类含蛋白质11% ～14%,是优质蛋白质的重要来源。奶类(牛奶)一般含蛋白质3.0% ～3.5%,是婴幼儿蛋白质的最佳来源。

肉类包括禽、畜和鱼的肌肉。新鲜肌肉含蛋白质15% ～22%,肌肉蛋白质营养价值优于植物蛋白质,是人体蛋白质的重要来源。

为改善膳食蛋白质质量,在膳食中应保证有一定数量的优质蛋白质。一般要求动物性蛋白质和大豆蛋白质应占膳食蛋白质总量的30% ～50%。

2）供给量

人体每日的正常新陈代谢活动会损失约20克以上的蛋白质,如毛发、黏膜的脱落,妇女月经期的失血、肠道菌群死亡排出等。因此氮的排出是机体不可避免的氮消耗,故称为"必要的氮损失"。当膳食中的糖类和脂肪不能满足机体能量供应需要,或蛋白质摄入过多时,蛋白质就被用来供能,或转化为糖类和脂肪。故从理论上讲,在保证糖类和脂肪合理补充的前提下,人体每日只需从膳食中获得相当于"必要的氮损失"量的蛋白质,即可满足人体对蛋白质的需要,即20克左右。

但由于蛋白质还承担少量的供能任务,而且还受到消化、吸收、利用率波动的影响等,所以在日常生活中,每日蛋白质供给量应大于理论值。

食物蛋白质的实际供给量世界各国的标准并不一致。这与各国人群的体质特征、饮食习惯、膳食结构等因素有关。不过,各国在设计食物蛋白质的实际日供给量时,都会考虑一个具有较大安全性的供给量。

我国推荐的食物蛋白质供给量为:一般占日摄入总能量的10% ～15%,其中成年人为10% ～12%,儿童为12% ～14%。若换算成重量值,成年男性每日65克为宜,成年女性每日55克为宜。

2.2.6　蛋白质的互补作用

两种或两种以上的食物蛋白质混合食用,其中所含有的必需氨基酸取长补短,相互补充,达到较好的比例,从而提高蛋白质利用率的作用,称为蛋白质互补作用。例如,玉米、小米、大豆单独食用时,其生物价分别为60,57,64,如按23% 、25% 、52%的比例混合食用生物价可提高到 73;如将玉米、面粉、干豆混合食用,蛋白质的生物价也会提高。这是因为玉米、面粉、小米蛋白质中赖氨酸含量较低,蛋氨酸相对较高;而大豆中的蛋白质恰恰相反,混合食用时赖氨酸和蛋氨酸两者可相互补充;若在植物性食物的基础上再添加少量动物性食物,蛋白质的生物价还会提高,如面粉、小米、大豆、牛肉按 39%,13%,22%,26% 的比例混合食用,其蛋白质的生物价可提高到 89,可见动、植物性食物混合食用比单纯植物混合还要好。

我国北方居民许多食物的传统食用方法,从理论和实践上都证明是合理和科学的。为充分发挥食物蛋白质的互补作用。在调配膳食时,应遵循 3 个原则:①食物的生物学种越远越好,如动物性食物和植物性食物之间的混合比单纯植物性食物之间的混合要好。②搭配的种类越多越好。③食用时间越近越好,同时食用最好,因为单个氨基酸在血液中的停留时间约 4 小时,然后到达组织器官,再合成组织器官的蛋白质,而合成组织器官蛋白质的氨基酸必须同时到达才能发挥互补作用,合成组织器官蛋白质。

2.2.7　蛋白质的缺乏和过量

正常情况下,人体内蛋白质的含量处于动态平衡状态,人体摄入蛋白质过少或过多都会影响人体健康。

1)蛋白质摄入过少

(1)以消瘦为特征的混合型蛋白质-能量缺乏

具体是指蛋白质和能量摄入均严重不足的营养缺乏症,主要临床表现为体重下降、消瘦、血浆蛋白下降、免疫力下降、贫血、血红蛋白下降等。

(2)以浮肿为特征的蛋白质缺乏

具体是指能量摄入基本满足,但蛋白质摄入严重不足的营养缺乏症,主要临床表现为全身水肿、虚弱、表情淡漠、生长滞缓、易感染、头发变色、头发变脆、头发易脱落等。

孕妇缺乏蛋白质将影响胎儿脑细胞发育;儿童、青少年缺乏蛋白质则生长发育迟缓、消瘦、体重过轻甚至智力发育障碍;成年人缺乏蛋白质则表现为疲倦、体重下降、肌肉萎缩、贫血等。若蛋白质长期摄入不足,可逐渐形成营养性水肿,严重时导致死亡。

据世界卫生组织资料显示,目前全球约有 500 万儿童患蛋白质-能量缺乏症,其主要分布在非洲、南美洲、南亚及中东地区。在我国,儿童蛋白质营养不良主要见于边远山区和不发达地区,儿童严重的蛋白质营养不良(临床表现生长发育迟缓和体重偏低)已不常见。

2)蛋白质摄入过量

蛋白质摄入过量,会产生许多对人体有毒副作用的代谢物,进而引起营养缺乏、酸碱度失衡、尿酸蓄积,导致多种疾病(如痛风等)。另外,过多动物性蛋白会加重肾脏的负担,造成含硫氨基酸摄入过多,可加速骨骼中钙质的丢失,易产生骨质疏松。此外,蛋白质摄入过多,还会导致心脏病、动脉硬化,增加癌症的患病风险,如直肠癌、胰腺癌、肾癌及乳腺癌等。

2.2.8　蛋白质在食品加工中的变化

1）热处理引起的变化

在目前采用的食品加工主要方法中,热处理对蛋白质的影响最大。

（1）有利的影响

热烫或蒸煮可以使对食品保藏不利的酶失活,避免酶促氧化产生不良的色泽和风味;适当热处理可使蛋白质变性,有利于蛋白酶的水解,易于消化吸收;加热可破坏食品中存在的某些有害物质,如生大豆中的胰蛋白酶抑制剂、植物血球凝集素等;适当的热处理还会产生一些风味物质,有利于食品感官质量的提高。

（2）不利的影响

食物如过度加热,会降低食物的风味和营养价值。氨基酸的破坏即为原因之一。在糖存在的情况下,蛋白质分子中的氨基与糖分子羰基发生羰氨反应,即美拉德反应,引起食品的褐变和营养成分的破坏,尤其是赖氨酸的损失最大。

2）碱处理引起的变化

碱处理,现已普遍用于蛋白质的浓缩和分离。对食品进行碱处理,尤其与热处理并用,可使许多氨基酸残基发生异构化,即氨基酸的消旋化,从而降低其营养价值。

3）低温处理引起的变化

（1）冷却

将食品的储藏温度控制在略高于食品的冻结温度,此时微生物的繁殖受到抑制,蛋白质较稳定,对风味影响较小。

（2）冷冻

冷冻对食品的风味有些影响,对蛋白质营养价值无影响,但对蛋白质的品质有严重影响。例如肉类食品经冷冻及解冻,组织及细胞膜被破坏,蛋白质变性,因而质地变硬、保水性降低;又如鱼蛋白非常不稳定,经过冷冻或冷藏后组织中肌球蛋白变性,并与肌动球蛋白结合,导致肌肉变硬、持水性降低,同时鱼脂肪中不饱和脂肪酸含量高,极易发生自动氧化反应。

蛋白质在冷冻条件下的变性程度与冷冻速度有关,一般来说,冷冻速度越快,形成的冰晶越小,挤压作用也小,变性程度也就越小。故在食品加工中,一般都是采用快速冷冻。

4）脱水干燥

食品经脱水干燥后,便于储存和运输,但如温度过高,时间过长,蛋白质中的结合水会受到破坏,引起蛋白质变性,从而使食品的复水性降低,硬度增加,风味差。所以较好的干燥方法是冷冻真空干燥,可保持食品原来的色、香、味。

5）辐射引起的变化

辐射技术是利用放射线对食品进行杀菌,抑制酶的活性,减少营养损失。但蛋白质也会有轻微程度的辐射分解,肉类食品在射线作用下最易发生变化,使食品风味有所降低。

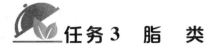

任务3 脂 类

【案例导入】

脂肪不足也存在健康隐患

小李家的宝贝儿子快1岁了,长得非常可爱。但是最近1个月来,小家伙整天哭闹,不停地要吃东西,经常是刚喂完就又饿了。小李带儿子去医院检查,结果一切正常,医生建议给孩子适当准备些易消化的、含有一定量脂肪的辅食,作为主食乳粉的辅助。小李回家照医生建议喂养了孩子一段时间,发现儿子果然不再频繁哭闹着要吃东西,进食规律多了。

2.3.1 脂类概述

脂类的共同特点是不溶于水,而溶于油脂、乙醚、氯仿、苯等有机溶剂。

1)脂类的组成

(1)脂类的元素组成

脂类是一类物质的总称,主要由碳、氢、氧3种元素组成,有的脂类还含有少量磷、氮等元素。

(2)脂类的结构组成

脂类包括脂肪和类脂。

①脂肪的结构组成:脂肪由脂肪分子构成,脂肪经过消化分解为甘油和脂肪酸,经人体吸收后进入血液中。

甘油:又称丙三醇,为无色无臭的澄清黏稠液体,有暖甜味,能从空气中吸收潮气。

脂肪酸:自然界存在的脂肪酸有40余种,可按下面的方法进行分类。

A.按脂肪酸的饱和度分类

饱和脂肪酸:是指不含双键的脂肪酸,例如硬脂酸、软脂酸等。

单不饱和脂肪酸:是指含有一个双键的脂肪酸,例如油酸。

多不饱和脂肪酸:是指含有两个或两个以上双键的脂肪酸,例如亚油酸、亚麻酸等。

以不饱和脂肪酸为主组成的脂肪在室温下呈液态,大多为植物油。以饱和脂肪酸为主组成的脂肪在室温下呈固态,多为动物脂肪。

B.按脂肪酸的营养价值分类

非必需脂肪酸:是指机体可以自行合成,不必依靠食物供应的脂肪酸,它包括饱和脂肪酸、单不饱和脂肪酸和一些多不饱和脂肪酸。

必需脂肪酸:是指为人体健康和生命所需,但机体自身不能合成,必须依赖食物供应的脂肪酸。必需脂肪酸主要包括亚油酸和亚麻酸。

C.按脂肪酸的空间结构分类

不饱和脂肪酸由于双键的存在可出现顺式及反式的立体异构体,故不饱和脂肪酸分为:

顺式脂肪酸:氢原子在双键同侧。

反式脂肪酸:氢原子在双键异侧。

在自然状态下,大多数的不饱和脂肪酸为顺式脂肪酸,只有少数是反式脂肪酸,反式脂肪酸主要存在于牛乳和奶油中。

②类脂的结构组成:类脂在某些理化性质上与脂肪相似,除含脂肪酸和甘油外,还含有其他非脂成分。

2)脂类的分类

脂类包括脂肪和类脂,天然食物中的脂类95%是脂肪,5%是类脂。

(1)脂肪

①植物性油脂:以不饱和脂肪酸为主,在室温下多呈液态,故称为植物油。

②动物性油脂:以饱和脂肪酸为主,在室温下多呈固态,故称为动物脂。

(2)类脂

①磷脂:是由两分子脂肪酸和一分子磷酸与甘油缩合成的复合类脂,是生物膜的重要组成部分,天然存在于人体所有细胞和组织中。比较重要的磷脂是卵磷脂和脑磷脂。

②固醇类:分为动物固醇和植物固醇,动物固醇主要是胆固醇,植物固醇有谷固醇、豆固醇和麦角固醇等。营养学中最重要的固醇是胆固醇。

③萜类:萜类化合物种类很多,广泛存在于植物体内,是植物香精油的主要成分。

④脂蛋白类:脂蛋白是脂类与蛋白质结合在一起形成的脂质-蛋白质复合物。人体脂蛋白可分为以下4类:乳糜微粒(运输外源性甘油三酯)、高密度脂蛋白(将肝脏以外组织中的胆固醇转运到肝脏进行分解代谢,是抗动脉粥样硬化因子)、低密度脂蛋白(将胆固醇运送到外周血液,是致动脉粥样硬化的因子)和极低密度脂蛋白(致动脉粥样硬化因子)。

2.3.2　脂类的生理功能

1)脂肪的生理功能

(1)供给和储存能量

脂肪产热较多,正常人体每日所需能量有20%～30%由摄入的脂肪产生。脂肪是人体储存能量的主要形式,当人体摄入能量过多时,能量就会转化为脂肪储存起来。当人体能量摄入不足时,储存脂肪又可释放能量供机体消耗。

(2)给人体提供必需脂肪酸

由于天然食物中的脂类95%是脂肪,5%才是类脂,故脂肪酸(包括必需脂肪酸)的主要来源还是脂肪。必需脂肪酸的生理功能主要有:①在人体内参与磷脂的合成,是线粒体和细胞膜的重要组成成分。②与胆固醇结合,使胆固醇能在体内正常运转及代谢,减少胆固醇在血管壁上的沉积。③必需脂肪酸是合成前列腺素的原料。④必需脂肪酸对人体组织的生长和修复,

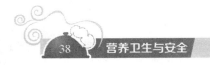

以及胎儿和婴儿大脑和视力的正常发育极其重要。

（3）维持人体体温和保护内脏器官

人体皮下的脂肪层是一种较好的绝热物质，可阻止体热散失，故在寒冷情况下，可保持人体体温。另外，脂肪是器官和神经组织的防护性隔离层，保护和固定重要器官，作为填充衬垫，避免人体器官机械摩擦及免外界环境损伤。

（4）促进脂溶性维生素的吸收和利用

脂肪是脂溶性维生素 A、维生素 D、维生素 E、维生素 K 的载体，脂溶性维生素只有在脂肪中才能被人体吸收。另外，有些食物的脂肪本身就含有脂溶性维生素，如植物油富含维生素 E，人体在摄入这些脂肪的同时也就相应摄入了其中所含的脂溶性维生素。因此，如果摄入食物中缺少脂肪，将影响脂溶性维生素的吸收和利用。

（5）增加饱腹感，促进食欲

由于脂肪在人体胃内停留时间较长，因此，摄入脂肪含量高的食物，可以使人体有饱腹感，不易饥饿。另外，脂肪可以增加摄入食物的烹饪效果，增加食物的香味。

2）类脂的生理功能

类脂的主要功能是构成身体组织和一些重要的生理活性物质。营养学上最重要的类脂是卵磷脂和胆固醇。

（1）卵磷脂的生理功能

卵磷脂存在于每个细胞中，更多的是集中在脑及神经系统、血液循环系统、免疫系统以及肝、心、肾等重要器官。其生理功能主要有：①卵磷脂是细胞膜的重要组成部分。②提高大脑功效、增强记忆力。③促进脂肪代谢，防止脂肪肝。④促进血液中脂肪和胆固醇乳化和排出，防止脂肪和胆固醇沉积于血管壁。

（2）胆固醇的生理功能

人体每千克体重含胆固醇 2 克。其生理功能主要有：①胆固醇是细胞膜的重要组成部分。②促进人体合成胆汁，胆汁是一种消化液、有乳化脂肪、促进脂肪消化的作用。③胆固醇是人体合成肾上腺皮质激素、雄性激素、雌性激素等激素的重要材料。胆固醇在体内虽有着广泛的生理作用，但当其过量时可导致高胆固醇血症，对机体产生不利的影响。

2.3.3　食物脂肪营养价值的评价

1）必需脂肪酸的含量

由于必需脂肪酸的营养价值高于非必需脂肪酸，所以食物脂肪中必需脂肪酸的含量越高，则该食物脂肪的营养价值就越高。

2）脂溶性维生素的含量

脂溶性维生素常与脂肪共存于食物中。例如，动物肝脏、鱼肝油、蛋黄富含维生素 A 和维生素 D，植物油富含维生素 E。一般来说，食物脂肪所含脂溶性维生素越多，其营养价值越高。

3）脂肪的消化率

一般来说,脂肪分子中双键数量越多,脂肪的熔点越低,脂肪的消化率越高,故植物油的消化率通常要高于动物脂肪。

4）脂类的稳定性

油脂变质酸败不仅使油脂具有刺鼻的臭味,而且降低了营养价值。脂类稳定性的大小与不饱和脂肪酸的多少及维生素 E 的含量有关。不饱和脂肪酸是不稳定的,容易氧化酸败。维生素 E 有抗氧化作用,可防止脂类酸败。

2.3.4 科学摄入脂类

1）脂类的摄入量

（1）脂肪的摄入量

膳食中脂肪的摄入量应由每日的能量需求决定,不同人群每日脂肪适宜摄入量见表 2-3。另外,每日摄入的饱和脂肪酸、单不饱和脂肪酸及多不饱和脂肪酸的比例应为 1∶1∶1。

表 2-3

组 别	婴 儿		幼 儿	儿 童	青少年	成 年	老 年
年龄/岁	0 ~ 0.5	0.5 ~ 2	2 ~ 7	7 ~ 14	14 ~ 18	18 ~ 60	60 以上
脂肪供能百分比/%	45 ~ 50	35 ~ 40	30 ~ 35	25 ~ 30	25 ~ 30	20 ~ 30	20 ~ 30

资料来源:中国营养学会.中国居民膳食营养素参考摄入量.北京:中国轻工业出版社,2010:36-37.

人体每日摄入的脂肪应适量,摄入不足或过量都会影响身体健康。

①脂肪摄入不足:脂肪对人体有重要作用,如长期摄入不足,会导致人体生长发育迟缓,营养不良,体重下降和各种脂溶性维生素缺乏症如皮肤干燥等。

②脂肪摄入过量:脂肪较难消化,故摄入过多会引起消化不良等现象。又因脂肪产生能量多,故过多的脂肪又会引起超重、肥胖等症状,还易诱发冠心病、高血脂等疾病。

（2）类脂的摄入量

①卵磷脂。国外营养学家建议卵磷脂参考摄取量:成年男子和成年女子分别为 550 毫克和 425 毫克;孕妇和哺乳期妇女每天分别补充 450 毫克和 550 毫克。儿童、青少年每日食用 1 只鸡蛋(每只鸡蛋约含 700 毫克卵磷脂)即可满足需要。

②胆固醇。人体除了可从膳食中摄入胆固醇外,还可通过肝脏和小肠合成胆固醇。营养学家建议每人每天摄入 50 ~ 300 毫克为宜。而伴有冠心病和动脉粥样硬化病的高胆固醇血症患者,每天胆固醇的摄入量应低于 200 毫克。

2）脂类的食物来源

（1）脂肪的食物来源

①植物性食物:如坚果类、豆类及油料作物的种子等均含丰富的脂肪。

②动物性食物:动物性食物除脂肪组织外,其他部位也都含有脂肪。动物的种类和部位不同,脂肪含量差异很大,一般畜肉类脂肪含量较高,禽肉类、鱼类脂肪含量较低。

③烹饪用油:主要是指用于制作菜肴、点心等食品时使用的油类。

（2）类脂的食物来源

①卵磷脂的食物来源:卵磷脂存在于蛋黄、大豆、芝麻、黑木耳、蘑菇、山药、谷类、鱼头、玉米油、葵花籽等食物中,动物的瘦肉、脑、骨髓、肝脏、肾脏、心脏以及牛乳中也都含有卵磷脂。其中蛋黄、大豆和肝脏的含量最高。

②胆固醇的食物来源:胆固醇广泛存在于各种动物性食物中。但是,不同的动物以及动物的不同部位,胆固醇含量差异较大。一般畜肉的胆固醇含量高于禽肉,肥肉高于瘦肉,贝壳类和软体类高于一般鱼类,蛋黄、鱼子、动物大脑及内脏的胆固醇含量最高。

3）正确食用烹调油

由于膳食脂肪的来源除烹调外,大多来自含动物脂肪的动物性食物,因此,在选用烹调油时宜以植物油为主,且每人每天摄入的植物油和动物脂肪的比例最好为2∶1。另外,每一种烹调油都有自己的特点,不建议长期食用单一品种的植物油。营养学家建议每人每天烹调用油摄入量以25克左右为宜。

2.3.5　脂类在食品加工、储藏中的变化

1）脂类的品质改良

（1）油脂的精炼

无论采用压榨法还是浸出法制得的毛油都含有一定数量的杂质。这些杂质影响油脂的外观品质,油脂的精炼就是去杂质,其步骤包括脱胶、中和、脱色和去臭。油脂精炼期间的营养变化主要是高温的氧化破坏和吸附脱色的结果,影响较大的是维生素E和胡萝卜素的损失。

（2）油脂的氢化

油脂的氢化使不饱和脂肪酸分子中的双键与氢原子结合为不饱和程度较低的脂肪酸,成为氢化油或硬化油。这些氢化油广泛用于人造黄油、起酥油、增香巧克力糖衣及油炸用油。

（3）脂肪的改变

主要指改变脂肪的熔点范围和结晶性质,以及增加其在食品加工时的稳定性。

2）油脂的酸败

油脂或油脂含量较大的食品,在储藏期间,因空气中的氧气、日光、微生物、酶等作用,产生令人不愉快的气味,味变苦涩,甚至具有毒性。这种现象为油脂的酸败。油脂的酸败不仅使味感变差,还可以使其中的脂溶性维生素和必需脂肪酸被破坏。此外,还能产生各种有毒的成分。长期食用酸败的油脂对人体健康有害,轻者可引起呕吐、腹泻,重者会引起肝肿大等。

3）油脂在高温下的化学变化

（1）生成油脂热聚合物

油脂加热后（温度不低于300℃）,黏度增大,逐渐由稠变赈直至凝固。油炸食品所用的

油逐渐变稠,即属于此类聚合反应。亚麻油最易聚合,大豆油和芝麻油次之,橄榄油和花生油不易聚合。在油炸烹调时要尽量避免高温长时间加热,油炸用油不宜反复使用。

(2)油脂的热氧化反应

油脂在高温下,还会生成各种分解产物,如酮、醛、酸等,发生热解的油脂,不仅口味变差,且营养价值丧失,甚至有毒性。所以,在油炸烹调时温度不宜过高,应保持在150 ℃以下。

(3)油煎腌肉可形成致癌物质

腌制的腊肉、咸鱼中的亚硝胺等化合物,经油煎后可转变为具有致癌作用的物质。

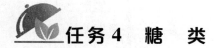

任务4 糖 类

【案例导入】

主食不可省

李先生因经商应酬频繁,且常以酒代水、以菜代饭,生意蒸蒸日上,身体却每况愈下。专家提醒,常常只吃菜饮酒不吃主食,对肝脏、心血管损害很大,因为碳水化合物有加强肝脏解毒的功能。另外,应酬时不吃主食或过少吃主食,势必导致高蛋白或高脂类食物的摄入,这样容易引起痛风,并加重肾脏负担。

糖类又称碳水化合物,从化学结构上可分为单糖、低聚糖和多糖,它们主要是由碳、氢、氧3种元素组成的一类有机化合物,它们广泛存在于生物体内,构成植物的骨架、储备能源,对人体具有广泛的生理作用。

糖类是生命必需的能量物质和机体的主要燃料。糖类摄入过多或过少,机体都会产生不良影响。糖类摄入过多,一方面使能量积累;另一方面肝脏可利用糖类合成脂肪和胆固醇等,从而导致肥胖和血脂升高。糖类摄入过少,可引起甘油三酯的分解和组织蛋白的分解加速。

2.4.1 糖类的分类

根据糖类的化学结构进行分类,可以将其分为单糖、双糖、寡糖、多糖。

1)单糖

单糖是结构最简单的糖,常见的单糖有葡萄糖、果糖、半乳糖。葡萄糖可以直接被人体利用,所以临床上可以静脉使用。果糖主要存在于水果或蜂蜜中,是天然糖类中最甜的糖。果糖吸收后不能被细胞直接利用,需经肝脏转变成葡萄糖后再被利用,也有一部分转变为糖原、乳酸和脂肪。半乳糖是乳糖的组成成分,不单独存在于天然食物中。半乳糖在体内要先转化为葡萄糖后才能被利用。

2）双糖

双糖是由两分子单糖缩合而成的糖,天然存在于食物中的双糖有蔗糖、麦芽糖和乳糖。蔗糖由一分子葡萄糖和一分子果糖结合而成,在甘蔗、甜菜、蜂蜜中含量较高,是日常生活中食糖（红砂糖、白砂糖、水果糖）的主要成分。蔗糖在人体消化道经酸和酶作用后,分解为葡萄糖和果糖而被吸收利用。麦芽糖由两分子葡萄糖构成,在谷类胚芽中含量较高。麦芽糖多应用于各种加工食品中,以增加其甜度。乳糖由一分子葡萄糖和一分子半乳糖结合而成,主要存在于人和动物的乳汁中,特别是对婴幼儿具有特殊的营养作用。

单糖和双糖都具有甜味,食品加工和烹饪中常用的传统甜味剂。除了产生能量之外,它们在人体内代谢时都需要胰岛素。为了满足一些特殊人群的需要,出现了一些新型的甜味剂,糖醇就是其中一种。糖醇是糖的衍生物,在食品工业中常代谢蔗糖作为甜味剂。常用的糖醇有山梨醇、木糖醇、麦芽糖醇等。

3）寡糖

寡糖是指由 3~10 个单糖组成的一类小分子多糖,比较重要的是存在于豆类食品中的棉籽糖和水苏糖。棉籽糖是由葡萄糖、果糖和半乳糖构成的三糖,水苏糖是在前者的基础上再加上一个半乳糖的四糖。虽然这两种糖不能被人体的消化酶分解,但可在大肠中被肠道细菌分解,因此有利于肠道正常菌群的维持,对人体健康有利。其他还有低聚果糖、低聚甘露糖等。

4）多糖

多糖是由许多单糖组成的复杂糖类,从营养学角度看,主要有淀粉、糖原和膳食纤维 3 种。

淀粉是许多葡萄糖分子聚合而成,占膳食中糖类的绝大部分,在谷类、干豆类和薯类等食物中含量丰富,是人体最重要的糖的来源。在天然淀粉中,根据聚合方式的不同,淀粉可分为直链淀粉（约占 20%）和支链淀粉（约占 80%）。两者均可在人体消化道中缓慢分解为麦芽糖和葡萄糖,然后被人体利用。

糖原是人和动物体内糖的储存形式,也称为动物淀粉。可在相应酶的作用下分解为葡萄糖,是机体代谢和能量平衡过程中至关重要的糖。正常成人体内含糖原约 500 克,肝脏含量最高,其次是肌肉。

膳食纤维,营养学上属于非淀粉多糖,是指存在于植物体内不能被人体消化吸收的多糖,大多为植物细胞壁的组成成分。由于其具有特殊的生理作用,因此营养学上将其作为重要的营养素。根据其水溶性不同,可分为可溶性纤维和不溶性纤维。可溶性纤维主要有果胶、豆胶和少量半纤维素;不溶性纤维主要有纤维素、半纤维素、木质素。

2.4.2　糖类的生理功能

1）提供和储备能量

糖类是人类获取能量的最经济和最主要的来源。每克葡萄糖在体内氧化可以产生 4 000 卡的能量。维持人体健康所需要的能量中,55%~65% 由糖类提供。糖原是肌肉和肝脏储存糖类的形式,肝脏储存机体内约 1/3 的糖原。一旦机体需要,肝脏中的糖原即分解为葡萄糖以提供能量。糖类在体内释放能量较快,供能也快,是神经系统和心肌的主要能源,也是肌肉活动时的主要燃料,对维持神经系统的正常供能、增强耐力、提高工作效率都有重要意义。

2)构成机体的重要物质

糖类是构成机体组织的重要物质,并参与细胞的组成和多种活动。每个细胞都有糖类,其含量为 2%~10%,主要以糖脂、糖蛋白和蛋白多糖的形式存在。核糖核酸和脱氧核糖核酸这两种重要的生命物质均含有五碳醛糖。一些具有重要生理功能的物质,如抗体、酶和激素的组成成分,也需糖类的参与。

3)保肝解毒作用

摄入足够的糖类可增加肝糖原的储存,增加肝脏对某些化学毒物,如乙醇、砷、四氯化碳等的解毒能力,同时,降低了化学毒物对肝脏的损害。体内充足的糖类对各种细菌、病毒感染引起的毒血症也有较强的解毒作用。

4)节约蛋白质的作用

糖类是机体最直接、最经济的能量来源,若食物提供足量的可利用糖类时,人体首先利用它作为能量来源,从而减少了蛋白质作为能量的消耗,使更多的蛋白质参与组织构成等更重要的生理功能,因此糖类起到了节约蛋白质的作用。此外,膳食中糖类的充分补给,使体内有足够的 ATP 产生,也有利于氨基酸的主动转运。如果采取节食减肥往往会对机体造成一定的危害,不仅可造成体内酮体的大量积累,而且还使组成机体的蛋白质分解,使体重减轻,危害健康。

5)抗生酮作用

分解脂肪酸所产生的乙酰基需要与草酰乙酸结合进入三羧酸循环,而最终被彻底氧化和分解产生能量。当膳食中糖类供应不足时,草酰乙酸供应相应减少;而体内脂肪或食物脂肪加速分解为脂肪酸来供应能量。在这一代谢过程中,由于草酰乙酸不足,脂肪酸不能彻底氧化而产生过多的酮体,酮体不能及时被氧化而在体内蓄积,以致产生酮血症和酮尿症。膳食中充足的糖类可以防止上述现象的发生,因此称为糖类的抗生酮作用。

6)增强肠道功能

非淀粉多糖类如纤维素、果胶、抗性淀粉、功能性低聚糖等抗消化的糖类,虽不能在小肠消化吸收,但可刺激肠道蠕动,增加了结肠发酵率,发酵产生的短链脂肪酸和肠道菌群增殖,有助于正常消化和增加排便量。近年来,已证实某些不消化的糖类在结肠发酵、有选择性地刺激肠道菌群的生长,特别是刺激某些有益菌群的生长,如乳酸菌、双歧杆菌、益生菌提高了消化系统功能,尤其是肠道的消化吸收功能,能促进肠道特定菌群的生长繁殖,因此,不消化的糖类被称为"益生元"。

2.4.3　糖类在体内的动态变化

食物中的糖类主要是淀粉,另有少量单糖、双糖。淀粉不能被直接利用,必须通过体内消化酶的作用,经水解成为单糖后才能被利用。葡萄糖是人体利用的主要单糖,一部分进入血液循环,形成血糖,被送往各个组织器官,给人体提供能量;另一部分被转化为肌糖原或脂肪储存起来。

血糖含量是衡量体内糖类变化的重要指标,它处于动态变化之中,健康人体内空腹血糖浓度为 3.8~6.1 毫摩尔/升。血糖在体内的动态平衡是由来源和消耗两方面决定的。血糖的主要来源是食物中淀粉的分解,当体内淀粉缺乏时,血糖则来自体内糖原的分解或糖易生作用(生糖氨基酸、甘油、乳酸和丙酮酸在体内可转变为葡萄糖,因与糖酵解的方向相反,所以称为糖易生);糖的主要去路是被血液运往各个器官分解代谢提供能量,少部分则以糖原形式储存于肝脏、肌肉等组织中。成人体内储存的糖原约为 370 克。当血糖充足时,部分血糖可以转化为脂肪或某些氨基酸。

人体维持血糖浓度的相对稳定对机体的持续供能是非常重要的,因为大脑、肺组织及红细胞等只能依靠血糖供给能量。人体具有高效调节血糖的机制,即使在饥饿早期或较长时间运动后,血糖含量也保持正常范围。调节血糖的主要组织器官为肝脏的肌肉组织,同时神经系统和某些激素也间接或直接地参与调节血糖水平。胰岛素有降低血糖的功能,肾上腺素、胰高血糖素等则可升高血糖浓度,它们对血糖的调节主要通过影响各器官的糖代谢而实现,两类激素相互联系、相互制约,共同维持血糖浓度的相对稳定。

研究表明,即使含等量糖类的食物,其导致的人体血糖反应也不相同。因此,专家提出"食物血糖生成指数"的概念,以帮助糖尿病患者更有效地控制饮食。目前,世界卫生组织和联合国粮农组织都向人们尤其是糖尿病患者推荐,参照食物血糖生成指数表合理选择食物、控制饮食,并建议在食物标签上注明总糖量及食物血糖生成指数。食物血糖生成指数是衡量食物引起餐后血糖反应的一项有效指标,是指含 50 克糖类的食物与相当量的葡萄糖或白面包在一定时间内(一般为 2 小时)体内血糖反应水平的百分比数值。食物血糖生成指数是一个比较而言的数值,它反映了食物与葡萄糖相比升高血糖的速度和能力(通常把葡萄糖的血糖生成指数定为 100)。一般而言,食物血糖生成指数大于 70 的为高食物血糖生成指数食物,它们进入胃肠后消化快,吸收率高,葡萄糖释放快,葡萄糖进入血液后峰值高;食物血糖生成指数小于 55 的为低食物血糖生成指数食物,它们在胃肠中停留时间长,吸收率低,葡萄糖释放缓慢,葡萄糖进入血液后的峰值低,下降速度慢。具体而言,通常豆类、乳类、蔬菜总是低或较低食物血糖生成指数的食物,特别是茎叶类蔬菜,因为它们的糖类含量不超过 6%,而且富含膳食纤维,所以对血糖影响较小。

2.4.4 糖类供给量和食物来源

1)供给量标准

根据《中国居民膳食营养素参考摄入量》2013 修订版规定,糖类的参考摄入量为 120~160 克,根据《中国居民膳食指南(2016)》规定,控制添加糖的摄入量,每天摄入不超过 50 克,最好控制在 25 克以下。同时对糖类的来源也作了要求,即应包括淀粉、不消化的抗性淀粉、非淀粉多糖和低聚糖等糖类;限制纯能量食物如食糖的摄入量,以保障人体能量和营养素的需要及改善胃肠道环境和预防龋齿的需要。

2)食物来源

一般来说,对糖类没有特定的饮食要求,主要是应该从糖类中获得合理比例的能量摄入。另外,每天应至少摄入 50~100 克可消化的糖类以预防糖类缺乏症。

糖类的主要食物来源:蔗糖、谷物、水果、坚果、蔬菜等。另外,谷类、薯类是可消化吸收的糖类的主要来源。

2.4.5　糖类的不足和过剩

1)摄入不足的危害

糖类摄入不足,会使蛋白质用于能量代谢,同时对脂肪代谢不利。脂肪氧化不完全,会产生一定数量的酮体,酮体聚集引起血液酸度偏高,导致酮症酸中毒,其主要症状如图 2-2 所示,表现为疲乏、恶心、呕吐等,严重者可致昏迷。长期糖类摄入不足,会造成生长发育迟缓,体重轻,易疲劳、头晕等。

如果谷类摄入不足,还会造成 B 族维生素的缺乏,如果膳食纤维缺乏会引起胃肠道的损害和功能障碍,增加溃疡性结肠炎、肥胖症、糖尿病、高脂血症、动脉粥样硬化及癌症等疾病发病的风险。

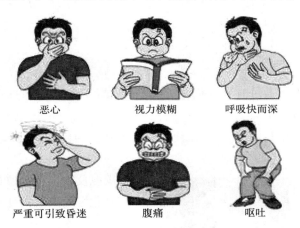

恶心　　视力模糊　　呼吸快而深

严重可引致昏迷　　腹痛　　呕吐

图 2-2　酮症酸中毒主要症状

2)摄入过多的危害

高糖可刺激人体内胰岛素水平升高,促使血管紧张度增加,引发高血压。摄入蔗糖过多者,糖尿病的发病率增加。糖还可影响体内脂肪的消耗,造成脂肪堆积,导致肥胖。高糖类饮食还会促进动脉粥样硬化的发生和发展,可引起龋齿和牙周病。

2.4.6　糖类在食品加工中的变化

1)淀粉的水解、糊化和老化

(1)淀粉的水解

淀粉与水一起加热容易发生水解反应,工业上水解淀粉有酸水解法、酶水解法、酸-酶水解法 3 种方法。酸水解法是利用无机酸为催化剂使淀粉彻底水解为葡萄糖。酶水解法是对糊化后的淀粉利用淀粉酶进行水解。酸-酶水解是酸法水解与酶法水解结合的一种淀粉水解方法,先用酸法水解淀粉至一定水解度,再用酶处理。

实际应用时,取决于所需要的最终产物的性质而选择适宜的方法。一般根据水解程度不同,工艺上利用淀粉水解可生产糊精、淀粉糖浆、麦芽糖浆、葡萄糖等。

（2）淀粉的糊化

淀粉与水加热到一定温度（60~80 ℃）时,淀粉颗粒大量吸水膨胀后成为半透明的黏稠性糊状溶液的过程,称为淀粉的糊化。例如馒头、米饭的蒸煮即是淀粉的糊化过程。糊化后的淀粉由于多糖分子吸水膨胀以及氢键断裂,使之容易被淀粉酶水解,易于消化。

（3）淀粉的老化

未糊化的淀粉称为生淀粉,较难消化。糊化淀粉缓慢冷却后会变得难以消化,称为淀粉的老化或返生。例如,凉的馒头、米饭放置一段时间后会变得干硬,凉粉变得硬而不透明,年糕等糯米制品黏性变差,这些都是淀粉的老化所致。

食品工业中将刚刚糊化的淀粉迅速冷却脱水,或在80 ℃以上迅速脱水制作方便面,吃时再复水,储存时不会发生老化现象。利用淀粉加热糊化、冷却又老化的原理,可制作粉丝、粉皮、虾片等食品。

2）焦糖化反应和羰氨反应

（1）焦糖化反应

在没有氨基化合物存在的情况下将糖类加热到其熔点以上时,会生成褐色的物质（焦糖或酱色）,这种作用称为焦糖化作用。此外,还会生成一些裂解产物。在食品加工中,焦糖化作用控制得当,可以使产品得到诱人的色泽及风味。

（2）羰氨反应

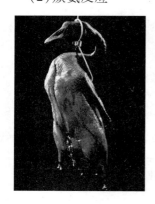

羰氨反应也称美拉德反应。糖类在加热或长期储存时,还原糖和氨基化合物发生褐变反应。经过一系列的变化生成的褐色聚合物称为黑色素,它在消化道内不能水解,故无营养价值。这类反应往往伴随着食品色泽、风味的变化,与食品的保藏、加工、制造有密切的关系。

3）沥滤的损失

食品加工中经沸水烫漂后的沥滤操作,可使蔬菜、水果装罐时的低分子糖类及膳食纤维受到损失。如烫漂胡萝卜时其低分子的单糖和双糖分别损失25%和30%。不同种类及同一种类不同品种的蔬菜在烫漂后其低分子糖类和膳食纤维的损失是不同的。

图2-3 烤鸭

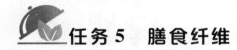

任务5 膳食纤维

【案例导入】

便秘患者的福音——膳食纤维

张小姐在一家私企上班,多年职场的竞争、熬夜加班、各种应酬完全打破了日常的生活规律。慢慢地,张小姐开始便秘,经常三四天一次,甚至七八天才一次,每天都非常痛苦。于是她去咨询医生,经医生分析,认为张小姐便秘的主要原因是平时蔬菜、水果和粗粮吃得少,从而导致膳食纤维摄入不足,调整饮食结构即可缓解便秘的痛苦。

2.5.1 膳食纤维的种类

1)膳食纤维的定义

膳食纤维又称食物纤维,是指能抗人体小肠消化吸收,而在人体大肠中能部分或全部发酵的可食用的植物性成分、糖类及其相类似物质的总和,包括多糖、寡糖、木质素以及相关的植物物质。膳食纤维没有营养功能,但却是人体健康所必需的物质,是平衡膳食结构的一种特殊营养素。

虽然膳食纤维在人体口腔、胃、小肠内不能被消化吸收,但人体大肠内的某些微生物仍能降解它的部分组成成分,且降解后的某些成分被认为是其生理功效的一个起因。

2)膳食纤维的分类

(1)按照营养成分的不同

①总膳食纤维(TDF)。包括所有的组分在内如非淀粉多糖、木质素、抗性淀粉以及美拉德反应产物等。

②可溶性膳食纤维(SDF)。水溶性膳食纤维是指不被人体消化酶消化,但溶于温水或热水且其水溶性又能被乙醇再沉淀的那部分膳食纤维。其主要包括存在于苹果、橘类中的果胶,植物种子中的胶,海藻中的海藻酸、卡拉胶、琼脂和微生物发酵产物黄原胶,以及人工合成的羧甲基纤维素钠盐等。

③不可溶膳食纤维(IDF)。是指不被人体消化酶消化且不溶于热水的那部分膳食纤维,是构成细胞壁的主要成分,包括纤维素、半纤维素、木质素、原果胶和动物性的甲壳素和壳聚糖。其中,木质素不属于多糖类,是使细胞壁保持一定韧性的芳香族碳氢化合物。

④非淀粉多糖。食物样品除去淀粉后,残渣用酸水解成中性糖,然后用气相色谱或高效液相色谱定量检测其总和,即为非淀粉多糖,或用酶解方法检测,包括纤维素、半纤维素、果胶及可溶性非纤维素的多糖。

(2)按照化学成分的不同

膳食纤维主要存在于水果和蔬菜中,其他植物性食物如谷类、豆类中也有,但果蔬类含的膳食纤维种类最齐全、最丰富。膳食纤维具有吸水的特性,其中水溶性膳食纤维的吸水性比非水溶性膳食纤维要强得多,按照化学组成的不同,可分为以下 5 种:

①纤维素。纤维素是自然界最大量存在的多糖,它是细胞壁的主要结构物质,通常和各种半纤维素及木质素结合在一起。纤维素化学结构与直链淀粉相似,由数千个葡萄糖组成,但纤维素不能被人体胃肠道的酶所吸收,纤维素具有亲水性,在消化道内可以大量吸收水分。

②半纤维素。在人的大肠内半纤维素比纤维素易于被细菌分解,它有结合离子的作用。半纤维素很多,绝大多数不溶于水,它也起到一定的生理作用。在人的大肠内半纤维素比纤维素易于被细菌分解,它有结合离子的作用。半纤维素中的某些成分是可溶的,在谷类中可溶的半纤维素被称为戊聚糖,它们可形成黏稠的水溶液并具有降低血清胆固醇的作用。半纤维素大部分具有不可溶性。

③果胶及果胶类物质。天然果胶有两类:一类分子中超过一半的羧基是甲酯化的,称为高甲氧基果胶,余下的羧基是以游离酸及盐的形式存在;另一类分子中低于一半的羧基是甲酯化的,称为低甲氧基果胶。

果胶类物质主要有阿拉伯聚糖、半乳聚糖和阿拉伯半聚糖等。果胶或果胶类物质可在热溶液中溶解,在酸性溶液中遇热形成胶态。果胶也具有与离子结合的能力,对维持膳食纤维的结构有重要作用。

④木质素。木质素不是多糖物质,天然存在的木质素大多与糖类紧密结合在一起,很难将之分离开来。故在膳食纤维的组成成分中包括了木质素。人和动物均不能消化木质素。

2.5.2　膳食纤维的功能

1)膳食纤维的理化性质与生理功能

(1)具有高持水力和膨胀功能

膳食纤维化学结构中含有很多亲水基团,具有很强的持水力,对调节肠道功能有重要影响。膳食纤维可吸收相当于自身重量数倍的水,在肠道中吸水膨胀并形成高黏度的溶胶或凝胶,使人产生饱腹感并抑制进食。对肥胖人群有较好的调节减肥功能。同时增加大便水分、体积,刺激肠道蠕动,增加排便频率,使粪便中的有害物质特别是致癌物质及时排出体外,大大减少肠道癌和痔疮等疾病的发病率。

(2)具有吸附有机物的功能

膳食纤维表面带有很多活性基团,能吸附胆汁酸、胆固醇变异原等有机分子,抑制总胆固醇浓度升高,降低胆酸及其盐类的合成与吸收,降低人体血浆和肝脏胆固醇水平,防治冠状动脉硬化、胆结石症和预防心脑血管疾病。膳食纤维还能吸附葡萄糖使其吸收减慢,另外膳食纤维还具有一种抑制增血糖素分泌的作用,这样可充分发挥胰岛素的作用,防止糖尿病。此外,膳食纤维还具有吸附人体肠道内有毒物质(内源性毒素)、有毒化学品(外源性毒素)等的作用。

（3）阳离子结合和交换功能

膳食纤维分子结构中的羧基、羟基和氨基等侧链基团，可产生类似弱酸性阳离子交换树脂的作用，可与阳离子尤其是有机阳离子进行可逆的交换，从而影响消化道的 pH 值、渗透压等，形成一个更缓冲的环境，有利于消化吸收。

此外，膳食纤维可与铜、铅等重金属进行交换，缓解重金属中毒。更重要的是，膳食纤维能与肠道中的钾离子、钠离子进行交换，促使尿液和粪便中大量排出钠、钾，从而降低血液中的钠离子与钾离子的比值，产生降低血压的作用。

（4）无能量填充剂

膳食纤维体积大，吸水膨胀后体积更大，在胃肠道中会起填充剂的溶剂作用，易引起饱腹感。同时，它还会影响可利用糖类在肠道中的消化吸收，从而不易产生饥饿感。所以，膳食纤维对预防肥胖症十分有利。

（5）发酵作用

膳食纤维虽不能被人体消化道内的酶所降解，但膳食纤维可被大肠有益菌部分发酵或全部发酵，产生大量短链脂肪酸，如乙酸、乳酸等，可调节肠道蛋白质水解度，改善有益菌的繁殖环境，使双歧杆菌、乳酸菌等有益菌增殖，从而使得双歧杆菌等有益菌群能迅速扩大，防止肠道黏膜萎缩和支持肠黏膜屏障功能，维持维生素供应，保护肝脏等都是十分重要的。

2）膳食纤维的营养功能

（1）低能量，可预防肥胖症

纤维素属于多糖类，有饱腹感，因此可减少体内生热营养素的摄入。同时，膳食纤维的高持水性和吸水后体积的膨胀性，对肠道产生作用，以及引起胃排空的减慢，更快产生饱腹感且不易饥饿，对预防肥胖症有益处。膳食纤维对妇女乳腺癌也有一定预防作用。

（2）控制血糖，可预防糖尿病

糖尿病是近年来的一种高发病，其发病率高与膳食纤维摄入量有很大的关系。含有大量膳食纤维的食品，比如食物纤维中的果胶可延长食物在肠道内的停留时间，降低葡萄糖的吸收速度，使进餐后血糖不会急剧上升，有利于糖尿病病情的改善；同时，高纤维食品可以改善末梢组织对胰岛素的感受性，降低生理范围内的胰岛素分泌，调节糖尿病患者的血糖水平，对糖尿病有预防和治疗作用。

（3）降低血脂，可防止冠心病

血清胆固醇水平高是心血管的诱发因子。由于可溶性膳食纤维可降低血糖水平，因此也可减少体内胰岛素的释放，而胰岛素可刺激肝脏合成胆固醇，所以胰岛素释放减少可以使血浆胆固醇水平受到影响。另外，膳食纤维还可以螯合胆固醇，吸附胆汁酸，降低胆固醇和甘油酯溶解，阻止其消化吸收，从而起到防止动脉粥样硬化及冠心病的作用。

（4）吸水通便，可防治结肠癌

食物中的某些刺激物或有毒物质长时间停留在结肠部位，对结肠具有毒害作用，甚至毒物被结肠壁细胞吸收，刺激结肠细胞发生变异，诱导结肠癌。膳食纤维对防治结肠癌有明显的效果，这有两方面原因：一方面膳食纤维虽然在体内不被消化吸收，但能刺激消化液分泌和促进肠道蠕动,缩短食物通过肠道的时间,加快粪便的排泄速度,减少了粪便中有毒物质与肠壁接触的机会;另一方面,膳食纤维可以吸收大量水分,增大粪便的体积,相对降低了有毒物质的浓度,从而有利于防治结肠癌。

(5)调节肠道菌群,可提高人体免疫力

脂肪和过精膳食可以使肠内厌氧细菌大量繁殖,这些细菌能使肠道中的胆碱、胆固醇及其代谢产物进一步分解产生致癌物质,在有充分纤维素存在的情况下,耗氧细菌易于生长,厌氧细菌受到抑制,由于膳食纤维被结肠内某些细菌酵解,产生短链脂肪酸,使结肠内 pH 值下降,影响结肠内微生物的生长和增殖,促进肠道有益菌的生长和繁殖,而抑制了肠道内有害腐败菌的生长,从而提高人体免疫力,增强抵抗疾病的能力。同时,还可使肠内容物通过肠道的时间变短,减少致癌物质与肠黏膜的接触时间,防止发生癌变,因此,膳食纤维被称为肠道的"清道夫"。

但是,膳食纤维摄入过量也有不利的影响:影响其他营养物质的消化吸收;增加肠道蠕动和产气量,导致腹胀不适;增加粪便中排出甲烷的量,并将有益的金属离子同时排出体外;可降低血清中铁和叶酸的含量,导致贫血。

2.5.3 膳食纤维的来源及适宜摄入量

膳食纤维资源非常丰富,现已开发的膳食纤维有六大类约 30 多种。这六大类包括谷物纤维、豆类种子和种皮纤维,水果和蔬菜纤维、微生物纤维、合成和半合成纤维以及其他天然纤维,目前在生产中应用的有以下几种:小麦纤维、大豆纤维、甜菜纤维、玉米纤维、壳聚糖、橘粉。

在"2016 第四届中国膳食纤维产业高峰论坛"上,发布了《中国居民膳食纤维摄入白皮书》,重申了中国营养学会在 2000 年颁布的中国居民膳食营养素参考摄入量,根据《平衡膳食宝塔》推算,中国居民膳食纤维的适宜摄入量推荐如下:低能量膳食(1 800 千卡)为 25 克/天;中等能量膳食(2 400 千卡)为 30 克/天;高能量膳食(2 800 千卡)为 35 克/天。此数据与大多数国家推荐的数值相近。

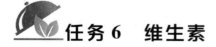 任务6 维生素

【案例导入】

癫痫的病因居然是缺乏维生素 B_6

某医院接诊了一位出生后不足岁的患儿菲菲(化名)。菲菲出生不到两周时,出现抽搐症状,口服各种抗癫痫药物也无济于事。医生诊断菲菲为癫痫是成立的,但发病年龄这么小,每次住院后便无发作,发育也滞后,病因是什么呢?据家人讲,菲菲还有一个哥哥叫浩浩,1 岁左右时毫无征兆地开始抽搐。杜医生建议患者父母查一下基因,后来,基因结果显示兄妹二人抽

搐都是维生素 B_6 缺乏引起的。之后,兄妹俩开始口服维生素 B_6,现在菲菲已有半年没发作了,发育指标基本正常,浩浩原来吃的抗癫痫药也在减量中。

2.6.1　维生素概述

1)维生素的共同特点

①维生素是人体代谢不可缺少的成分,均为有机化合物,都是以本体(维生素本身)的形式或可被机体利用的前体(维生素原)的形式存在于天然食物中。

②维生素在体内不能合成或合成量不足,也不能大量储存于机体的组织中,虽然需要量很小,但必须由食物供给。

③在体内不能提供热量,也不能构成身体的组织,但具有特殊的代谢功能。

④人体一般仅需少量的维生素就能满足正常的生理需要。但若供给不足,就会影响相应的生理功能,严重时会患维生素缺乏症。

由此可见,维生素与其他营养素的区别在于它既不供给机体热量,也不参与机体组成,只需少量即可满足机体需要,但绝对不可缺少。缺乏维生素的任何一种,都会引起疾病。

2)维生素的命名及分类

维生素根据溶解性可分为脂溶性维生素和水溶性维生素两大类。脂溶性维生素包括维生素 A、维生素 D、维生素 E、维生素 K;水溶性维生素包括维生素 B_1、维生素 B_2、烟酸、维生素 B_6、维生素 B_{12}、叶酸、泛酸、胆碱及维生素 C。

脂溶性维生素溶于脂肪及脂溶剂中,在食物中与酯类共同存在,在肠道吸收时也与酯类吸收有密切关系。而水溶性维生素不溶于脂肪及脂溶剂,易溶于水,容易在烹调加工中损失。

脂溶性维生素只能溶解储存在脂肪组织中,故排泄率不高,可在体内长期大量地储存,长期摄入过多可在体内蓄积以致引起中毒。水溶性维生素可以轻易地溶于体内水溶液中,产生毒害作用的可能性很小,摄入过量一般不会引起中毒,但常会干扰其他营养素的代谢。体内缺乏水溶性维生素的可能性较大,补充维生素必须遵循合理的原则,不宜盲目加大剂量。

3)维生素的缺乏

按其缺乏原因可分为原发性维生素缺乏和继发性维生素缺乏。原发性维生素缺乏是指膳食中维生素供给不足或其生物利用率过低而引起的维生素缺乏;继发性维生素缺乏是指由于生理或病理原因妨碍了维生素的消化、吸收、利用,或因需要量增加、排泄或破坏增多而引起的条件性维生素缺乏。

按缺乏的程度又可分为临床维生素缺乏和亚临床维生素缺乏。当维生素缺乏出现临床症状时称为维生素的临床缺乏。维生素的轻度缺乏常不出现临床症状,但一般可使劳动效率降低和对疾病的抵抗力降低,称为亚临床维生素缺乏。常见维生素缺乏的原因主要有以下几点:

①食物中维生素供给不足。

②吸收产生障碍。

③人体需要量增加,但食物中的供给量未增加。

④长期用营养素补充剂者对维生素的需要量增加,一旦摄入量减少,也很容易出现维生素缺乏的症状。

2.6.2　维生素 A

维生素 A 又叫视黄醇,是人类最早发现的维生素,是指含有视黄醇结构,并具有其生物活性的一大类物质,包括视黄醇、视黄醛。视黄基酯复合物并不具有维生素 A 的生物活性,但它能在肠道中水解产生视黄醇。其有维生素 A_1 和维生素 A_2 两种,它们纯属于动物代谢的产物。维生素 A_1 为视黄醇,主要存在于哺乳动物和海洋鱼类的肝脏中;维生素 A_2 为脱氢视黄醇,主要存在于淡水鱼中。维生素 A_2 的生物活性约为维生素 A_1 的 40%。在植物中不含已形成的维生素 A,植物来源的类胡萝卜素是人类维生素 A 的重要来源。某些有色植物含有类胡萝卜素,其中一小部分可在小肠和肝细胞内转变成视黄醇和视黄醛,这些胡萝卜素统称为维生素 A 原 α-胡萝卜素、β-胡萝卜素、β-隐黄素、γ-胡萝卜素等。植物体中所含的红黄色素中很多属于类胡萝卜素,类胡萝卜素为维生素 A 的前体。在动物体内类胡萝卜素可以转化为维生素 A,并具有维生素 A 的生物活性,所以被称为维生素 A 原。类胡萝卜素中最具有维生素 A 生物活性的是 β-胡萝卜素,其在人类肠道中的吸收利用率大约为维生素 A 的 1/6,其他胡萝卜素的吸收率相对更低。

1)理化性质

维生素 A 与胡萝卜素在碱性的环境中比较稳定,在一般的烹调和加工过程中不易被破坏。但对酸不稳定,且容易被空气中的氧所氧化破坏,尤其是在高温条件下,紫外线对维生素 A 的氧化有促进作用。因此,维生素 A 或富含维生素 A 的食物应在避光及低温环境下保存。当脂肪酸败时,其中所含的维生素 A 和胡萝卜素将受到严重破坏。食物中所含有的磷脂、维生素 E 和维生素 C 或其他抗氧化物质,均有助于维生素 A 与胡萝卜素的稳定。

维生素 A 末端的 CH_2OH 在体内氧化后成为—CHO,称为视黄醇,或者再进一步氧化成—COOH,即视黄酸。视黄酸是维生素 A 在体内吸收代谢后具有生物活性的产物,维生素 A 的许多生理功能实际上是通过视黄酸的形式发生作用的。

2)生理功能

(1)维生素 A 与视网膜上的感光物质视紫红质的合成和再生有关

视网膜上有两种高度特异的感光视细胞,即视锥细胞与视杆细胞,视锥细胞与明视觉及色觉有关,视杆细胞与暗视觉有关,两者的感光物质不同,视锥细胞为视紫兰质,视杆细胞为视紫红质。视紫红质由视黄醛与视蛋白结合而成,为暗视觉的必需物质,在黑暗中非常稳定。当视网膜接收光线时,视紫红质发生一系列变化。经过各种中间构型的改变(表现为由红变橙、变黄,最后变为无色)而引发神经冲动,传入大脑形成视觉,此称光适应。由于在光亮处对光敏感的视紫红质被大量消耗,一旦由亮处到暗处,便不能看到暗处物质,但若视网膜处有充足的视黄酸,即可被存在于细胞中的视黄醛异构酶异构化,并与视蛋白结合再次形成视紫红质,从而恢复对光的敏感性,以至能在微弱照度下的暗处看见物质,这一过程称为暗适应。显然,暗适应的速度快慢与体内维生素 A 的营养水平有密切关系。由于在此过程中有部分视黄醛变成视黄醇被排泄，所以必须不断地补充维生素 A，才能维持视紫红质的合成和整个暗光视觉过程。

（2）维护上皮细胞的完整和健全，增强抵抗力

维生素 A 对上皮细胞起稳定作用，参与维持上皮细胞的形态完整和健全，增强抵抗力。维生素 A 营养充足时，人体上皮组织黏膜细胞中的糖蛋白的生物合成顺利，黏液分泌正常，而缺乏时上皮组织不分泌糖蛋白，导致上皮组织萎缩，皮肤干燥、粗糙，毛囊角质化，汗腺和皮脂腺萎缩。

（3）促进生长发育和维护生殖功能，并维持和促进免疫功能

维生素 A 参与细胞 RNA、DNA 的合成，对细胞的分化、组织更新有一定的影响。维生素 A 参与调节机体多种组织细胞的生长和分化，包括神经系统、心血管系统、眼睛、四肢和上皮组织等。维生素 A 通过调节细胞免疫和体液免疫来提高免疫功能，这也与增强巨噬细胞和自然杀伤细胞的活力以及改变淋巴细胞的生长和分化有关。维生素 A 还参与软骨内成骨，缺乏时长骨的形成和牙齿的发育均会受到影响。维生素 A 缺乏时还会导致男性睾丸萎缩，精子数量减少、活力下降，也可影响胎盘发育。缺乏维生素 A 的儿童生长停滞、发育迟缓、骨骼发育不良，缺乏维生素 A 的孕妇所生的新生儿体重偏轻。

此外，类胡萝卜素也是人体内不可缺少的营养物质。β-胡萝卜素不仅是食物中维生素 A 的良好来源，还有研究发现它在防癌方面和预防心血管疾病方面也有明显作用。β-胡萝卜素是极好的抗氧化剂，在人体内能捕捉自由基，提高机体抗氧化防御能力，有助于提高正常机体的免疫功能。

3）吸收和代谢

维生素 A 与胡萝卜素的吸收过程是不同的。植物组织中的各种类胡萝卜素在小肠中以扩散的方式吸收，吸收量与摄入量的多少相关，吸收时必须有胆盐协助。与油脂共存时吸收最好，磷脂有助于形成微胶粒溶液而利于其吸收。类胡萝卜素在肠黏膜上皮细胞中被肠黏膜上皮细胞内的胡萝卜素双氧化酶作用裂解为视黄醛，进而转化成维生素 A。食物中的维生素 A 主要以酯的形式存在，在消化吸收过程中，先为肠道中的视黄酯水解酶水解，游离出的维生素 A 很快被肠黏膜吸收。维生素 A 的吸收为主动吸收，需要能量，也需要胆盐，摄入维生素 A 3～5 小时后，吸收达到高峰，其吸收率比胡萝卜素快 7～30 倍。维生素 A 的吸收率也明显高于胡萝卜素，膳食中 β-胡萝卜素只有 1/6 左右变为维生素 A。

维生素 A 在体内主要储存于肝脏中，占总量的 90%～95%，少量储存于脂肪组织中。当组织需要维生素 A 时，肝内储存的维生素 A 酯可经酯酶水解为醇式，与视黄醇结合蛋白结合而释放入血液中，再与血液中的蛋白结合而被运至组织以供利用。

高蛋白膳食可增加维生素 A 的利用率，加速维生素 A 储存的消耗。蛋白质营养不良会影响维生素 A 的吸收及胡萝卜素转变为维生素 A 的能力，并降低肝脏中维生素 A 的储存量。此外，足够量的脂肪、抗氧化剂和卵磷脂都有利于维生素 A 的吸收；而服用矿物油、肠道有寄生虫等情况，均会妨碍维生素 A 的吸收。

4）缺乏与过量

维生素 A 缺乏的最早症状是暗适应能力下降，严重时可导致夜盲症。缺乏维生素 A 可使

细胞过度角质化,对所有器官均有影响,使其机能发生障碍。最早受影响的是眼睛的结膜和角膜,表现为结膜或角膜干燥、软化甚至穿孔,以及泪腺分泌减少;消化道表现为味蕾上皮角化;肠道黏膜分泌减少,食欲减退等;呼吸道黏膜上皮萎缩、干燥,纤毛减少,抗病能力减退。消化道和呼吸道感染疾病的危险性提高,而且感染后不易痊愈,特别是儿童、老人容易引起呼吸道炎症,严重时可引起死亡。泌尿和生殖系统的上皮细胞同样也会发生改变,从而影响其功能。

婴幼儿和儿童维生素 A 缺乏的发生率远高于成人,这是由于孕妇血中的维生素 A 不易通过胎盘屏障进入胎儿体内,故初生儿体内维生素 A 储存量低。儿童维生素 A 缺乏最主要的症状是出现眼结膜毕脱氏斑,其为脱落细胞的白色泡沫状聚积物,是正常结膜上皮细胞和杯状细胞被角化细胞取代的结果。另外,维生素 A 缺乏时,会造成血红蛋白合成代谢障碍,免疫功能低下,儿童生长发育迟缓。

维生素 A 为脂溶性维生素,其在体内的排泄率不高,食入过量可在体内蓄积而导致中毒,主要表现为厌食、恶心、呕吐,肝脾肿大,长骨变粗及骨关节疼痛,过度兴奋,肌肉僵硬,皮肤干燥、瘙痒,鳞皮,脱发等。成人每天摄入 22 500 ~ 150 000 μgRE(视黄醇当量),3 ~ 6 个月后可出现上述症状,但大多数是由于摄入了维生素 A 纯制剂或吃了某些野生动物的肝、鱼肝而引起的,一般食物中摄入的维生素 A 不会引起中毒。通过食物摄入大量胡萝卜素,除因脂肪积累而使皮肤呈黄色外,尚未发现有其他的毒性。

5)供给量及食物来源

在计算膳食中维生素 A 的供给量时,除了应考虑维生素 A 本身外,还应考虑其前体物质类胡萝卜素(以 β-胡萝卜素为主)。膳食或食物中具有的视黄醇活性物质的量常用视黄醇当量(RE)来表示,包括已形成的维生素 A 和维生素 A 原的总量。

我国推荐的每日膳食中维生素 A 的参考摄入量为:男性 800 μgRE,女性 700 μgRE,孕妇与乳母 700 ~ 1 300 μgRE。

维生素 A 在动物性食物如动物的肝、肾、蛋及乳中含量丰富,尤其以肝脏中最为丰富;在绿色蔬菜及红黄色蔬菜与水果中含有类胡萝卜素,如西蓝花、胡萝卜、豌豆苗、红心甜薯、菠菜、苋菜、油菜、橘子、枇杷等中含量比较丰富。满足人体内维生素 A 需要量的主要食物来源是这些有色蔬菜,动物性食物膳食结构中所占的比例较少,单纯只靠动物性食物并不能完全满足人体对维生素 A 的需要。人体每天都要摄入大量的有色蔬菜,其中的类胡萝卜素可在体内转化形成维生素 A,以供人体的需要。一般认为,人体每日所需的维生素 A,1/3 由视黄醇提供,2/3 由类胡萝卜素提供较好。

2.6.3　维生素 D

维生素 D 为一组存在于动植物组织中的类固醇的衍生动物,因其有抗佝偻病作用,也称为抗佝偻病维生素。目前已知的维生素 D 至少有 10 种,但最重要的是维生素 D_2(麦角钙化醇)和维生素 D_3(胆钙化醇)。麦角固醇和 7-脱氢胆固醇分别是维生素 D_2 和维生素 D_3 的前体。麦角固醇主要存在于植物油、酵母菌和麦角中,在人体中不存在,消化道中也不能吸收,但经紫外光照射后可转变为维生素 D_2，并且能为人体所吸收。但麦角固醇在自然界中的存量很少。7-脱氢胆固醇存在于人体的皮肤和皮下脂肪中，经紫外线照射可转变为维生素 D_3。维生素 D_2 和维生素 D_3 的生理功能和作用机制是完全相同的，两者都具有维生素 D 的生理活性，常被统称为维生素 D。

1）理化性质

维生素 D 为白色晶体，溶于脂肪及脂溶剂，对热、碱较稳定。在 130 ℃加热 90 分钟，其活性仍能保存，故通常的烹调加工不会造成维生素 D 的损失。维生素 D 油溶液中加入抗氧化剂后更稳定。维生素 D 在酸性环境中易分解，故脂肪酸败可引起其中的维生素 D 的破坏。过量辐射线照射可形成少量具有毒性的化合物。

2）生理功能

维生素 D 最主要的生理功能就是它能促进钙、磷在人体肠道中的吸收，维持血清中钙、磷浓度的稳定，促进骨骼和牙齿的钙化，保证正常的生长发育。

血钙浓度低时，可促进肠道主动吸收钙、肾脏对钙的重吸收以及从骨骼中动员钙；而当血钙浓度过高时，可促使甲状旁腺产生降钙素，阻止钙从骨中析出，增强骨骼钙化，并增加钙、磷从尿液中的排出量。维生素 D 也能激发肠道对磷的转运过程，且这种转运是独立的，与钙的转运相互并不影响。

3）吸收与代谢

人体中的维生素 D_2 是由从食物中摄取的维生素 D 和由皮肤及皮下脂肪中的 7-脱氢胆固醇经日照转化成的维生素 D_3 而来。

从食物中摄取的维生素 D 进入小肠后，在胆汁的作用下与其他脂溶性物质一起形成胶团被动吸收入小肠黏膜细胞中。食物中有 50% ~ 80% 的维生素 D 在小肠吸收。吸收后的维生素 D 经淋巴进入血液，部分与血液中的维生素 D 结合蛋白结合并由其携带输送至全身各组织器官中发挥生理作用。脂肪吸收受干扰时，如慢性胰腺炎、脂肪痢及胆道阻塞都会影响维生素 D 的吸收。

在皮肤中产生的维生素 D，会缓慢扩散进入血液，由维生素 D 结合蛋白携带运输。在血浆中约有 60% 的维生素 D 与维生素 D 结合蛋白结合运输。

维生素 D 主要储存在脂肪组织与骨骼肌中，其次是肝脏，大脑、脾、皮肤、肺中也存有少量。维生素 D 的分解代谢主要在肝脏，在其转化为极性较强的代谢产物后，随胆汁进入肠中由粪便排出，仅有少量从尿液中排出。

4）缺乏与过量

膳食供应不足或人体日照不足是维生素 D 缺乏的主要原因。若日照充足、户外活动正常，一般情况下不易发生维生素 D 的缺乏。

婴幼儿缺乏维生素 D 可引起佝偻病，主要症状如图 2-4 所示，以钙、磷代谢障碍为特征，严重者出现骨骼畸形，如方头、鸡胸、漏斗胸、肋骨串珠、O 形腿和 X 形腿等。成人缺乏维生素 D 会使已成熟的骨骼脱钙，表现为骨质软化症，特别是孕妇和乳母及老年人容易发生，常见的症

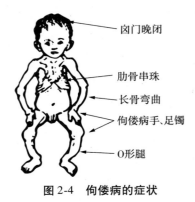

囟门晚闭

肋骨串珠

长骨弯曲

佝偻病手、足镯

O形腿

图 2-4　佝偻病的症状

状是骨痛、肌无力、易变形，严重时骨骼脱钙而引起骨质疏松症和骨质软化病，发生自发性或多发性骨折。

通过膳食获得维生素 D 一般认为不会引起中毒，但摄入过量的维生素 D 补充剂或强化维生素 D 的乳制品，有发生维生素 D 过量和中毒的可能。目前认为维生素 D 的每日摄入量不宜超过 25 微克。

维生素 D 中毒的表现主要有厌食、恶心、多尿、烦躁、皮肤瘙痒、血钙和血磷增高，尿中钙、磷含量也增高。钙可大量沉积在一些软组织，如心、肾、肝、血管中，引起功能障碍，甚至引起肾钙化、心脏及大动脉钙化。严重的维生素 D 中毒可导致死亡。

5）供给量及食物来源

由于维生素 D 既可由膳食提供，又可由暴露在日光之下的皮肤自身合成，并且维生素 D 的供给量与食物中钙、磷的供给量相联系，皮肤中合成量的多少又受到地理位置、暴露面积、阳光照射时间、紫外线强度、皮肤颜色等因素的影响，所以维生素 D 的需要量很难确切估计。我国推荐的每日膳食中维生素 D 的适宜摄入量为 10 微克。

经常晒太阳是人体廉价获得充足有效的维生素 D 的最好来源。在阳光不足或空气污染严重的地区，也可采用紫外线灯作预防性照射。成年人只要经常接触阳光，一般不会发生维生素 D 缺乏症。婴儿若仅暴露面部和前手臂，每天户外活动 2 小时即可预防维生素 D 缺乏症的发生。儿童和年轻人应每周保证 2～3 次的短时户外活动，以满足对维生素 D 的需要。老年人皮肤产生维生素 D 的能力较差，衣服往往又穿得较多，接触阳光照射较少，使维生素 D 的产生较少，加上老年人易有乳糖不耐症，乳制品摄入少，维生素 D 的来源往往较少。因此，应鼓励老年人在春、夏、秋季的早晨或下午多接触阳光，以满足身体对维生素 D 的需要。

维生素 D 在天然食物中的存在并不广泛，主要是存在于海水鱼（如鲱鱼、鲑鱼和沙丁鱼）、动物的肝脏、蛋黄、牛肉、黄油等动物性食物及鱼肝油制剂中，以鱼肝和鱼油中的含量最为丰富。植物性食物如蕈类中含有一定量的维生素 D。人乳和牛乳中的维生素 D 含量较低，蔬菜、谷类及其制品和水果中只含有少量的维生素 D 或几乎不含维生素 D。

由于食物中的维生素 D 来源不足，许多国家均在常用的食物中进行维生素 D 强化，如烘烤食品、乳及乳制品和婴儿食品等，以预防维生素 D 缺乏症。我国不少地区使用维生素 A、维生素 D 对牛乳进行强化，使维生素 D 缺乏症得到了有效的控制。

2.6.4　维生素 E

维生素 E 又名生育酚，是所有具有生育酚生物活性化合物的总称。它包括 4 种生育酚和 4 种生育三烯酚共 8 种化合物，即 α、β、γ、δ 生育酚和 α、β、γ、δ 生育三烯酚。虽然维生素 E 的这 8 种化合物的化学结构极为相似，但其生物学活性却相差甚远。其中 α-生育酚的生物活性最高,是自然界中分布最广泛、含量最丰富、活性最高的维生素E的形式,通常以α-生育酚作为维生素E的代表。

1)理化性质

因为维生素E为黄色油状液体,溶于酒精与脂溶剂,不溶于水,极易被氧化,光照、热、碱及铁或铜等微量元素可加速其氧化过程,所以是极为有效的抗氧化剂。在酸性环境中比在碱性环境中稳定,在无氧条件下比较稳定,酯化维生素E要比游离维生素E稳定。脂肪酸败可加速维生素E的破坏。食物中的维生素E在一般的烹调过程中损失不大,但油炸时可使其活性明显降低。

2)生理功能

(1)抗氧化作用

维生素E是极为重要的抗氧化剂,它与其他抗氧化物质以及抗氧化酶包括超氧化物歧化酶、谷胱甘肽过氧化物酶等一起构成了体内抗氧化系统,能清除体内的自由基并阻断其引发的链反应,可防止生物膜(包括细胞膜、细胞器膜)和脂蛋白中的多不饱和脂肪酸、细胞骨架及其他蛋白质的巯基受自由基和氧化剂的攻击。维生素E还可与过氧化物反应,预防过氧化脂质的产生,从而维持了细胞膜的完整性和机体的正常功能。

(2)保持红细胞的完整性

膳食中,如果维生素E长期摄入不足,可导致人体中红细胞数量的减少,并使其脆性增加,寿命缩短。维生素E还可抑制血小板凝聚,降低心肌梗死和脑卒中的危险性。

(3)预防衰老

血及组织中的脂质过氧化物(脂褐质)水平随着人们年龄的增长而不断增加。脂褐质俗称老年斑,是细胞内某些成分被氧化分解后的沉积物,补充维生素E可减少细胞中的脂褐质的形成。维生素E还可以改善皮肤的弹性,延迟性腺萎缩,提高免疫力,在预防和延缓衰老方面具有一定的作用。

(4)与生殖机能有关

维生素E缺乏时可使雄性动物精子的形成被严重抑制,雌性动物孕育异常。在临床上常用维生素E治疗先兆性流产和习惯性流产。

此外,维生素E还可抑制体内胆固醇合成限速酶,从而降低血浆中胆固醇的水平,抑制肿瘤细胞的生长和繁殖,维持正常的免疫功能,并对神经系统和骨骼具有保护作用等。

3)吸收与代谢

生育酚在食物中可以以游离的形式存在,而生育三烯酚则是以酯化的形式存在,它必须经水解后才能被吸收。维生素E及其酯的吸收率仅占摄入量的20%～50%,取决于摄入的水平。当大量摄入时,其吸收率反而降低。维生素E吸收之前需先在肠道中被水解,再在胆汁及胰液的作用下被动扩散吸收。它与脂类的消化吸收有着密切关系,故影响脂肪吸收的因素也影响维生素E的消化吸收。

维生素E主要储存在脂肪细胞中,少量储存在肝、肺、心脏、血液、肾上腺和大脑中。脂肪组织中的维生素E的储存量随维生素E摄入量的增加而增加,而其他组织中的维生素E的储

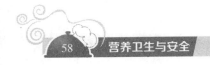

存量基本不变或很少增加。当膳食中维生素 E 缺乏时，机体先从血浆及肝脏获得维生素 E，再从骨骼肌及心脏中获得维生素 E，而脂肪组织中的维生素 E 消耗最慢，细胞膜上的维生素 E 则不易变动。

4）缺乏与过量

维生素 E 缺乏在人类中较为少见，但可出现在低体重的早产儿、血 β-脂蛋白缺乏症和脂肪吸收障碍的患者中。缺乏维生素 E 时可出现视网膜蜕变、蜡样质色素积聚、溶血性贫血、肌无力、神经退行性病变、小脑共济失调和振动感觉丧失等。

在脂溶性维生素中，维生素 E 的毒性相对较小，人体使用大剂量维生素 E 也尚未发现有明显的中毒症状，有可能会出现肌无力、视觉模糊、复视、恶心、腹泻以及维生素 K 的吸收和利用障碍等现象。

5）供给量及食物来源

维生素 E 的需要量因人而异，不同生理时期对维生素 E 的需要量不同。婴幼儿、孕妇、乳母、老年人对维生素 E 的需要量较大。一般来说，我国成人维生素 E 的每日摄入量为 14 毫克，儿童依年龄而有所不同。

维生素 E 只能在植物中合成。植物的叶子和其他绿色部分均含有维生素 E，绿色植物中的维生素 E 含量要高于黄色植物。维生素 E 存在于各种油料种子及植物油中，麦胚油、棉籽油、玉米油、花生油及芝麻油是维生素 E 的良好来源，莴苣叶及柑橘皮中的含量也较多，在坚果类及绿叶菜中也含有一定的数量。维生素 E 还存在于肉、禽蛋、乳及鱼肝油中。维生素 E 性质不稳定，容易被氧化，在烹调过程中都有损失，加热时损失更大。

2.6.5　维生素 K

维生素 K 也称凝血维生素，是肝脏中凝血酶原和其他因子合成必不可少的物质。

1）理化性质

维生素 K 有 3 种形式：维生素 K_1（叶绿醌）存在于绿叶植物中；维生素 K_2（甲萘醌）存在于发酵食品中，由细菌合成，具有天然维生素 K 的基础结构，生物活性最高；维生素 K_3 是人工合成产物。天然存在的维生素 K 是黄色油状物，人工合成的则是黄色结晶粉末。这 3 种维生素 K 都抗热和抗水，但易遭酸、碱、氧化剂和光（特别是紫外线）的破坏。由于天然食物中维生素 K 对热稳定，并且不是水溶性的，因此，在正常的烹调过程中只损失很少部分。

2）生理功能

维生素 K 控制血液凝结。维生素 K 是 4 种凝血蛋白（凝血酶原、转变加速因子、抗血友病因子和司徒因子）在肝内合成必不可少的物质。

3）缺乏和过量

缺乏维生素 K 会延迟血液凝固。天然形式的维生素 K 不会产生毒性，甚至大量服用也无毒。

4) 供给量及食物来源

我国推荐的每日膳食中维生素 K 的参考摄入量为:成年人每日摄入量为 80 微克。

人体中维生素 K 的来源有两个方面:一方面由肠道细菌合成,占 50% ~60%;另一方面来自食物,占 40% ~50%。维生素 K 广泛分布于植物性食物和动物性食物中,绿叶蔬菜中的含量最高,其次是乳及肉类,水果及谷类中含量低。因为人体对维生素 K 的需要量低,大多数食物都可以满足机体的需要,人体一般不会缺乏维生素 K。但母乳例外,其中维生素 K 含量低,甚至不能满足 6 个月以内婴儿的需要,应注意补充。

2.6.6　维生素 B_1

维生素 B_1 因其分子中含有硫和胺,又称硫胺素。因发现其与预防和治疗脚气病有关,又可称为抗脚气病因子、抗神经炎因子,是最早被人们提纯的维生素。

1) 理化性质

维生素 B_1 常以磷酸盐的形式出现,硫胺素磷酸盐为白色结晶,极易溶于水,微溶于乙醇,不溶于其他有机溶剂。气味似酵母,不易被氧化,比较耐热。在酸性环境中比较稳定,加热不易溶解,在 pH<5 时,加热至 120 ℃ 仍可保持其生物活性;在 pH = 3 时,即使高压蒸煮至 140 ℃,经过 1 小时,破坏也很少。但在中性或碱性环境中很易被破坏。加工过程的高压灭菌、紫外线照射、亚硫酸盐的存在可破坏食物中的硫胺素,如亚硫酸盐在中性或碱性媒质中能加速硫胺素的分解破坏,所以在保存硫胺素含量较高的食物时,不宜用亚硫酸盐作为防腐剂或以二氧化硫作为熏蒸剂。另外,软体动物、鱼类的肝脏中含硫胺素酶,它能分解硫胺素,可通过加热破坏它;含有多羟基酚(如单宁、咖啡酸、绿原酸)的食物可使硫胺素失活。在一般的烹调过程中硫胺素的损失不多。

2) 生理功能

(1) 参加细胞中的糖代谢

维生素 B_1 是糖代谢中辅羧酶的重要成分。焦磷酸硫胺素(TPP)是维生素 B_1 的活性形式,是糖类代谢中氧化脱羧酶的辅酶,参与糖代谢中 α-酮酸的氧化脱羧作用。维生素 B_1 若缺乏,糖代谢至丙酮酸阶段就不能进一步氧化,造成丙酮酸在体内堆积,降低能量供应,影响人体正常的生理功能,并对机体造成广泛损伤。因此,硫胺素是体内物质代谢和热能代谢的关键物质。

(2) 对于神经细胞膜对兴奋的传导作用起着重要作用

维生素 B_1 对神经生理活动有调节作用。神经组织能量不足时,会出现相应的神经肌肉症状,如多发性神经炎、肌肉萎缩及水肿,甚至会影响心肌和脑组织功能。

此外,维生素 B_1 还与心脏活动、维持食欲、胃肠道的正常蠕动及消化液的分泌有关。

3) 维生素 B_1 的形式

食物中的维生素 B_1 有 3 种形式,即游离形式、硫胺素焦磷酸酯和蛋白磷酸复合物。结合

形式的维生素 B_1 需在消化道裂解后才能被吸收,浓度高时为扩散方式,浓度低时为主动吸收方式,且需要钠离子及焦磷酸硫胺素(TPP),缺乏钠离子及 ATP 酶(三磷酸腺苷酶)可抑制其吸收。叶酸缺乏可影响维生素 B_1 的吸收。另外,长期饮酒可干扰小肠对维生素 B_1 的吸收。

正常成年人体内维生素 B_1 的含量为 25~30 毫克。心脏、肾脏、肝脏和脑组织中维生素 B_1 的含量也比较高。由于肌肉的量大,肌肉组织中储存的维生素 B_1 约占总储存量的 50%。体内的维生素 B_1 中,80% 以焦磷酸硫胺素的形式储存,10% 以三磷酸盐硫胺素(TTP)的形式储存,其他为单磷酸硫胺素(TMP)。在所有维生素中,维生素 B_1 的储存量是最少的。体内维生素 B_1 的每日转换量为 1 毫克,膳食中若缺乏维生素 B_1,1~2 周后人体组织中正常的维生素 B_1 含量就会降低。所以,人体须定期摄取维生素 B_1,以保证维持组织中的正常含量。人体内的肠道菌群能合成维生素 B_1,但不能被人体利用。

维生素 B_1,由肾脏经尿液排出体外,排出的为游离形式的维生素 B_1,是每日从膳食中吸收而又为机体所不需要的过量维生素 B_1。

4)维生素 B_1 的缺乏

人体中维生素 B_1 的缺乏主要是由于摄入不足,需要量增加或机体的吸收利用发生障碍。如长期大量食用精白米面,同时膳食中又缺乏其他的维生素 B_1 含量高的食物,就容易造成维生素 B_1 的缺乏;在煮粥、煮豆、蒸馒头时如果加入过量的碱,也会大量破坏维生素 B_1;如果高能量膳食中的绝大部分能量来自糖类,也易造成维生素 B_1 缺乏;肝损害、饮酒会影响体内维生素 B_1 的合成等。高温环境下工作的人、神经高度紧张的人、孕妇、乳母对维生素 B_1 的需要量会相应增加。

维生素 B_1 缺乏引起的病称为脚气病,长期透析的肾病者、完全胃肠外营养的病人以及长期慢性发热病人都可能患此病。初期症状有疲乏、淡漠、食欲差、恶心、忧郁、急躁、沮丧、腿麻木和心电图异常。脚气病一般分成几类:

①干性脚气病。以多发性神经炎症为主,患者的周围神经末梢有发炎或退化现象,表现为指、趾麻木,肌肉酸痛、压痛,尤以腓肠肌为甚。

②湿性脚气病。以水肿和心脏症状为主。

③婴儿脚气病。多发生于 2~5 月龄的婴儿,且多是维生素 B_1 缺乏的母乳所喂养的婴儿,其发病突然,病情急。初期食欲不振、呕吐、兴奋、心跳快、呼吸急促和困难。

④急性暴发性脚气病。以急性心力衰竭为主,伴有膈神经和喉神经瘫痪症状。

5)供给量及食物来源

维生素 B_1 是人体能量代谢特别是糖代谢所必需的,故人体对其需要量通常与摄取的热量有关。膳食中维生素 B_1 的供给量应与机体能量总摄入量成正比。当人体的能量主要来源于糖类时,维生素 B_1 的需要量最大。一般供给量标准按 0.5 毫克/1 000 千卡计。

我国推荐的每日膳食中维生素 B_1 的参考摄入量为:成年男性 1.4 毫克,成年女性 1.2 毫克,孕妇 1.4 毫克,乳母 1.5 毫克。

维生素 B_1 广泛存在于天然食物中,但其含量因食物的种类及储存、加工、烹调等条件的不同而有很大的差异。谷物是维生素 B_1 的主要来源,多存在于种子的外皮及胚芽中。此外,黄豆、干酵母、花生、动物内脏、蛋类、瘦猪肉、新鲜蔬菜等中也含有较多的维生素 B_1。粮谷的精加工可使维生素 B_1 有不同程度的损失。有些食物如淡水鱼、贝类含有硫胺素酶,能分解破坏硫胺素,不宜生吃,应破坏硫胺素酶后再食用。

2.6.7　维生素 B_2

维生素 B_2 又称为核黄素,在自然界中主要以磷酸酯的形式存在于黄素单核苷酸(FMN)和黄素腺嘌呤二核苷酸(FAD)两种辅酶中。

1)理化性质

纯净的核黄素为橘黄色晶体,味苦,微溶于水,可溶于氯化钠溶液,易溶于稀的氢氧化钠溶液。核黄素水溶性较低,但在碱性溶液中容易溶解,在强酸溶液中稳定,光照及紫外线照射可引起不可逆的分解。食物中的核黄素一般为与磷酸和蛋白质结合的复合化合物,对光照比较稳定。

2)生理功能

维生素 B_2 在体内以磷酸酯的形式存在于黄素单核苷酸和黄素腺嘌呤二核苷酸中,并参与氧化还原反应,同时也参与维生素 B_6 和烟酸的代谢。

(1)参与体内生物氧化与能量代谢

维生素 B_2 以黄素单核苷酸和黄素腺嘌呤二核苷酸两种形式与特定的蛋白质结合生成黄素酶。黄素酶在物质代谢中起传递氢的作用,参与组织的呼吸过程。

(2)参与维生素 B_6 和烟酸的代谢

黄素单核苷酸和黄素嘌呤二核苷酸分别作为辅酶参与维生素 B_6 转变为磷酸吡哆醛、色氨酸转变为烟酸的过程。

(3)参与体内的抗氧化防御系统

由维生素 B_2 形成的黄素腺嘌呤二核苷酸作为谷胱甘肽还原酶的辅酶,被谷胱甘肽还原酶及其辅酶利用,参与体内的抗氧化防御系统。

(4)与体内铁的吸收、储存和动员有关

维生素 B_2 缺乏时,铁的吸收、储存和动员常会受到干扰,严重时可导致缺铁性贫血。

3)吸收与代谢

食物中大部分维生素 B_2 是以黄素单核苷酸和黄素腺嘌呤二核苷酸辅酶形式与蛋白质结合形成复合物,即以黄素蛋白的形式存在。摄入后经过消化道内的蛋白酶、焦磷酸酶或磷酸酶水解为游离的维生素 B_2,在小肠近端吸收。胃酸是影响维生素 B_2 吸收的主要因素,其吸收量与肠内胃酸的浓度成正比。维生素 B_2 与其他食物一起摄入时,其吸收量可增加。大肠内也可吸收维生素 B_2,小剂量时为主动吸收,大剂量时为扩散吸收。

储存于体内的维生素 B_2,大部分与专一蛋白结合,作为辅酶发挥它的生物催化作用。从血流到组织细胞中,也只有游离的维生素 B_2 才能通过细胞膜进入细胞内。人体在长期摄入大

量维生素 B_2 时,体内肝脏、肾脏中的维生素 B_2 含量会明显增加,其排出量也增加。机体储存维生素 B_2 的能力有限。

机体内的维生素 B_2 主要经由尿液排出体外,排出量与摄入量成正比。另外,蛋白质的摄入量减少时,尿液中维生素 B_2 的排出量会增加。维生素 B_2 还可通过乳汁、汗液和粪便等少量地排出体外。

4)维生素 B_2 的缺乏

维生素 B_2 是维持人体正常生长所必需的因素。人体缺乏维生素 B_2 的主要原因为膳食供应不足、食物的供应限制、储存和加工不当而导致的维生素 B_2 的破坏和损失、酗酒、胃肠道功能紊乱,如腹泻、感染性肠炎、过敏性肠综合征等也可引起人体中维生素 B_2 的缺乏。

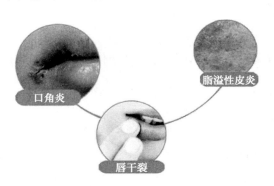

图 2-5　维生素 B_2 缺乏症

维生素 B_2 缺乏如图 2-5 所示,主要表现在眼、口腔、皮肤的非特异性炎症反应,如角膜血管增生,眼对光敏感并易于疲劳,视物模糊,夜间视力降低,眼睑发炎,眼部发红、发痒和流泪;口角干裂、口角糜烂、舌发炎、舌肿胀并呈青紫色,脂溢性皮炎、轻度红斑、鼻周皮炎、男性阴囊皮炎等。长期缺乏维生素 B_2 还可导致儿童生长迟缓,患轻中度缺乏性贫血。妊娠期缺乏维生素 B_2 可导致胎儿骨骼畸形。

5)供给量及食物来源

由于维生素 B_2 参与体内的能量代谢,因此其需要量与热能的需要量、蛋白质的需要量以及机体代谢状况有关。生长迅速、创伤恢复、怀孕与哺乳期蛋白质的需要量增加,维生素 B_2 的需要量也应随之增加。

膳食模式对维生素 B_2 的需要量有一定影响,低脂肪、高糖类膳食可使机体对维生素 B_2 的需要量减少,高蛋白、低糖类膳食或高蛋白、高脂肪、低糖类膳食可使机体对维生素 B_2 的需要量增加。

我国推荐的每日膳食中维生素 B_2 的参考摄入量:成年男性 1.4 毫克,成年女性 1.2 毫克,孕妇和乳母 1.5 毫克。

肠中细菌可以合成一定量的维生素 B_2 ,但数量不多,主要还需依赖于食物中的供给。维生素 B_2 广泛存在于动植物食物中,但由于来源和收获、加工、储存方法的不同,不同食物中维生素 B_2 的含量差异较大。乳类、蛋类、各种肉类、动物内脏中维生素 B_2 的含量丰富。绿色蔬菜、豆类中也有维生素 B_2 。粮谷类的维生素 B_2 主要分布在谷皮和胚芽中,碾磨加工可丢失一部分维生素 B_2 。植物性食物中维生素 B_2 的含量都不高。我国以植物性食物为主,摄取量偏低,维生素 B_2 的摄入尚不能满足人们身体的需要,较易发生维生素 B_2 的缺乏症。

2.6.8　烟　酸

烟酸又名尼克酸、维生素 B_5、维生素 PP、抗癞皮病因子,是具有烟酸生物活性物质的总称。烟酸在人体内转化为烟酰胺(也称尼克酰胺),它们具有同样的生物活性。

1)理化性质

烟酸为无色针状晶体,溶解于水及酒精,不溶于乙醚。烟酰胺晶体呈白色粉末状,溶解性明显比烟酸强。烟酸在酸、碱、光、氧或加热条件下都较稳定,在高压下 120 ℃ 加热 20 分钟也不会被破坏,是维生素最稳定的一种,在一般加工烹调时损失极小,但会随水流失。

2)生理功能

(1)是脱氧酶辅酶Ⅰ及辅酶Ⅱ的组成成分,参与生物氧化还原反应

烟酸的主要生理功能是作为脱氢酶辅酶Ⅰ和辅酶Ⅱ的组成成分,在生物氧化还原反应中作为氢的受体和电子的供体。辅酶Ⅰ为烟酰胺腺嘌呤二核苷,辅酶Ⅱ为烟酰胺腺嘌呤二核苷酸磷酸,它们都是脱氧酶的辅酶。需要辅酶Ⅰ、辅酶Ⅱ的脱氧酶有数百种,它们在糖类、脂肪及蛋白质的能量释放上起重要作用。

(2)是葡萄糖耐量因子的重要组分,具有增强胰岛素效能的作用

葡萄糖耐量因子是由三价铬、烟酸、谷胱甘肽组成的一种复合体,具有增强胰岛素效能的作用,可能是胰岛素的辅助因子,有增加葡萄糖的利用及促使葡萄糖转化为脂肪的作用。游离的烟酸无此作用。

(3)保护心血管

大剂量的烟酸还能降低血液中甘油三酯、总胆固醇、β-脂蛋白的浓度,以及扩张血管,有利于改善心血管功能。大剂量的烟酸对复发性非致命的心肌梗死有一定的保护作用,但是烟酰胺无此作用,其原因不清。

3)吸收与代谢

烟酸主要以辅酶Ⅰ及辅酶Ⅱ的形式存在于食物中,它们在胃肠道经甘油水解酶水解成游离的烟酰胺。烟酸和烟酰胺均可在胃中被吸收,但在小肠的吸收速度快,低浓度时以主动方式吸收,高浓度时则通过被动扩散方式吸收。吸收后以烟酸的形式经门静脉入血。通过 ATP 作用形成辅酶Ⅰ及辅酶Ⅱ,在肝内未经代谢转化的烟酸或烟酰胺随血液流入其他组织,再形成含烟酸的辅酶。

入血的烟酸主要以烟酰胺的形式存在,机体组织细胞通过简单扩散的方式摄取烟酰胺或烟酸,然后以辅酶的形式存在于所有的组织中,以在肝脏中的浓度为最高。

机体组织细胞可利用色氨酸自身合成烟酸,平均每60毫克色氨酸可转化为1毫克烟酸,其转化过程受维生素 B_2、维生素 B_6、铁等营养状况的影响。亮氨酸过量会影响色氨酸转化为烟酸。

烟酸可随乳汁分泌,也可随汗液排出,但主要是通过尿液排出。

4）烟酸的缺乏

烟酸缺乏可引起癞皮病。癞皮病最早报道于18世纪的西班牙，主要发生在以玉米或高粱为主食的人群中，主要损害皮肤、口、舌、胃肠道黏膜以及神经系统。癞皮病起病缓慢，常有前期症状，如体重减轻、疲劳乏力、记忆力差、失眠等。如不及时治疗，则可出现皮肤、消化系统、神经系统症状，表现为皮炎、腹泻和痴呆。由于以上3种症状英文名词的开头字母均为"D"，故又称癞皮病为"3D"症状。其中以皮肤症状最具特征性，主要表现为裸露皮肤及易摩擦部位对称性出现似暴晒过度引起的灼伤、红肿、水疱及溃疡等，皮炎处皮肤会变厚、脱屑，并发生色素沉着，也会因感染而糜烂。口、舌部症状表现为杨梅口舌及口腔黏膜溃疡，常伴有疼痛和灼烧感。胃肠道症状可有食欲不振、恶心、呕吐、腹痛、腹泻等。神经症状可表现为失眠、衰弱、乏力、抑郁、淡漠、记忆力丧失，严重时甚至可出现幻觉、神志不清或痴呆症。烟酸缺乏常与维生素 B_1、维生素 B_2 的缺乏同时存在。

5）供给量及食物来源

烟酸或烟酰胺的来源除食物外，尚可在体内由色氨酸转变为烟酸。食物中烟酸的当量为烟酸及色氨酸转换而得的烟酸之和。但转换能力因人而异，晚期孕妇的转换能力是正常妇女的3倍。雌激素可刺激色氨酸氧化酶，它是色氨酸转为烟酸过程中的速率限制酶，故孕妇及口服药者的转换能力较强。蛋白质摄入增加时烟酸的摄入可相应减少。另外，由于烟酸与能量的代谢有着密切的关系，能量增加时烟酸的需要量也增加，所以，在估计人体对烟酸的需要量时，应考虑能量的消耗情况及蛋白质的摄入情况。

膳食中烟酸的供给量采用烟酸当量（NE）表示：

烟酸当量（毫克 NE）＝烟酸（毫克）＋1/60 色氨酸（毫克）

我国推荐的每日膳食中烟酸的参考摄入量为：成年男性 15 毫克 NE，成年女性 12 毫克NE，乳母 15 毫克 NE。

烟酸及烟酰胺广泛存在于食物中。植物性食物中存在的主要是烟酸，动物性食物中以烟酰胺为主。其良好的食物来源主要为动物性食物，在肝、肾、瘦畜肉、鱼肉以及坚果类中含量丰富。乳、蛋中的含量虽然不高，但其所含色氨酸较多，在体内可转化为烟酸。谷类中80% ～90%的烟酸存在于它们的种子皮中，故加工精度对烟酸含量的影响较大。

玉米种的烟酸含量并不低，甚至高于小麦粉，但玉米中的烟酸主要为结合型，不能被人体吸收利用，所以以玉米为主食的人群容易发生癞皮病。这种结合型的烟酸在碱性环境中能发生降解而将游离烟酸释放出来，如果用碱处理玉米，可将结合型的烟酸水解成为游离型的烟酸，易被机体利用。有些地区的居民，长期大量食用玉米，在玉米中加入碳酸氢钠（小苏打）以预防癞皮病，收到了良好的预防效果。

2.6.9　维生素 B_6

维生素 B_6 又称吡哆醇，是一组含氮的化合物，属于水溶性维生素，实际包括吡哆醇（PN）、吡哆醛（PL）、吡哆胺（PM）3 种衍生物，均具有维生素 B_6 的生物活性，这 3 种形式通过酶可相互转换。它们以磷酸盐的形式广泛分布于动植物体内。

1）理化性质

维生素 B_6 为白色结晶物质,易溶于水及乙醇,在空气中及酸性介质中稳定,但在碱性介质中对热不稳定,易被碱破坏。在溶液中,各种形式的维生素 B_6 对光均较敏感,但是降解程度不同,主要与 pH 值有关,在中性、碱性环境中易被光破坏。

2）生理功能

（1）维生素 B_6 作为许多酶的辅酶参与物质代谢

维生素 B_6 是参与体内代谢最多的一种维生素。现已知有上百种酶需要维生素 B_6 作为辅酶参与物质代谢,与蛋白质、脂肪、糖类的代谢有密切关系。维生素 B_6 作为磷脂化酶的一种基本成分,参与肌糖原和肝糖原的磷酸化反应。维生素 B_6 还参与由亚油酸合成花生四烯酸和胆固醇的过程。神经鞘磷脂、神经递质、肾上腺素、胃促分泌素以及血红素卟啉前体的合成都需要维生素 B_6 的参与。维生素 B_6 除参与神经递质、糖原、神经鞘磷脂、血红素、类固醇和核酸的代谢外,还参与所有氨基酸的代谢,为氨基酸代谢中需要的 100 多种酶的辅酶。维生素 B_6 对许多种氨基酸的转氨酸、脱羧酶、脱水酶、消旋酶和异构酶都是必需的。

在机体组织细胞利用色氨酸自身合成烟酸的过程中,其转化过程受维生素 B_6 的影响。肝脏中维生素 B_6 的含量降低会影响烟酸的合成。

（2）提高机体免疫功能

维生素 B_6 参与了抗体的形成,另外,细胞的增长、DNA 的分裂、RNA 遗传物质的形成都需要维生素 B_6 的参与,它可以帮助脑及免疫系统发挥正常的作用。这个过程对维持适宜的免疫功能也是非常重要的。

3）吸收与代谢

不同形式的维生素 B_6 大部分都能通过被动扩散形式在空肠和回肠被吸收。食物中的维生素 B_6 以磷酸盐的形式存在,吸收速率较慢,须在非特异性磷酸酶作用下分解后才能被吸收。吸收后的维生素 B_6 在体内与血浆白蛋白结合而转运、蓄积和储存在组织中。维生素 B_6 存在于体内大多数组织中,其中以在肝脏中的浓度为最高,在肌肉中的数量最多,肌肉组织中的量占总储存量的 75% ~80%。

体内的维生素 B_6 主要经肝脏的分解代谢而通过尿液排出体外,也可经粪便排出,但排泄量有限;还可经乳汁分泌。

4）维生素 B_6 的缺乏

维生素 B_6 在动植物性食物中分布较广泛,人体肠道中也可合成一部分,在一般情况下人体不易缺乏。而且单纯的维生素 B_6 缺乏较少见,一般还同时伴有其他 B 族维生素的缺乏。维生素 B_6 缺乏的典型临床症状是引发脂溢性皮炎,可导致眼、鼻与口腔周围皮肤出现脂溢性皮炎,并可扩展至面部、前额、耳后、阴囊及会阴处。临床可见有口炎、舌炎、唇干裂,个别出现神经精神症状,易急躁、抑郁及人格发生改变。此外,维生素 B_6 的缺乏还可以导致生长不良、肌肉萎缩、脂肪肝、惊厥、贫血、生殖系统功能破坏、水肿及肾上腺增大。受维生素 B_6 缺乏影响的孕妇,还会影响胎儿脑细胞的发育。

儿童缺乏维生素 B_6 的影响较成人大,可出现烦躁、抽搐、癫痫样惊厥以及脑电图异常等临床症状。肌肉注射补充后症状可消失,但其体内色氨酸转化为烟酸的能力恢复很慢。

5)供给量及食物来源

人体对维生素 B_6 的需要量主要受膳食中的蛋白质含量、肠道细菌合成维生素 B_6 的量、机体生理状况及药物使用状况等因素的影响。我国推荐的每日膳食中维生素 B_6 的参考摄入量:成人为 1.4 毫克,50 岁后增加到 1.6 毫克,孕妇为 2.2 毫克。

维生素 B_6 的食物来源很广泛,动植物性食物中均含有。其中,含量最高的食物为白色肉类,如鸡肉和鱼肉。另外,在肝脏、谷类、豆类和坚果类中含量也很高,水果和蔬菜中含量较高,尤其是香蕉中的含量非常丰富。大多数维生素 B_6 的生物利用率相对较低,动物性来源的食物中维生素 B_6 的生物利用率要优于植物性来源的食物,且较易吸收。

2.6.10　叶　酸

叶酸也称蝶酰谷氨酸结构的一类化合物的统称,因最初是从菠菜叶中分离提取的,故称为叶酸。

1)理化性质

叶酸为淡黄色结晶粉末,微溶于水,不溶于乙醇、乙醚及其他有机溶剂。叶酸的钠盐易溶于水。叶酸对热、光线、酸性介质均不稳定,在水溶液中易被光解破坏,在酸性溶液中对热不稳定,pH<4 时分解为其组成物:蝶啶、氨基苯甲酸及谷氨酸。而在中性和碱性溶液中却十分稳定。食物中的叶酸经烹调加工后的损失率为 50% ~90%。

2)生理功能

叶酸是人体重要的辅酶,在体内的活性形式为四氢叶酸。四氢叶酸是体内一碳单位转运酶系的辅酶,起着一碳单位传递体的作用。所谓一碳单位,是指在代谢过程中某些化合物分解代谢生成的含一个碳原子的基团,如甲基(—CH_3)、亚甲基(—CH_2—)、次甲基或称甲烯基(≡CH)、甲酰基(—CHO)、亚胺甲基(—CH ═NH)等。四氢叶酸携带这些一碳单位,与血浆蛋白结合,主要转运到肝脏储存。

叶酸携带一碳单位的代谢与许多重要的生化过程密切相关。它参与核酸等重要化合物的合成及氨基酸的代谢,而核酸及蛋白质的合成正是细胞增殖、组织生长和机体发育的物质基础,因此,叶酸对于细胞分裂和组织生长具有极其重要的作用。叶酸不仅可以影响 DNA 和 RNA 的合成,而且还可以通过蛋氨酸代谢影响磷脂、肌酸、神经介质以及血红蛋白的合成,在脂代谢过程中也有一定作用。

3)吸收与代谢

混合膳食中的叶酸大约有 3/4 是以蝶酰多谷氨酸的形式存在的。这种多谷氨酸叶酸不易被小肠吸收,必须经小肠黏膜细胞分泌的 γ-谷氨酸酰基水解酶(结合酶)分解为单谷氨酸叶酸后,才能被吸收。叶酸主要在小肠上部吸收,肠道上皮细胞立即将其还原为四氢叶酸。单谷氨酸叶酸可直接被肠黏膜吸收,而叶酸结构中含谷氨酸分子越多,则吸收率越低。另外,酒精、抗癫痫药物等可抑制结合酶的活性而抑制叶酸的吸收。叶酸缺乏可引起叶酸结合酶的活性降低。叶酸的吸收率在不同的食物中差异很大,如酵母的吸收率约为10%,橘子汁约为31%,蛋和肝约为80%,香蕉可达82%,在一般膳食中叶酸的吸收率约为50%。

人体叶酸总量为5~6毫克,主要储存在肝脏内,约占50%。叶酸在体内的代谢产物主要通过胆汁和尿液排出体外。

4)叶酸的缺乏

在正常情况下,人体所需叶酸除从食物中摄取外,肠道细菌也能合成部分叶酸,一般不会产生叶酸的缺乏。但在一些情况下,如膳食供应不足、吸收障碍、生理需要量增加、酗酒时,也会造成体内叶酸的缺乏。

叶酸缺乏首先影响细胞增殖速度较快的组织,尤其是更新速度较快的造血系统。叶酸缺乏时红细胞中核酸的合成产生障碍,从而影响红细胞的发育和成熟,表现为红细胞成熟延缓、细胞体积增大、不成熟的红细胞增多,同时引起血红蛋白的合成减少,脆性增加,称为巨幼红细胞贫血。另外,还可出现皮炎、腹泻、精神衰弱、萎靡不振等症状,以及诱发动脉粥样硬化及心血管疾病。儿童叶酸缺乏可使生长发育不良。叶酸缺乏还可使同型半胱氨酸向蛋氨酸转化出现障碍,进而导致同型半胱氨酸血症。

孕妇在孕早期缺乏叶酸是引起胎儿神经管畸形的主要原因。神经管闭合发生在胚胎发育的第3~4周,此时缺乏叶酸,可引起神经管未能闭合而导致脊柱裂和无脑畸形为主的神经管畸形。孕妇应在孕前1个月至孕后3个月内注意补充叶酸,可通过叶酸补充剂进行补充,但不宜大剂量服用,因为叶酸过量会影响锌的吸收而导致锌缺乏,使胎儿发育迟缓、低出生体重儿增加,还可诱发惊厥。

5)供给量及食物来源

我国推荐的每日膳食中叶酸的参考摄入量为成人400微克,孕妇600微克,乳母550微克。

叶酸是一种水溶性维生素,它不存在于自然界中,也无生物活性,但为具有生物活性的叶酸盐的前体。叶酸在自然界中广泛存在于动物性食物和植物性食物中。肝、肾、绿叶蔬菜、土豆、麦麸等中叶酸的含量丰富,但在自然界中为多谷氨结合型。在烹调中或暴露于空气及光中时易被破坏,在长时间烹调或加工过程中,可破坏50%~95%。植物的绿叶能合成叶酸,但易被光和热分解。食物经烹调、腌制及热处理后都能使叶酸破坏损失。

2.6.11　维生素 B_{12}

维生素 B_{12} 又称钴胺素、抗恶性贫血维生素,为钴胺素类化合物。

1)理化性质

维生素 B_{12} 为红色针状结晶,可溶于水和乙醇,不溶于有机溶剂,在 pH 值为 4.5~5.0 的弱酸条件下最稳定,在强酸(pH<2)或碱性溶液中或有氧化剂、还原剂、二价铁离子存在时则易分解破坏。遇热可有一定程度的破坏,但快速高温消毒损失较小;遇强光或紫外线易被破坏。

2)生理功能

(1)作为蛋氨酸合成酶的辅酶参与蛋氨酸的合成

维生素 B_{12} 在体内以两种辅酶形式即辅酶 B_{12}(5'-脱氧腺苷钴胺素)及甲基 B_{12}(甲基钴胺素)发挥生理作用,参与体内生化反应。辅酶 B_{12} 及甲基 B_{12} 为人类组织中最主要的辅酶形式。前者在线粒体内,后者在胞浆内,为合成蛋氨酸所必需。它们对光不稳定,光解后形成水钴胺素。在氰存在的条件下变成氰钴胺素。

(2)促进叶酸变为有活性的四氢叶酸

维生素 B_{12} 能促进叶酸变为有活性的四氢叶酸,并进入细胞以促使核酸和蛋白质的合成,有利于红细胞的发育、成熟。所以机体内若缺乏维生素 B_{12},同样可引起巨幼红细胞贫血。

(3)维生素 B_{12} 对维持神经系统的功能有重要作用

辅酶 B_{12} 参与神经组织中髓鞘脂的合成,同时它又能保持还原型谷胱甘肽的浓度而有利于糖代谢。缺乏维生素 B_{12} 可引起神经障碍,幼儿可出现智力减退。

3)吸收与代谢

食物中的维生素 B_{12} 常与蛋白质相结合形成复合物,进入人体消化道后,在胃酸、胃蛋白酶及胰蛋白酶的作用下,维生素 B_{12} 被游离出来,与胃黏膜细胞分泌的一种糖蛋白"内因子"结合后才能被吸收,且其吸收速率相对于其他水溶性维生素较缓慢。游离的钙离子以及碳酸氢盐可促进维生素 B_{12} 的吸收。

体内维生素 B_{12} 的储存量很少,总量为 2~4 毫克,主要储存于肝脏中,占 50%~90%,其次分布于肌肉、皮肤和骨组织中,辅酶 B_{12} 主要为储存形式,甲基 B_{12} 主要为运输形式。每日丢失量大约为储存量的 0.1%,主要经尿液排出体外,部分从胆汁排出。在正常情况下约有一半可被重复吸收。因此,体内储存的维生素 B_{12},可维持不摄取维生素 B_{12} 者的健康达 3~6 年之久而不出现维生素 B_{12} 缺乏症状。人体的肠道细菌能合成极少量的维生素 B_{12},但营养意义不大。

4)维生素 B_{12} 的缺乏

膳食维生素 B_{12} 的缺乏较少见。维生素 B_{12} 缺乏的主要原因为膳食中的"内因子"缺乏以及其他慢性腹泻引起的吸收障碍。素食者由于长期不吃肉食而较常发生维生素 B_{12} 的缺乏。老年人中胃切除患者由于胃酸过少,不能分解食物中的蛋白-维生素 B_{12} 复合体,也会引起维生素 B_{12} 的吸收不良。

维生素 B_{12} 的缺乏可影响到体内所有细胞,尤其对细胞分裂快的组织影响最为严重,主要表现为出现巨幼红细胞贫血及神经系统的疾患。巨幼红细胞贫血主要表现为血液中出现巨大的有核红细胞,红细胞成熟延缓,细胞体积增大,不成熟的红细胞增多,凝血时间延长,厌食等。神经系统的症状,起初为隐性的,先由周围神经开始,手指有刺痛感,后方展至脊柱后侧及大脑,记忆力减退,易激动,嗅、味觉不正常,运动也不正常等。维生素 B_{12} 的缺乏严重时可导致死亡。

5) 供给量及食物来源

维生素 B_{12} 的最低需要量即维持正常机体正常功能的必需摄入量为每日 0.1 微克。我国推荐的每日膳食中维生素 B_{12} 的参考摄入量为：成人 2.4 微克，孕妇 2.9 微克，乳母 3.2 微克。

由于维生素 B_{12} 只能依靠微生物合成，所以膳食中的维生素 B_{12} 主要来源于动物性食物。主要食物来源为肉类、动物内脏、鱼、禽、贝壳类及蛋类，尤其是肝脏，含量可达 10 微克/100 克。乳及乳制品中含量较少。植物性食物基本不含维生素 B_{12}。

2.6.12　维生素 C

维生素 C 又名坏血酸、抗坏血病维生素，为水溶性维生素，是一种含有 6 个碳原子的酸性多羟基化合物。维生素 C 的结构中虽然不含有羧基，但仍具有有机酸的性质。天然存在的维生素 C 有 L 与 D 两种异构体，自然界存在的具有生物活性的是 L 型，D 型维生素无生物活性。

1) 理化性质

维生素 C 为无色或白色结晶，无臭，有酸味，极易溶于水，微溶于丙酮和低级醇类，不溶于乙醇，不溶于脂肪或其他脂溶剂。维生素 C 溶液的性质极不稳定，很容易以各种形式进行分解，是最不稳定的一种维生素。维生素 C 极易氧化，特别是有铜离子存在时可加速维生素 C 的氧化，为强抗氧化剂。加热、暴露于空气中、碱性溶液及金属离子 Fe^{3+} 等都能加速其氧化。在酸性或冷藏条件下稳定。

维生素 C 在组织中以两种形式存在，即还原型抗坏血酸型与脱氢型（氧化型）抗坏血酸型，这两种形式都具有生理活性，并可以通过氧化还原相互转变。维生素 C 可脱氢转化为脱氢抗坏血酸（DHVC），这一反应是可逆的，因此在体内形成氧化还原系统。因为人体血浆中的抗坏血酸，还原型与氧化型之比约为 15∶1，所以测定还原型抗坏血酸的含量即可了解体内维生素 C 的水平。

2) 生理功能

(1) 参加体内的多种氧化还原反应，促进生物氧化过程

维生素 C 既可以氧化型存在于体内，又可以还原型存在于体内，所以既可作为供氢体，又可作为受氢体，能可逆地参与体内的氧化还原反应。体内具有氧化型谷胱甘肽，可使还原型抗坏血酸氧化成脱氧型抗坏血酸，而脱氢型抗坏血酸又可被还原型谷胱甘肽还原成还原型抗坏血酸，以使维生素 C 在体内的氧化还原反应过程中发挥重要作用。

维生素 C 是机体内一种很强的抗氧化剂，使细胞色素 C、细胞色素氧化酶及分子氧还原，并与一些金属离子螯合，虽然不是辅酶，但是可以增加某些金属酶的活性。维生素 C 可以直接与氧化剂作用，以保护其他物质免受氧化破坏。它也可还原超氧化物、羟基、次氯酸以及其他活性氧化剂，这类氧化剂可能影响到 DNA 的转录或损伤 DNA、蛋白质或膜的结构。维生素 C 在体内是一个重要的自由基清除剂，能分解皮肤中的色素，防止发生黄褐斑等，发挥抗衰老作用，并能阻止某些致癌物的形成。有些化学物质对机体的损害，都涉及自由基的作用，如氧、

臭氧、二氧化氮、酒精、四氯化碳及抗癌药中的阿拉霉素对心脏的损伤。维生素 C 作为体内水溶性的抗氧化剂,与脂溶性抗氧化剂有协同作用,在防止过氧化作用中起一定的作用。人眼中的晶体在光的作用下也可产生氧的自由基,为白内障产生的原因之一。这些自由基在正常情况下为体内维生素 C 等抗氧化剂清除,所以大量的维生素 C 可以阻止这种过氧化作用的破坏。

(2)促进组织中胶原的形成,保持细胞间质的完整

胶原主要存在于骨、牙齿、血管、皮肤中,使这些组织保持完整性,并促进创伤与骨折愈合。胶原还能使人体组织富有弹性,同时又可对细胞形成保护,避免病毒侵入。在胶原的生物合成过程中。α-肽链上的脯氨酸和赖氨酸要经过羟化形成羟脯氨酸和羟赖氨酸羟基后才能进一步形成胶原的正常结构。维生素 C 能活化脯氨酸羟化酶和赖氨酸羟化酶,促进脯氨酸和赖氨酸向羟脯氨酸和羟赖氨酸转化。毛细血管壁膜及连接细胞的纤维组织也是由胶原构成的,也需要有维生素 C 的促进作用。因此,维生素 C 对促进创伤愈合、促进骨质钙化、保护细胞的活性并阻止有毒物质对细胞的伤害、保持细胞间质的完整、增加微血管的致密性及降低血管的脆性等有着重要的作用。

(3)提高机体的抵抗力,并具有解毒作用

维生素 C 作为抗氧化剂,可促进机体各种抗体的形成,提高白细胞的吞噬功能,增强机体对疾病的抵抗力。维生素 C 还与肝内、肝外的毒物及药物的代谢有关。维生素 C 使氧化型谷胱甘肽还原为还原型谷胱甘肽,还原型谷胱甘肽可解除重金属或有毒药物的毒性,并促使其排出体外。

(4)与贫血有关

维生素 C 能利用其还原作用,促进肠道中的三价铁还原为二价铁,有利于非血红素铁的吸收。因而对缺铁性贫血有一定作用。缺乏维生素 C 则引起贫血,严重时会引起造血机能障碍。

由前述介绍可知,叶酸在体内必须转变成有生物活性的四氢叶酸才能发挥其生理作用,而维生素 C 能促进叶酸形成四氢叶酸,有效降低婴儿发生巨幼红细胞贫血的可能性。

(5)防止动脉粥样硬化

维生素 C 可促进胆固醇的排泄,防止胆固醇在动脉内沉积,并可溶解已有的沉积,有效防止动脉粥样硬化。

(6)防癌

维生素 C 可阻断致癌物亚硝胺在体内的合成,可维持细胞间质的正常结构,防止恶性肿瘤的生长蔓延。

3)吸收与代谢

进入人体中的维生素 C 在消化道主要以主动转运的形式被吸收,小部分以被动扩散的形式被吸收。绝大部分维生素 C 在小肠上段被迅速吸收,并通过血液循环输送至全身各组织器官中。在口腔和胃中有少量的维生素 C 被吸收。维生素 C 的吸收量与其摄入量有关,摄入量为 30~60 毫克时吸收率可达 100%,摄入量为 90 毫克时吸收率降为 80% 左右,摄入量

为1 500毫克。3 000毫克和12 000毫克时,吸收率分别下降至49%,36%和16%。未被吸收的维生素C在小肠下段降解,剂量太大时,可引起渗透性腹泻。

维生素C被吸收后分送到体内所有的水溶性结构中,其中肾上腺和眼视网膜中的含量最多,肝、肾、脾、胰等中也含有一定数量的维生素C。吸收后的维生素C可转运至细胞内并储存,不同的细胞,维生素C的浓度相差很大。

维生素C主要经尿液排出体外,肾小管可调节其排泄量,并与维生素C在血液中的饱和程度有关。维生素C的摄入量小于100毫克时,尿中无维生素C排出;摄入量大于100毫克时,摄入量的约25%被排出;摄入量达200毫克时,摄入量的50%被排出;高剂量摄入时,如大于500毫克时,则几乎所有被摄入的维生素C都被排出。

4)维生素C的缺乏

当膳食摄入量减少或机体需要增加又得不到及时补充时,可使体内维生素C储存减少,出现缺乏症状。维生素C缺乏时,主要引起坏血病。坏血病起病较为缓慢,一般历时4~7个月。其早期症状是体重减轻、四肢无力、衰弱、急躁、肌肉和关节等疼痛等,继而出现牙龈红肿、牙龈疼痛出血、皮下渗血、易骨折等症状。典型症状表现为齿龈红肿,受压迫时出血,严重时萎缩,牙齿松动,骨骼变脆,骨质疏松,毛细血管脆性增强,皮下、黏膜、肌肉、关节均可出血,如有创伤则伤口愈合缓慢。婴儿常有激动、软弱、倦怠、食欲减退、四肢疼痛、肋软骨接头处扩大、四肢掌骨端肿胀以及有出血倾向等。全身任何部位都可出现大小不等和程度不同的出血、血肿或瘀斑。

维生素C虽然较易缺乏,但也不能过量补充。过量的维生素C对人体有副作用,如恶心、腹部不适、腹泻、破坏红细胞。维生素C在体内分解代谢的最终产物是草酸,长期服用过量维生素C可出现草酸尿以致造成pH值下降导致尿路出现结石。

5)供给量及食物来源

人体维生素C的供给量可受多种因素的影响,如年龄、环境、体力消耗情况、疾病以及加工方法等。我国推荐的每日膳食中维生素C参与摄入量为:成人100毫克,孕妇115毫克及乳母150毫克。

人体内不能合成维生素C,所需要的维生素C必须由食物提供。维生素C的主要食物来源是新鲜蔬菜与水果。如青菜、菠菜、豌豆苗、韭菜、辣椒、油菜薹、苋菜、花菜、苦瓜等深色蔬菜中含有丰富的维生素C;水果中的枣(特别是酸枣)、柚、橙、龙眼、无花果、山楂、草莓、柑橘、柠檬等中维生素C的含量最多,而苹果、梨中的含量较少。在动物性食物中,仅肝、肾含有少量的维生素C。

新鲜植物中维生素C的含量较多,是由于植物中的有机酸及其他抗氧化剂可以保护维生素C免于被破坏,而且在猕猴桃、刺梨、酸枣等水果中,不仅维生素C的含量丰富,而且还含有保护维生素C的生物类黄酮,是一类值得开发的天然维生素C补充剂。维生素C在烹调与储存过程中容易损失,菠菜储存2天后维生素C的损失率可达2/3。按中国的烹饪方法加工后的食物,维生素的保存率为50%~70%。

2.6.13 泛酸、胆碱、生物素

1）泛酸

泛酸也称遍多酸。人体内的泛酸在半胱氨酸和 ATP 的参与下转变成辅酶 A，是体内辅酶 A 的组成部分，参与机体中蛋白质、脂类和糖类的代谢。它可促进细胞的代谢，参与类固醇激素、脂肪及氨基酸的合成，制造及更新身体组织，帮助伤口愈合，防止疲劳，帮助抗压，舒缓恶心症状。泛酸还具有制造抗体的功能，能增强人体的抵抗力，缓和多种抗生素的副作用及毒性，并有助于减轻过敏症状，在维护头发、皮肤及血液健康方面也扮演着重要角色。

泛酸广泛分布于自然界中，在全部已知的食物中都有足够量的泛酸，人体肠道内的细菌也可合成供人利用的泛酸，所以很少发现人类出现泛酸缺乏症。缺乏泛酸会引起生长不良，血液及皮肤异常，发生皮炎、肾脏损伤、低血糖症、贫血等症状。

泛酸在中性溶液中耐热，对氧化剂和还原剂都很稳定，但对酸和碱很敏感。机体内的泛酸分布于全身组织中，约有 70% 经尿液排出体外，30% 由粪便排出。我国推荐的每日膳食中泛酸的参考摄入量为：成人 5 毫克，孕妇 6 毫克，乳母 7 毫克。动物性食物中，动物肝脏、肾脏、肉类、鱼、龙虾、蛋中的泛酸尤为丰富；植物性食物中，绿色蔬菜、小麦、胚芽米、糙米、面皮、米糠、玉米、豌豆、全麦食物、花生、核果类、啤酒酵母、酵母菌、坚果类中泛酸的含量很高。

2）胆碱

胆碱是一种含氮的有机碱性化合物，为强有机碱，在 1849 年首次从猪胆汁中分离出来，故命名为"胆碱"。胆碱是卵磷脂的组成成分，也存在于神经鞘磷脂之中，两者是构成细胞膜的必要物质。胆碱是机体可变甲基（活性甲基）的重要组成部分，参与蛋氨酸和肌氨酸的合成。同时它又是乙酰胆碱的前体，加速合成及释放乙酰胆碱这一重要的神经传导递质，能促进脑发育和提高记忆能力，并能调节肌肉组织的运动等。胆碱还能促进脂肪的代谢，并降低血清胆固醇。

胆碱从食物中吸收入血，随血液循环被大脑吸收利用，是大脑发育的必需物质，具有重要的营养意义。

胆碱广泛存在于动植物体内，特别是在肝脏、花生、莴苣、花菜等中含量较高，人体也能合成胆碱。另外，胆碱耐热，在加工烹调过程中的损失很少，在干燥环境下，即使长时间储存食物，其胆碱的含量也几乎没有变化，所以不易造成胆碱的缺乏病。若长期摄入缺乏胆碱的膳食，可发生肝、肾、胰腺的病变，记忆紊乱和生长障碍等症状。不育症、生长迟缓、骨质异常、造血障碍和高血压也与胆碱的缺乏有关。

我国推荐的每日膳食中胆碱的参考摄入量：成年男性为 500 毫克，成年女性为 400 毫克。

3）生物素

生物素又称维生素 H、辅酶 R。生物素已知的 8 种异构体中，只有 α-生物素具有生物活性。生物素溶于热水，而不溶于乙醇、乙醚及氯仿。一般情况下，生物素是相当稳定的，只有在经强酸、强碱、甲醛及紫外线处理后才会被破坏。

生物素的主要生理功能是作为机体羧化、脱羧和脱氢反应酶系的辅助因子,参与机体三大营养物质的代谢,在糖类、脂类、蛋白质和核酸的代谢过程中发挥重要作用,是机体不可缺少的重要营养物质。

天然的生物素以游离态或结合蛋白的形式存在,结合态的生物素需经肠道中的生物素降解酶分解为游离态才能被机体利用。生物素主要在小肠上段被吸收,结肠也可吸收一部分。肠道中生物素浓度低时,被载体转运主动吸收;浓度高时,则以简单扩散形式吸收。生物素吸收后分布于全身各组织细胞,其中在肝脏和肾脏中的含量最高。生物素主要经尿液排出体外,乳汁中也有生物素排出,但量很少。

生物素广泛存在于各种动植物食物中,人体的肠道细菌也能合成。生物素对光、热、空气及中等程度的酸碱都较为稳定,在一般的烹调和加工过程中损失很少,所以很少会发生生物素的缺乏。生物素的缺乏,常见于长期生食鸡蛋者。在生蛋清中存在一种糖蛋白——抗生物素蛋白,可与生物素结合而使其失活,抑制生物素在肠道中的吸收,加热处理可破坏抗生物素蛋白,重新利用生物素。生物素的缺乏主要表现为皮肤为主的症状,可见毛发变细及失去光泽、皮肤干燥鳞片状皮炎、红色皮疹,严重者的皮疹可延伸到眼睛、鼻子和嘴周围。此外,伴有食欲减退、恶心、呕吐、舌乳头萎缩、黏膜变灰、麻木、精神沮丧、疲乏、肌痛、高胆固醇血症及脑电图异常等。这些症状多发生在生物素缺乏10周后。6个月以下的婴儿,缺乏生物素可出现脂溢性皮炎。

我国推荐的每日膳食中生物素的参考摄入量为:成人40微克,乳母50微克。

生物素广泛存在于天然食物中,干酪、肝脏、大豆粉中生物素的含量最为丰富,其次为蛋类,在精加工的谷类,多数水果中含量较少。

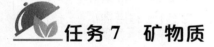

任务7 矿物质

【案例导入】

女娃严重缺锌得异食癖

5岁大的悦悦(化名)被发现患了一种怪病,见到土块就往嘴里塞,然后开始嘎吱嘎吱地嚼,不管家人如何劝,她都没能改掉这个坏习惯。无奈,家人只好将她带到了儿童医院。经检查原来是悦悦体内严重缺锌,导致患了异食癖。

2.7.1 概 述

人体内的元素除碳、氢、氧、氮以有机形式存在外,其余物质统称为矿物质。矿物质在人体内一般以盐的形式存在,所以也叫无机盐。

1)矿物质的种类

根据矿物质在人体内的含量和需要量的不同,将矿物质分为常量元素和微量元素两大类。

①常量元素。其在体内的含量大于体重的 0.01%,或每日需要量在 100 毫克以上者,称为常量元素,包括钙、磷、钠、钾、氯、镁、硫等。

②微量元素。其在体内的含量小于体重的 0.01%,或每日需要量在 100 毫克以下,甚至以微克计算,这些元素统称为微量元素。微量元素又可分为:

A.必需微量元素。包括铁、锌、硒、铜、碘、钼、钴、铬 8 种微量元素。

B.可能必需微量元素。包括锰、硅、硼、矾、镍 5 种微量元素。

C.有潜在毒性,但低剂量可能有功能作用的微量元素。包括氟、铅、镉、汞、砷、铝、锡 7 种微量元素。

2）矿物质的特点

①矿物质在体内不能合成,必须从食物和饮水中摄取。

②矿物质在体内分布极不均匀。如铁主要分布在红细胞,碘主要集中在甲状腺,锌分布在肌肉组织中,钙和磷主要分布在骨骼和牙齿中。

③矿物质相互之间存在协同或拮抗作用。如过量的镁干扰钙的代谢,过量的铜可抑制铁的吸收。

④某些微量元素在体内虽需要量很少,但因其生理剂量与中毒剂量范围较窄,摄入过多易产生毒性作用。如硒摄入过量会引起中毒,所以对硒的强化应注意不宜过大。

3）矿物质的生理功能

①构成人体组织的重要成分。如蛋白质中含有硫、磷、氯等,软组织中含有的钾较多,骨骼和牙齿等硬组织,大部分是由钙、磷和镁组成的。

②维持细胞的渗透压和机体的酸碱平衡。钾离子主要存在于细胞内液,钠离子和氯离子主要存在于细胞外液,它们与蛋白质一起,维持细胞内外液适宜渗透压,利用钾离子、钠离子、氯离子和蛋白质的缓冲作用来维持体内的酸碱平衡。

③保持神经、肌肉的兴奋性。钾、钠、钙和镁等离子以一定比例存在时,对维持神经、肌肉的兴奋性、细胞膜的通透性具有重要的作用。

④构成酶的成分或激活酶的活性,参与体内物质代谢。如氯离子对唾液淀粉酶有作用,镁离子对磷酸转移酶有作用。

⑤构成某些激素或参与激素的作用。如甲状腺含碘,胰岛素含锌,铬是葡萄糖耐量因子的重要组成成分等。

4）矿物质缺乏的主要原因

①地球环境中各种因素的分布不平衡。

②食物中含有天然存在的矿物质拮抗物。

③食物加工过程中造成矿物质的损失。

④摄入量不足或不良的饮食习惯。

⑤生理上有特殊营养需求的人群。

2.7.2 钙

钙约占人体体重的2%,成人体内含钙总量约为1 200克,其中约99%集中在骨骼和牙齿中,约1%的钙以游离或结合的离子状态存在于软组织、细胞外液中,统称为混溶钙池。混溶钙池中的钙与骨骼中的钙进行着缓慢的交换,维持着动态平衡使血液中的钙浓度相对恒定,通常为2.2~2.5毫摩尔/升。钙不仅是构成机体完整性不可缺少的组成成分,而且在机体各种生理和生化过程中起着极为重要的作用。

1)生理功能

①钙是构成机体骨骼和牙齿的主要成分,骨钙的更新速率随年龄的增长而缓慢,幼儿的骨骼每1~2年更新一次,成人更新一次则需要10~12年。男性18岁以后,女性更早一些,骨的长度开始稳定,但骨的密度仍继续增加若干年。40岁以后骨中的矿物质逐渐减少,转换速率为每年0.7%,老年人和绝经后的妇女骨吸收超过骨形成。尤其妇女绝经后,骨质丢失速度加快,骨质降低到一定程度时,就不能保持骨骼结构的完整,甚至压缩变形,以致在很小外力下即可发生骨折,即骨质疏松症。

②骨外钙对维持机体的生命过程具有重要作用,具体功能如下:

A. 钙作为各种生物膜的结构成分,并影响膜的通透性和完整性。

B. 肌肉的收缩和舒张与钙有关,正常的神经脉冲传导需钙参加。钙离子与神经和肌肉的兴奋、神经冲动的传导、心脏的正常搏动等生理活动有密切关系。如血清钙离子浓度降低时,肌肉、神经的兴奋性增高,可引起手足抽搐;而钙离子浓度过高时,则损害肌肉的收缩功能,引起心脏和呼吸衰竭。

C. 钙离子参与血液凝固过程。钙有激活凝血酶原使之变成凝血酶的作用。

D. 钙离子可激活多种酶。钙离子在体内参与调节或激活多种酶,如脂肪酶、某些蛋白质分解酶等。

E. 某些激素的分泌与钙有关。

2)钙缺乏症

钙缺乏症是较常见的营养性疾病,主要表现为骨骼的病变。随年龄不同表现不同的症状。

①佝偻病。佝偻病是婴幼儿或儿童由于缺钙、磷或维生素D严重时而引起的。其典型的症状为前额突出似方匣、枕秃、鸡胸、脊柱弯曲、腕和踝骨增大、O形腿或X形腿、胸骨与肋骨连接处增大以及生长发育缓慢等。

②骨质软化症。即成人佝偻病。骨质软化症是由于膳食中长期缺钙、磷或维生素D所引起的。其特点为骨骼变软易弯曲,四肢、脊柱、胸廓和盆腔畸形。缺钙还可伴随背下部和腿部的风湿痛和疲劳等症状。

③骨质疏松症。常见于50岁以上的人群,特别是绝经后的妇女,这是由于体内激素代谢失衡、成年早期缺钙、妊娠、营养不良而引起的。正常骨与骨质疏松的区别如图2-6所示。目前也有人认为骨质疏松与中老年人缺乏必要的体力活动有关。其症状的特点为矿物质减少、

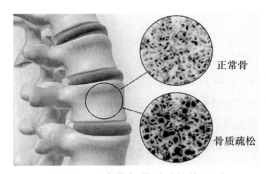

正常骨

骨质疏松

图2-6 正常骨与骨质疏松的区别

背下部疼痛、骨的质量减轻并伴随身高缩短、骨质松脆,断裂后恢复很慢。40岁后的骨质逐渐丢失,持续地骨质丢失,必然发展为骨质疏松症,补救措施也只限于减缓骨质丢失,而不能达到骨质的复原。因此,根本的问题是预防,特别要注意对青春发育期到40岁前后的妇女,即形成骨密度高峰期的妇女,要保证摄入足够的钙,关键的预防措施有两个方面:一方面提高奶制品的摄入量;另一方面减少肉类的摄入量。研究表明,肉食会加速钙的流失。

④手足抽搐症。血清钙的异常降低可导致手足抽搐,其特点为严重的、间歇性的痉挛性肌肉收缩和肌肉痛。

3)钙摄入过量对机体产生的影响

①与肾结石患病率增加有直接关系。肾结石病多见于西方国家,美国人约12%的人患肾结石,可能与钙摄入过多有关。

②过量钙会干扰其他矿物质的吸收和利用。钙和铁、锌、镁、磷等元素存在相互作用。比如,钙可明显抑制铁的吸收,高钙膳食会降低锌的生物利用率,钙、镁比值大于5时可能会导致镁缺乏。

③奶碱综合征。包括高血钙症、碱中毒和肾功能障碍,其严重程度取决于钙和碱摄入量的多少和持续时间。急性发作呈现为高血钙和碱中毒,特征是易兴奋、头疼、眩晕、恶心和呕吐、虚弱、肌痛和冷漠,严重者出现记忆丧失、嗜睡和昏迷。

4)影响钙吸收的因素

影响钙吸收的因素很多,主要包括机体与膳食两个方面。

(1)机体因素

①生命周期的各个阶段钙的吸收情况不同。钙的吸收与机体的需要程度密切相关,钙吸收率随年龄增长而减少,平均每增长10岁,钙吸收率减少5%～10%。

②特殊生理状态下钙的吸收情况会发生变化。妊娠期主动和被动钙吸收率均增加,孕前期、孕早期、孕中期和孕晚期的钙吸收率分别为36%,40%,56%和60%。女性因绝经原因,钙吸收率每年下降2.2%,增龄与绝经的联合作用,导致女性从40～60岁,钙吸收率下降20%～25%。

③机体的其他因素。维生素D的含量会影响钙的吸收。钙在肠道的通过时间和黏膜接触面积大小可影响钙的吸收。胃酸降低会影响钙的溶解度,从而影响钙的吸收。

④钙的吸收与体力活动也有一定关系。体力活动可促进钙的吸收,活动很少或长期卧床的人钙吸收率会降低,因而常发生负钙平衡。

⑤种族因素也会影响钙代谢的差异。

（2）膳食因素

①与摄入量有关。摄入量高,吸收量就高,但吸收量与摄入量并不成正比,摄入量增加到一定数量时,吸收率相对降低。

②维生素D利于钙的吸收。膳食中维生素D的存在及量的多少,对钙的吸收有明显的影响。

③乳糖有利于钙的吸收。乳糖与钙形成可溶性低分子较容易吸收的物质。乳糖被肠道菌分解发酵产酸,肠道pH值降低,有利于钙的吸收。

④某些肽有利于钙的吸收。小肠中含有一定量的蛋白质水解产物一些多肽和氨基酸也可与钙形成可溶性的络合物而利于钙的吸收。但当蛋白质超过推荐摄入量时,未见进一步的有利影响。

⑤高脂膳食和脂肪酸影响钙的吸收。高脂膳食可延长肠道停留和钙与黏膜接触时间,可使钙吸收有所增加,但脂肪酸与钙结合形成脂肪酸钙,则影响钙吸收。

⑥钙磷比例也会影响钙的吸收。钙磷比例适宜有利于钙吸收,适宜的比例为2∶1。食物中碱性磷酸盐可与钙形成不溶解的钙盐而影响钙吸收。

⑦植酸和草酸影响钙吸收。一些植物性食物中植酸和草酸含量高,易与钙形成难溶的植酸钙和草酸钙,不利于吸收。有的蔬菜如苋菜、圆叶菠菜等草酸含量甚至高于钙含量,烹调时应先焯后炒。

⑧膳食纤维影响钙吸收。膳食纤维中的糖醛酸残基与钙螯合而干扰吸收。

⑨有些药物影响钙吸收。据报道,青霉素能增加钙吸收,而一些碱性药物如四环素等可干扰钙吸收。

5）膳食参考摄入量

1岁以上各人群钙的可耐受最高摄入量为2 000毫克/天。不同人群钙的适宜摄入量见表2-4。

表2-4　不同人群钙的适宜摄入量

单位:毫克/天

年　龄	钙	年　龄	钙
0-	200	18-	800
0.5-	250	50-	1 000
1-	600	孕早期	800
4-	800	孕中期	1 000
7-	1 000	孕晚期	1 000
11-	1 200	乳母	1 000
14-	1 000		

6）食物来源

①奶及奶制品最好,不仅钙含量丰富而且吸收率高。牛奶含钙量约为1毫克/毫升,每天

喝 1 瓶 250 毫升的牛奶,即可获得大约 250 毫克的钙。

②豆类、坚果类,一些绿色蔬菜也是钙的较好来源。在选用蔬菜时,应注意其中草酸的含量。草酸不利于钙的吸收,可采用适当的方法去除,如先焯水后炒,使部分草酸溶于水。

③硬水中含有一定量的钙,也是钙的一种较好来源。比如,在西方国家,人们摄入的钙,有 1/3 来自水。

2.7.3　磷

人体内磷的含量约为体重的 1%。成人体内含磷 400～800 克,占体内矿物质含量的四分之一。85% 的磷存在于骨骼和牙齿中,其余 15% 存在于软组织和体液中。

1)生理功能

①构成骨骼和牙齿的重要成分。磷与钙形成的难溶性无机磷酸盐,使骨骼及牙齿结构坚固,磷酸盐与胶原纤维结合,在骨的沉积及溶出中起决定性作用,因此磷的重要性与骨骼、牙齿中钙盐的作用相同。

②参与能量代谢。有些磷酸化合物在细胞内能量的转换、代谢以及作为能源物质在生命活动中起到重要作用。

③构成生命物质成分。磷是核酸、磷脂等重要物质的组成成分。

④调节酸碱平衡。磷酸盐缓冲体系接近中性,是体内重要的缓冲体系。磷酸盐能结合氢离子,并以不同形式的磷酸盐从尿中排出,从而调节着体液的酸碱度。

2)缺乏与过量

由于膳食因素导致磷缺乏的现象比较少见,磷缺乏只在一些特殊情况下才会出现。如仅喂母乳的早产儿,因母乳含磷较少,不能满足早产儿骨磷沉积的需要,因而可发生磷缺乏,出现佝偻病样骨骼异常。磷缺乏也可见使用静脉营养过多而未补充磷的病人。临床所见磷缺乏多为长期使用大量抗酸药的病人或禁食者。在严重磷缺乏和磷耗竭时,可发生低磷血症,主要表现为厌食、贫血、肌无力、佝偻病、骨痛、骨软化、全身虚弱、对传染病的易感性增加、感觉异常、精神错乱甚至死亡。

摄入过量的磷可引起低血钙症,导致神经兴奋性增强,手足抽搐和惊厥。

3)影响吸收的因素

食物中的磷比钙更易被人体吸收,吸收率约为 70%。影响磷吸收的因素主要有以下几个方面:

①维生素 D。维生素 D 可促进磷的吸收,维生素 D 缺乏时,血清中的无机磷酸盐含量也下降。

②肠道酸度。肠道酸度增加,有利于磷的吸收。

③植酸、钙、铁、镁、铝等常与磷酸形成难溶性盐因而影响磷的吸收。

④低磷膳食。低磷膳食时磷的吸收率可增至 90%。

⑤酸性无机磷酸盐的形式,利于吸收。大多数食物中以有机磷酸酯和磷脂为主,它们经酶

促水解形成酸性无机磷酸盐后才易被吸收。乳类食品含较多溶解度高、酸性无机磷酸盐,易于吸收。

⑥机体因素。年龄越小,磷的吸收率越高。母乳喂养的婴儿,磷吸收率为85%~90%。

4)膳食参考摄入量

中国营养学会提出的成人磷推荐摄入量为720毫克/天。

5)食物来源

瘦肉、蛋、奶、肝脏、鱼类及干酪的磷含量高且易被吸收;海带、芝麻酱、花生、坚果、豆类及粮谷类的磷含量也较好,但粮谷中的磷为植酸磷,吸收利用率低。

2.7.4 钾

正常人体内钾的含量约为50毫摩尔/千克,成年男性略高于成年女性。钾的化学性质与钠相似,但生理作用与钠相反,钾主要存在于细胞内。细胞内钠与钾的比例为1:10,而细胞外液则是28:1。70%的钾在肌肉中,10%的钾在皮肤中,红细胞内占6%~7%,骨内占6%,脑占4.5%,肝占4.0%。细胞内的钾除离子状态外,一部分与蛋白质结合,另一部分与糖、磷酸盐相结合。细胞外钾主要以离子状态存在。钾离子和钠离子都能通过细胞膜,从而维持其动态平衡。

1)生理功能

①维持糖类、蛋白质的正常代谢。葡萄糖和氨基酸经过细胞膜进入细胞合成糖原和蛋白质时,必须要有适量钾离子参与。钾缺乏时糖和蛋白质的代谢将会受到影响。

②维持细胞内正常的渗透压。由于钾是细胞内的主要阳离子,其浓度可达150毫摩尔/升,因此是细胞内液渗透压的基础。

③维持神经肌肉的应激性和正常功能。当血液中钾离子浓度降低时,应激性降低,发生松弛型瘫痪。当血液中钾离子浓度过高时,应激性丧失,可发生肌肉麻痹。

④维持心肌的正常功能。心肌细胞内外的钾浓度对心肌的自律性、传导性和兴奋性有密切关系,缺乏或过量均可引起心律失常。在心肌收缩期,钾从细胞内溢出,舒张期又内移,缺乏或过量均可引起钾的迁移,从而使心脏功能严重失常。

⑤维持细胞内外正常的酸碱平衡和电离平衡。钾离子能通过细胞膜与细胞外的氢离子、钠离子交换,调节酸碱平衡。钾代谢紊乱时,可影响细胞内外酸碱平衡。钾对水和体液平衡起调节作用,当体内需要保钠和水时,肾小管就排出钾离子换回钠离子。

⑥降低血压。血压与膳食钾、尿钾、总体钾和血清钾呈负相关。钾与钠相对抗,适当摄入钾可减轻因高钠摄入产生的不良影响。钾有扩张血管的作用,因此钾能对抗食盐过多引起的高血压,对轻度高血压有降压作用。

2)缺乏与过量

血清钾的正常范围为3.5~5.5毫摩尔/升。一般从正常膳食中摄取的钾可以满足机体需要,很少出现钾缺乏症。静脉补液少钾或无钾时,易发生钾不足。消化道疾病可使钾损失,如频繁地呕吐、腹泻等;各种以肾小管功能障碍为主的肾脏疾病,可使钾从尿中大量丢失;高温作业或重体力劳动,大量出汗可使钾大量流失等。当血清钾低于 3.5 毫摩尔/升时,称为低钾血症。缺钾可引起多种疾病,可在神经、肌肉、消化、心血管、泌尿等系统发生功能性或病理性改变。主要表现为肌无力、瘫痪、心律失常、肾功能障碍等。

血清钾浓度高于 5.5 毫摩尔/升时,可出现毒性反应,称为高钾血症。表现为全身软弱无力、面色苍白、肌肉酸痛、肢体寒冷、动作迟钝、嗜睡、神志模糊,进而迟缓性瘫痪、呼吸肌瘫痪、窒息等。

3）影响吸收的因素

消化道、肾小管功能障碍等疾病会使钾排出量增加,影响其吸收。

4）膳食参考摄入量

要维持正常体内钾的储备,血浆及间质中钾离子的正常浓度,每日至少摄入 1 600 毫克。中国营养学会提出成年人钾推荐摄入量为 2 000 毫克/天。乳母为 2 400 毫克/天。

5）食物来源

钾的主要来源是水果、蔬菜和肉类。

2.7.5　钠

钠是人体不可缺少的常量元素之一,其含量约为体重的 0.15%。44%～50% 的钠在细胞外液,骨骼中钠的含量高达 40%～47%,细胞内液含量较低,仅 9%～10%。

1）生理功能

①可调节体内水分,维持体液的渗透压和酸碱平衡。钠主要存在于细胞外液,是细胞外液中的主要阳离子,约占阳离子总量的 90%,与对应阴离子构成的渗透压,维持体内水量的恒定。钠的含量左右着体内的水量,当细胞内钠含量增高时,水进入细胞内,使水量增加,造成细胞肿胀,引起组织水肿;反之,人体失钠过多,会导致水量减少,水平衡改变。人体各组织细胞需要适宜的氢离子浓度才能维持各种酶的正常活动。在缓冲系统中,钠离子总量影响着缓冲系统中碳酸氢盐的消长,因此钠离子总量对体液平衡也有重要作用。

②增强神经肌肉的兴奋性。钠、钾、钙、镁等离子的浓度平衡,对于维护神经肌肉的应激性都是必需的,钠离子的正常浓度是保证这一功能的重要因素。

③维持血压正常。膳食钠摄入对血压有影响,饮食中钠摄入量与钠/钾的比值是影响血压及产生高血压的重要因素,减少钠或增加钾对预防高血压有重要意义。为防止高血压,WHO建议每日钠的摄入量小于 2.2 克,约相当于 6 克食盐。

④与肌肉运动、心血管功能、能量代谢、糖代谢及氧的利用有关。

2）缺乏与过量

一般饮食中含钠充足,不易导致缺乏,每日摄入的钠只有小部分是身体所需。进入体内的钠,大部分通过肾脏随尿排出。在一些特殊情况下,如过量出汗或者在胃肠疾病以及使用利尿剂治疗高血压患者时,钠的排出量过多,才会出现钠缺乏。钠缺乏早期症状并不明显,倦怠、淡漠、无神,甚至起立时晕倒;中度缺钠时,可出现恶心、呕吐、血压下降、痛性肌肉痉挛、视力模糊、心率加速、脉搏细弱;重度缺钠时,出现僵木、昏迷、休克及急性肾功能衰竭而死亡。

正常情况下,钠摄入过多并不会蓄积。但某些疾病可引起体内钠过多,如心源性水肿、肝硬化腹水期、肾病综合征、某些脑部病变、脑瘤等能出现高钠血症。临床症状除原有症状外,以水肿为主,还可见体重增加、血容量增大、血压偏高、脉搏加快等。当每日食盐摄入 35 ~ 40 克时可引起急性中毒,出现水肿、血压上升、血浆胆固醇升高、脂肪清除率降低、胃黏膜上皮细胞受损等。意外盐中毒发生高钠血症的病死率为 43%。如误将食盐当作食糖加入婴儿奶粉中喂哺,则可引起中毒甚至死亡。

3)影响吸收的因素

钠在小肠上部吸收,吸收率极高,几乎可全部被吸收,故粪便中含钠量很少。空肠肠液内存在的葡萄糖可增强钠的吸收。

4)膳食参考摄入量

目前我国推荐的成年人每日摄入量为 1.5 克/天,50 ~ 79 岁为 1.4 克/天,80 岁为 1.3 克/天。

5)食物来源

钠广泛存在于各种食物中,一般动物性食物钠含量高于植物性食物。人体摄入钠的主要来源为食盐等调味品和腌制类食物。另外,有些地区饮用水中钠的含量也很高。钠的来源中,10% 来自食物中所含天然盐分,15% 来自烹调加工及餐桌上的加入,75% 是食物加工和制造过程中的加入。

2.7.6　铁

铁是人体内含量最多的一种必需微量元素,同时铁缺乏又是全球特别是发展中国家最主要的营养问题之一。成人体内含铁 3 ~ 5 克,约占体重的 0.004%。体内铁分为功能铁和储存铁。功能铁约占 70%,是铁的主要存在形式,它们大部分存在于血红蛋白和肌红蛋白中,少部分存在于含铁的酶和运输铁中,这些铁参与氧的转运和利用。储存铁约占总铁含量的 30%,主要以铁蛋白和含铁血黄素的形式存在于肝、脾和骨骼中。正常男性的储存铁约为 1 000 毫克,女性仅为 300 ~ 400 毫克。铁在人体内含量随年龄、性别、营养状况和健康状况的不同而存在个体差异。

1)生理功能

①铁在体内主要作为血红蛋白和肌红蛋白的组成成分,参与氧和二氧化碳的运输。

②催化促进 β-胡萝卜素转化成维生素 A,药物在肝脏的解毒,抗体的产生等。

③铁在呼吸和生物氧化过程中起重要作用。

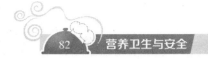

④维持正常的造血功能。

2）缺乏与过量

铁缺乏是一种世界性的营养缺乏症,在我国患病率也很高,特别是在婴幼儿、孕妇、乳母中更易发生。体内铁缺乏,可以降低食欲。严重者会有渗出性肠病及吸收不良综合征等。铁缺乏的儿童易烦躁、对周围不感兴趣,成人则冷漠呆板。当血红蛋白继续降低,则出现面色苍白、口唇黏膜和眼膜苍白、疲劳乏力、头晕、心悸、指甲脆薄、反甲等。儿童青少年身体发育受阻,出现体力下降、注意力和记忆力调节过程障碍、学习能力降低等现象。

铁缺乏可引起缺铁性贫血,在生长阶段的儿童、青春期女孩、孕妇及乳母若膳食中的铁摄入不足更易造成缺铁性贫血。如孕妇摄入铁不足将导致新生儿体内储存铁相对减少,在1岁以内出现贫血。婴幼儿与孕妇贫血需特别注意,早产、出生低体重儿及胎儿死亡与孕早期贫血有关,铁缺乏可损害儿童的认知能力,即使以后补铁,也难以恢复。铁缺乏也可引起心理活动和智力发育的损害及行为改变。铁缺乏还可出现抵抗感染的能力降低。

由于机体无主动排铁的功能,铁在身体中的长期过量蓄积不仅使储存量过多,而且当铁不能适当地容纳在储存部位时,就会损害各种器官。血色素沉着症的发生就是由于铁储存过多而引起器官损害,常表现出器官纤维化。受影响最大的是肝、胰、心脏和关节以及脑垂体。

铁的致死剂量很大,为200~250毫克/千克。当摄入和吸收的铁量超过与血浆中运铁蛋白结合的量时,铁的毒性才变得明显。铁中毒明显的局部影响是胃肠道出血性坏死,其表现为呕吐和血性腹泻,全身性的影响包括凝血不良、代谢性酸中毒和休克。

3）影响铁吸收的因素

食物中的铁进入人体内需在胃酸的作用下溶出,或通过食物中的还原物质如维生素C等作用,才能被小肠黏膜细胞吸收。膳食中铁吸收率为1%~50%,影响铁吸收的因素有:

①与食物中铁的存在形式有关,血红素铁吸收率比非血红素铁高。

②维生素C、胱氨酸、赖氨酸、葡萄糖及柠檬酸等,能与铁螯合成可溶性络合物,对植物性铁的吸收有利。

③植物性食品中存在的草酸、磷酸、膳食纤维及饮茶、饮咖啡、高钙等均可对铁吸收起抑制作用。

④人体生理状况及体内铁的储存量非常显著地影响铁的吸收。当铁储存量多时,吸收率降低;储存量减少时,需要量增加,吸收率也增加。胃肠吸收不良综合征也影响铁的吸收,缺铁性贫血时吸收率增高。

⑤胃中胃酸缺乏或服用过多的抗酸药物,不利于铁离子的释放,阻碍铁吸收。

⑥肉、禽、鱼类食物中铁的吸收率较高,与肉中的肉因子有关。

⑦核黄素对铁的吸收、转运与储存均有良好影响。当核黄素缺乏时,铁吸收、转运与肝、脾储铁均受阻。

4）膳食参考摄入量

铁在体内代谢中可被机体反复利用,一般除肠道分泌和皮肤、消化道、尿道上皮脱落损失少量外,排出的铁很少。从膳食中吸收少量加以补充,即可满足机体需要。婴幼儿及妇女月经期需要增加铁的摄入量。中国营养学会提出:成人铁适宜摄入量男性为 12 毫克/天,女性为 20 毫克/天。

5)食物来源

补铁以动物性食物为好,丰富来源为血、肾肝、大豆、黑木耳、芝麻酱;良好来源为瘦肉、红糖、蛋黄、干果;一般来源为鱼、谷物、菠菜、扁豆、豌豆、芥菜叶;微量来源为奶制品、蔬菜和水果。

2.7.7 锌

成人体内锌含量为 2.0~2.5 克,存在于所有组织中,肝、肾、肌肉、视网膜、前列腺中含量较多。血液中 75%~85% 的锌分布在红细胞,3%~5% 分布在白细胞,其余在血浆。血浆中的锌往往与蛋白质相结合而存在。

1)生理功能

①锌是人体很多金属酶的组成成分或激活剂。锌在金属酶中有构成、催化和调节作用。

②调节细胞的分化和基因表达,促进生长发育与组织再生。锌广泛参与核酸和蛋白质的代谢,因此对细胞分化,尤其是细胞复制等基本生命过程产生影响。锌能稳定 RNA、DNA 和核糖核蛋白体的结构,核酸合成和降解的控制均与锌有关。锌缺乏对细胞复制和分化产生主要影响的原因是干扰正常染色质的重组和基因的表达。

③维持生物膜结构和功能。锌可维持细胞膜稳定,减少毒素吸收和组织损伤。缺锌时红细胞膜的脆性增加,在低渗液中易破碎,缺锌可能造成膜的氧化损伤,结构变形,特定受体和营养物质吸收位点功能改变,膜酶活性改变,通透性和通道转运功能改变,以及膜内载体和运载蛋白的功能改变。锌对膜功能的影响还表现在对屏障功能、转运功能和受体结合的影响。

④锌参与唾液蛋白的构成,对味觉及食欲起促进作用。锌对口腔黏膜上皮细胞的结构、功能、代谢也会产生重要的影响。缺锌后常引起口腔黏膜增生及角化不全,易脱落,阻塞舌乳头中的味觉小孔,使食物难以接触味蕾,导致味觉迟钝,进而影响食欲。缺锌后唾液中碱性磷酸酶(含锌酶)减少,与其有关的味蕾功能减少也可能是一个重要原因。补锌可促使味觉刺激扩散到味蕾,从而修正味觉达到正常状态。

⑤锌对于保证免疫系统的完整性是必需的,能提高人体免疫功能。虽然缺锌主要对各种 T 细胞功能产生影响,但锌耗竭还影响胸腺激素的产量和活性,淋巴细胞的功能,天然杀伤细胞的功能,依赖抗体的细胞介导的细胞毒性,免疫的个体发育,中性粒细胞功能以及淋巴因子的产生。

⑥锌能促进性器官和性机能的正常发育。锌除对激素受体的效能和靶器官的反应产生影响外,还在激素的产生、储存和分泌中起作用。缺锌对睾酮和肾上腺皮质类固醇等方面的影响最显著。

⑦锌对皮肤、骨骼、牙齿和视力有保护作用。

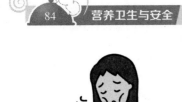

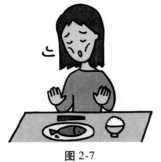

图 2-7

2）缺乏与过量

长期缺锌可引起食欲减退和异食癖，皮肤粗糙和上皮角化、脱发、创伤愈合慢且易感染、生长发育减慢、免疫机能降低，青春期缺锌可致性成熟障碍，成人长期缺锌可导致性功能减退、精子减少、胎儿畸形。

在锌正常摄入量和产生有害作用之间，有一个相对较宽的范围，加之人体有效的体内平衡机制，所以一般来说人体不易发生锌中毒。成人一次性摄入 2 克以上的锌会发生锌中毒，其主要特征是上腹疼痛、腹泻、恶心、呕吐。长期补充大量锌（100 毫克/天）时可产生其他慢性影响，包括贫血、免疫功能下降、高密度脂蛋白胆固醇降低。锌的毒性与其盐的形式有关。

3）影响吸收的因素

植物性食物中含有的植酸、鞣酸和纤维素等均不利于锌的吸收。动物性食物中的锌生物利用率较高。维生素 D、葡萄糖、乳糖、半乳糖和柠檬酸可促进锌的吸收。我国居民的膳食以植物性食物为主，含植酸和维生素较多，锌的生物利用率一般为 15% ~ 20%。

4）膳食参考摄入量

不同人群的推荐摄入量见表 2-5。

表 2-5　不同人群的推荐摄入量

单位:毫克/天

年龄/岁	性　别	锌	年龄/岁	性　别	锌
0 ~ 0.5	—	2	18 ~	男	12.5
0.5 ~ 1	—	3.5		女	7.5
1 ~ 4	—	4	孕早期	—	9.5
4 ~ 7	—	5.5	孕中期	—	9.5
7 ~ 11	—	7	孕晚期	—	9.5
11 ~ 14	男	10	乳母	—	12
	女	9			
14 ~ 18	男	11.5			
	女	8.5			

5）食物来源

动物性食物含锌丰富且吸收率高，若以每千克食物计算，牡蛎、鲱鱼的含锌量在 1 000 毫克以上，肝脏、瘦肉、牛奶、蛋类为 20 ~ 40 毫克；大豆、花生、芝麻为 30 ~ 60 毫克；蔬菜、水果含锌量较少。谷物加工越细丢失锌越多。目前人们吃精加工粮食较多，因而不少人处于缺锌的边缘。发酵谷物制品因植酸有一部分被水解,锌的吸收率高于未发酵制品。

2.7.8　硒

成人体内硒的总量为3~20毫克,硒广泛分布于人体各组织器官和体液中,肾中硒浓度最高,肝脏次之,血液中相对较少,脂肪组织中含量最少。

1)生理功能

①作为谷胱甘肽过氧化酶的组成成分,硒可以防止过氧化物在细胞内堆积及保护细胞膜。

②保护心血管和心肌的健康,降低心血管病的发病率。在我国以心肌损害为特征的克山病,发现缺硒是一个重要因素。

③有毒重金属的解毒作用。硒与金属有很强的亲和力,体内硒与汞、镉、铅等结合形成金属硒蛋白复合物而解毒,并使金属排出体外。

④维持正常生育功能、保护视觉器官以及抗肿瘤作用。补硒可使肝癌、肺癌、前列腺癌和肠癌的发生率明显降低,且原先硒水平越低的个体,补硒效果越好。

⑤抗艾滋病作用。补硒是减慢病程、提高生存率的有效方法。给艾滋病儿童补充硒可改善其出现的心脏合并症状。

⑥维持正常免疫功能。适宜硒水平对于保持细胞免疫和体液免疫是必需的。免疫系统依靠产生活性氧来杀灭外来微生物或毒物。补硒还可提高宿主抗体和补体的应答能力。

⑦抗氧化作用。硒是多种抗氧化酶的必需组分,它通过消除脂质过氧化物,阻断活性氧和自由基的致病作用,同时延缓衰老和抵抗相关疾病。

⑧对甲状腺激素的调节作用。对全身代谢及相关疾病会产生影响,如碘缺乏病、克山病、衰老等。

2)缺乏与过量

硒缺乏是发生克山病的重要原因。克山病也称地方性心肌病,于1935年在我国黑龙江省克山县发现,因而命名为克山病。克山病流行于荒僻的山岳、高原及草原地带。主要病变是心肌实质性变性,其发病与硒的缺乏有关。

大骨节病也与缺硒有关,表现为骨端软骨细胞变性坏死,肌肉萎缩和发育障碍,行走无力。用亚硒酸钠和维生素E治疗儿童大骨节病有显著疗效。缺硒还与新生儿溶血性贫血、感染敏感性有关。此外,某些癌症发病率高(如食管癌、胃癌、直肠癌),也与缺硒有关。

硒摄入过量可导致中毒,中毒体征主要是头发脱落和指甲变形,严重者可致死亡。

3)影响吸收的因素

人体对食物中硒的吸收率为60%~80%。硒的吸收与硒的化学结构及溶解度有关,无机硒和有机硒都易于吸收,溶解度高的硒化合物比溶解度低的更易被吸收。另外,性别、年龄、健康状况以及食物中是否存在硫、重金属、维生素等物质也有影响。在测定不同形式的硒生物利用率时,主要影响因素不是吸收率,而是转化成为组织中硒的生物活性形式的效力。

4）膳食参考摄入量

中国营养学会提出的每日膳食硒参考摄入量，18 岁以上者推荐摄入量为 60 微克/天。

5）食物来源

硒的良好来源是海产品和肝肾及肉类。谷类和其他种子的硒含量因它们生长环境的不同而差异较大，蔬菜和水果的含硒量较少。

2.7.9 碘

正常成人体内含碘 20～50 毫克，其中 15 毫克集中在甲状腺中，其余分布在骨骼肌/肺、卵巢、肾、淋巴结、肝、睾丸和脑组织中。甲状腺含碘量随年龄、摄入量及腺体的活动性不同而有差异。碘是甲状腺激素——四碘甲状腺原氨酸和三碘甲状腺原氨酸的组成成分，两者在代谢上具有重要的作用。

1）生理功能

碘在体内主要参与甲状腺的合成，其生理作用也是通过甲状腺的作用表现出来。

①参与能量代谢。在蛋白质、脂肪与碳水化合物的代谢中，碘促进氧化和氧化磷酸化过程；促进分解代谢、能量转换、增加氧耗量、加强产热作用，这些均在心、肝、肾及骨骼肌中进行，而对脑的作用不明显；碘参与维持与调节体温，保持正常的新陈代谢和生命活动。

②促进代谢和体格的生长发育。所有的哺乳动物都必须有甲状腺素，即需要碘维持其细胞的分化与生长。发育期儿童的身高、体重、肌肉、骨骼的增长和性发育都必须有甲状腺激素的参与，此时期碘缺乏可致儿童生长发育受阻，侏儒症的一个最主要的病因就是缺碘。已有研究表明，甲状腺激素促进 DNA 及蛋白质合成、维生素的吸收和利用，并有活化许多重要酶的作用，包括细胞色素酶系、琥珀酸氧化酶等 100 多种，对生物氧化和代谢都有促进作用。

③促进神经系统发育。在脑发育阶段，神经元的迁移及分化，神经突起的分化和发育，尤其是树突、树突棘、触突、神经微管以及神经元联系的建立，髓鞘的形成和发育都需要甲状腺激素的参与。

④激活体内许多重要的酶。据估计，细胞中有 100 多种酶系统需要甲状腺激素的活化。

⑤促进维生素的吸收利用。胡萝卜素转变成维生素 A 都离不开甲状腺激素。

2）缺乏与过量

碘缺乏症是世界性疾病。据 WHO 的资料显示，全球有 4 亿多人缺碘，儿童痴呆中 80% 是由于缺碘所致。碘缺乏不仅会引起甲状腺肿和克汀病，还可引起更多的亚临床克汀病和儿童智力低下的发生，故世界卫生组织于 1983 年提出了用"碘缺乏病"代替过去的"地方性甲状腺肿"。

①地方性甲状腺肿的特征。甲状腺肿大而使颈部肿胀，这是由于膳食中碘供给不足，甲状腺激素能对垂体分泌促甲状腺激素产生反馈作用，甲状腺激素分泌不足则导致垂体分泌过量的 TSH，刺激甲状腺增生肥大。

②地方性克汀病。易发生在儿童、女性发育期及妊娠期，在地方性甲状腺地区，若孕妇严

重缺碘,所生婴儿又继续缺乏碘的供给,易患一种侏儒型的呆小症,患儿甲状腺机能低下,反应迟钝,运动失调,身材矮小,生长发育停滞。地方性克汀病流行于地方性甲状腺肿较严重的病区。采用碘化食盐方法,可以预防碘缺乏。

碘摄入过量可造成高碘甲状腺肿,常见于发生摄入含碘高的饮水、食物,以及在治疗甲状腺肿等疾病中使用过量的碘制剂等情况。

3)影响碘吸收的因素

存在于十字花科植物中的致甲状腺肿素原和致甲状腺肿素,以及存在于葱类植物中的脂肪族二硫化物通过抑制甲状腺素过氧化物酶的活性来阻碍单碘酪氨酸和二碘酪氨酸的合成。

4)膳食参考摄入量

WHO/UNICEF/ICCIDD 建议正常人每日碘摄入量在 1 000 微克/天以下是安全的(表2-6)。根据我国高碘性甲状腺肿的发病情况,当儿童尿碘达 800 微克/升,可造成高碘性甲状腺肿流行。补碘后其尿碘水平应低于 300 微克/升。居民碘的可耐受最高摄入量定为:18 岁以上各人群为 600 微克/天。

表 2-6　不同人群碘的推荐摄入量　　　　　　　　　　　　　　　单位:μg/天

年龄/岁	碘	年龄/岁	碘
0 ~ 0.5	85	14 ~ 18	120
0.5 ~ 1	115	18 ~ 50	120
1 ~ 4	90	50 岁以上	120
4 ~ 7	90	孕妇早期	230
7 ~ 11	90	孕妇中期	230
11 ~ 14	110	孕妇晚期	230
乳母	240		

5)食物来源

人类所需要的碘,80% ~ 90% 的摄入量来自食物,其次为饮水和食盐。碘与食盐的配合比例为 1:100 000。食物中碘含量的高低取决于各地区土壤及土质等的碘含量。海带、紫菜、蛤干、蚶干、干贝、淡菜、海参、海蜇、龙虾等海洋生物含碘量丰富,是碘的良好来源。远离海洋的内陆地区或不易被海风吹到的地区,土壤和空气中含碘量相对较少,这些地区的食物含碘量也不高。陆地动物性食品含碘量高于植物性食品,蛋、奶含碘量相对稍高,其次为肉类,淡水鱼的含碘量低于肉类。

2.7.10　氟

成年人体内含氟总量为 2 ~ 3 克,主要分布在骨骼、牙齿、指甲和毛发中,尤以牙釉质中含量最多,人的内脏、软组织、血浆中含氟量较低。

1）生理功能

①预防龋齿。黏附在牙缝和牙面上的食物残渣中的糖分,在细菌的作用下,氧化成酸类如乳酸、焦葡萄酸等,它们都是牙齿的"腐蚀剂",焦葡萄酸是在烯醇化酶的作用下生成的,氟则是烯醇化酶活性的抑制剂,这是氟具有防龋作用的原因之一。另外,氟也是牙齿的重要组成成分,氟被牙釉质中的羟磷灰石吸附后,在牙齿表面形成一层抗酸性腐蚀的、坚硬的氟磷灰石保护层。

②预防老年性骨质疏松症。人体骨骼固体的60%为骨盐,氟能与骨盐结晶表面的离子进行交换,形成氟磷灰石而成为骨盐的组成部分。

③有利于钙和磷的利用及在骨骼中沉淀,可加速骨骼成长,促进生长,并维持骨骼的健康。

2）缺乏与过量

氟缺乏时,由于牙釉质中不能形成氟磷灰石而得不到保护,牙釉质易被微生物、有机酸和酶侵蚀,可导致龋齿的发生。此外,干扰钙、磷的利用而影响骨骼的健康,可导致骨骼疏松。

氟是一种累积性毒素,过量的氟可以引起代谢和中毒。急性氟中毒的症状和体征为恶心、呕吐、腹泻、腹痛、心功能不全、惊厥、麻痹以及昏厥,多见于特殊的工业环境中。氟的慢性中毒主要发生于高氟地区,因长期摄入过量的氟而引起,主要造成骨骼和牙齿的损害,其临床表现为斑釉症和氟骨症。长期摄入低剂量的氟所引起的不良反应为氟斑牙,牙齿的釉质发育不全,并产生锈色,而长期摄入高剂量的氟则可引起氟骨症,造成骨骼组织的氟化钙异常地增加,使骨密度增加,骨膜增厚,骨质增加,并有韧带和骨骼肌的钙化,引起运动系统的障碍。

3）影响吸收的因素

饮水中的氟可完全吸收,而食物中的氟吸收率一般在75%～90%。铝盐、钙盐可降低氟在肠道中的吸收,而脂肪水平提高可增加氟的吸收。

4）膳食参考摄入量

氟的需要量为1～2微克/天。人体每天摄入的氟约65%来源于饮水,30%来自食物。我国制订成年人氟适宜摄入量为1.5毫克/天,饮用水含氟量标准为0.5～1毫克/升。

5）食物来源

主要来源是饮用水,一般饮用水中氟的含量为0.2～1.0毫克/千克,软水中不存在氟,而有些硬水中氟可高达10毫克/千克,对牙齿的最适量为1毫克/千克。食品中氟的含量一般很低,低于1毫克/千克。一般情况下,动物性食品中氟高于植物性食品,海洋动物中氟高于淡水及陆地食品。海鱼中含量非常丰富,可高达5～10毫克/千克。富氟资源为茶叶,尤其是中国茶叶。

2.7.11 铬

正常人体内铬含量为6～7毫克,主要存在于骨、皮肤、脂肪组织等。除肺外,各组织和器官中的铬浓度均随年龄增长而下降,老年人常有缺铬现象。

1）生理功能

①铬是人体内葡萄糖耐量因子的重要组成部分，能增强胰岛素的作用。葡萄糖耐量因子可能是胰岛素的辅助因子，有增强葡萄糖的利用以及使葡萄糖转变成脂肪的作用。

②铬影响脂肪的代谢，具有提高高密度脂蛋白和载脂蛋白 A 的浓度及降低血清胆固醇的作用。

③三价铬与 DNA 结合，可增加其启动位点的数目，增强 RNA 和 DNA 的合成。

2）缺乏与过量

铬缺乏的原因主要是摄入不足或消耗过多，其危害有致生长缓慢、葡萄糖耐量损害、高葡萄糖血症等。一般膳食摄入很少出现铬中毒现象。

3）影响吸收的因素

无机铬的吸收率很低。铬与有机物结合，如啤酒酵母中的葡萄糖耐量因子，其吸收率可提高至 25%。高糖膳食会增加铬的丢失，明显提高铬平均排出量。膳食中的草酸盐和维生素 C 能促进铬的吸收，实验表明，同时进食铬的血浓度一直较高。植酸盐以及高含量单糖与双糖不利于铬的吸收。

4）膳食参考摄入量

中国营养学会 2013 年制定铬的成人推荐摄入量为 30 微克/天。

5）食物来源

铬的良好来源为肉类、海产品、谷物、豆类、坚果类、黑木耳、紫菜、啤酒、黑胡椒等。乳类、水果、蔬菜中铬含量低。

2.7.12　铜

正常成人体内铜总量为 50～120 毫克，广泛分布于各组织中。在肝脏、血液、肾、心、脑等含量较高，脾、肺、肌肉、骨次之，腺体如脑垂体、甲状腺和胸腺含量最低。

1）生理功能

①铜是人体许多重要酶的组成成分，如酪氨酸酶、赖氨酸氧化酶、超氧化物歧化酶都是铜酶，它们分别影响人体的黑色素形成、结缔组织和弹性组织的结构以及机体解毒。

②铜还是血浆铜蓝蛋白的组成成分，在血红蛋白形成中起作用。

③与胆固醇代谢、糖代谢、心脏功能、免疫功能、激素分泌等有关。

2）缺乏与过量

人体一般不易缺乏铜。铜缺乏一般由一些疾病引起，如长期腹泻、长期完全肠外营养、铜代谢障碍等。机体缺铜可引起贫血、白细胞减少、血浆铜蓝蛋白和红细胞含铜超氧化物歧化酶含量下降、心律不齐、神经变性、胆固醇升高、皮肤及毛发脱色和骨质疏松等症状。

铜对于大多数哺乳动物来说是无毒的。人体急性铜中毒主要是由于误食铜盐或食用与铜容器或铜管接触的食物或饮料，出现口腔有金属味、上腹疼痛、恶心呕吐等，严重者甚至发生

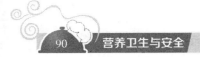

肝、肾衰竭、休克、昏迷以致死亡。

3）影响吸收的因素

食物中铜的平均吸收率为 40% ~ 60%，食物中大量的铁、锌、植酸盐、纤维素和维生素 C 影响铜的吸收和利用。

4）膳食参考摄入量

2000 年中国营养学会提出成人铜的推荐摄入量为 0.8 毫克/天，可耐受最高摄入量为 8 毫克/天，孕妇为 0.9 毫克/天，乳母为 1.4 毫克/天。

5）食物来源

铜广泛存在于各种食物中。茶叶、葵花籽、核桃、可可、肝等是铜的丰富来源；大豆制品、蟹肉、土豆、紫菜等是铜的较多来源；稻米、油脂、水果、蔬菜、奶及奶制品等含铜较少。

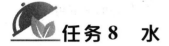

任务 8　水

【案例导入】

喝水过量引起"水中毒"

张小姐对自己的"丰满"身材很不满意。听说多喝水既减肥又美容，一周以来，她几乎每小时喝 500 ~ 600 毫升水。大约 7 天后，张小姐出现头痛、呕吐的症状。经医生检查后发现，竟是过量饮水导致患了"脱水低钠症"。

水是机体中含量最多的成分，占人体组成成分的 50% ~ 80%。水在体内主要分布于细胞内液、细胞外液，以及身体的固态支持组织中。细胞内液约为总水量的 2/3，约占人体体重的 45%，细胞外液约占总水量的 1/3。

水在人体中以自由水和结合水两种状态存在。

2.8.1　生理功能

1）机体的重要成分

水是人体含量最大和最重要的部分，成人体内水分含量约占体重的 2/3。水广泛分布在细胞内外，构成人体的内环境。

2）促进体内物质代谢

人体内的所有物质代谢过程都有水的参与。水的溶解度很高，有较强的电解力，可使水溶物质以溶解状态和电解质离子状态存在，具有较大的流动性。水可作为营养素的溶剂，有利于将其吸收和在体内运送；还可作为代谢产物的溶剂，有利于将其及时排出体外；难溶或不溶于水的物质,如脂类及某些蛋白质等分散于水中成为胶体溶液。水作为体内胶态系统的主要成分,有利于它的形成和排泄,使人体内新陈代谢和生理化学反应得以顺利进行。此外,水还直接参与体内的水解、氧化剂还原的过程。

3）调节和维持体温

水对体温的调节和维持,与它的理化性质密切相关。水的比热高,流动性大,体液和血液中水的含量也大。大量的水能吸收体内物质代谢过程中产生的热量,而使体内温度变化不大,并通过体液交换和血液循环,将体内代谢产生的热量运送到体表散发到环境中,使机体能维持均匀而恒定的温度。水的蒸发热也高,所以,体热可随着水分经皮肤的蒸发和排汗而散热,这对在高温环境中的机体具有重要的生理意义。

4）润滑作用

在关节、胸腔、腹腔和胃肠道等部位,都存在一定量的水分,对器官、关节、肌肉、组织等起到缓冲、润滑和保护的作用。如关节腔内的滑液能减轻活动时的摩擦,口腔中的唾液可使食物容易吞咽,泪液防止眼球干燥。

5）食品的重要成分

水是动植物食品的重要成分,它对食品的营养品质及加工性能有重要影响。水分对食品的鲜度、硬度、流动性、呈味性、保藏和加工等方面具有重要影响;在食品加工过程中,水起着浸透呈味物质的作用;水的沸点、冰点及水分活度等理化性质对食品加工有重要意义。

2.8.2　水在人体内的平衡

1）水的平衡

（1）人体水的摄入

人体水的摄入或获取有两条途径,包括饮食及代谢。饮食又有饮水、食物水两方面。饮水包括喝水、奶、汤和各种饮料,是人体水的主要来源。饮水量因气温、生活习惯、工作性质和活动量而异。食物水是指各种食物中所含的水,因膳食组成的差异而不尽相同。

代谢水也被称为氧化水,主要来源于蛋白质、脂肪和糖类代谢时产生的水,每克蛋白质产生的代谢水约为0.41克,脂肪为1.07克,糖类为0.60克,其变化范围很小。通常,每人每天饮水约1 200毫升,食物中含水约1 000毫升,代谢水约300毫升。

（2）人体水的排出

人体每日以各种方式排出机体的水分,总量合计为2 000～2 500毫升。其中包括从皮肤、肺部、消化道、肾脏等器官排出的水分。

通过蒸发和汗腺分泌,每日由皮肤排出的水分,大约为550毫升。一般状态下,由于呼吸,人体肺部每天失去大约300毫升的水。在空气比较干燥的时候,由此失去的水分还会增加;消化道分泌的消化液,含水量每天大约高达8升。在正常情况下,消化液会在小肠被吸收,所以每日仅有150毫升的水随粪便排出。但是,当人体处于腹泻、呕吐等病态时,由于大量消化液不可能再发生正常吸收,所以丢失大量的水分,从而造成机体脱水状态。

从肾脏排出的水占人体每日失水的60%左右,其排水量不定,一般随体内水的多少而增减,从而保持调节机体内水的平衡。正常时,每日可经肾小球滤出的原尿有150~200升。但实际每日排出的尿只有1~1.5升。这是因为肾小管将大部分滤出的水分又重新被吸收的缘故。

2)水的缺乏或过量

在正常情况下,人体排出的水和摄入的水是平衡的,体内不储存多余的水,但也不能缺少水分。

(1)水缺乏

水摄入不足或丢失过多,可引起机体失水。一般情况下,失水达到体重的20%,可感到口渴、食欲降低、消化功能减弱、少尿;失水达10%以上,可出现烦躁、眼球内陷、皮肤失去弹性、全身无力、体温和脉搏数增加、血压下降;失水超过20%以上时,可引起死亡。

(2)水过量

水摄入量超过肾脏排出的能力,可引起体内水过量或水中毒。这种情况多见于疾病,如肾脏疾病、肝脏病、充血性心力衰竭等。正常人极少见水中毒,但严重脱水且补水方法不当也会发生。

水的需要量受年龄、体重、气候、劳动条件、疾病和损伤等方面的影响。年龄越大,每千克体重需要的水量越小。正常人每日每千克体重需水量约为40毫升,婴儿的需水量为成人的3~4倍。

同时,人体每日需水量也可按能量摄取的情况估计。一般来说,成人每日摄取11千卡的能量约需水1毫升。

2.8.3　科学饮水

水分对于人体的健康至关重要,但是饮水的方式也要得当,应该提倡科学饮水。

第一,饮用健康水,包括没有受到污染的自然水(又称天然水)和含适量微量元素和矿物质的自然水。

第二,每日适量喝水、不暴饮。一个人每天的饮水量,应视气候、温度、身体状况和工作条件而定。暴饮会加重心、肺、胃肠的负担,引起消化不良、胃下垂,甚至心、肺衰竭。

第三,饮水要定时,切勿只在口渴时饮水。口渴是大脑中枢发出要求补水的信号,说明体内水分已经失衡,到这时再补水,往往事倍功半。

第四,要喝开水,不喝生水。煮开并沸腾3分钟的开水既无菌,又能保持水中对人体必需的营养物质。经常饮用生水的人患膀胱癌、直肠癌的可能性增加。

第五,要喝新鲜开水,不要喝老化水、蒸锅水、重新煮开的水。

老化水俗称"死水",也就是长时间储存不动的水。常饮用这种水,对未成年人来说,细胞新陈代谢会明显减慢,影响身体生长发育;中老年人则会加速衰老。许多地方的人由于常饮用这种水,其食道癌、胃癌发病率也日益增高。

蒸锅水即蒸点心的剩锅水,特别是经过多次反复使用的蒸锅水,亚硝酸盐浓度很高。常饮会引起亚硝酸盐中毒;水垢经常随水进入人体,还会引起消化、神经、泌尿和血液系统病变,甚至引起早衰。

有人习惯把热水瓶中的剩余温开水重新烧开再饮,这样导致水烧了又烧,使水分再次蒸发,亚硝酸盐升高,常喝这种水,亚硝酸盐会在体内积聚,引起中毒。

饮水的选择与人们的生活水平和生活习惯密切相关,事实上最卫生、方便、经济的饮水就是白开水。

任务9　各种营养素之间的关系

【案例导入】

平衡膳食才能远离骨质疏松症

张大妈睡觉的时候经常遇到腿抽筋、腰腿痛,她怀疑自己患上了骨质疏松症,于是买了钙片,每天坚持吃,可是总不见效,只好去医院找医生。经检查,她的确患上了骨质疏松症。医生还告诉她,骨质疏松症的原因有很多,跟饮食有很大关系,比如盐吃太多引起缺钙,糖吃多可能会缺钙,挑食、偏食、节食等不良习惯也会导致人体无法摄取足够多的维生素、矿物质和蛋白质,身体处于营养元素失衡、营养不良的状态,便会导致缺钙。而蔬菜中的钾、镁、维生素C、维生素D等多种物质可促进钙吸收。因此,膳食中既要注意机体对营养素摄取和消耗之间的平衡,还要保持机体内各种营养素之间的平衡。

2.9.1　营养素相互影响的作用方式

①各营养素之间直接作用,如糖类、脂肪对蛋白质的节约作用,非必需氨基酸(如胱氨酸、酪氨酸)对必需氨基酸(如蛋氨酸、苯丙氨酸)的节约替代,钙、镁、锌、铜、钾、钠等的离子之间的相互配合和拮抗。

②一种营养素可转化为另一种营养素,如色氨酸是尼克酸的前体,β-胡萝卜素可在体内转化成维生素A。

③一种营养素参与另一种营养素的代谢,如维生素对产热营养素和能量代谢的影响,无机离子对调节代谢的酶类有激活或抑制作用。

④营养素吸收和排泄的相互影响,如维生素D促进钙、磷的吸收,维生素C、蛋白质促进铁的吸收。

⑤通过激素的影响而间接影响其他营养素的代谢,如碘通过甲状腺素影响糖和脂肪的代谢。

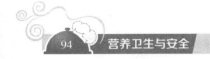

2.9.2 营养素之间的相互关系

1)产热营养素之间的关系

三大产热营养素——蛋白质、脂肪和糖类,除了各自有其独特的生理功能之外,它们在能量代谢中既相互配合又相互制约。脂肪和糖类在体内可以相互转化、相互替代,而蛋白质是不能由脂肪或糖类替代的。但充裕的脂肪和糖类供给可避免蛋白质被当作能量的来源。脂肪必须有糖类的存在才能彻底氧化而不会因产生酮体导致酸中毒。当能量摄入超过消耗时,不论这些多余的能量是来自脂肪还是来自蛋白质或糖类,都会一律转化成脂肪积存体内造成肥胖。由此可见,在膳食中必须合理搭配这三种营养素,保持三者平衡,才能使能量供给处于最佳状态。

2)维生素与产热营养素之间的关系

维生素与产热营养素之间密切相关。蛋白质、脂肪、糖类这三大营养素的能量代谢过程需要维生素 B_1、维生素 B_2 和维生素 B_5 参与,因此这 3 种维生素的需要量随能量代谢的增加而增加。

膳食中多不饱和脂肪酸越多,体内越容易产生过氧化物,这时便需要增加维生素 E 的摄入量以对抗氧化损伤。

脂肪可促进脂溶性维生素的吸收,膳食中如果蛋白质过少,则维生素 B_2 不能在体内存留,会通过尿液排出体外。

3)氨基酸之间的关系

必需氨基酸和非必需氨基酸都是合成蛋白质必不可少的,为使蛋白质合成能够正常进行,必须充足地供给这两类氨基酸。有些非必需氨基酸可部分替代必需氨基酸。例如,胱氨酸可部分替代蛋氨酸,酪氨酸可部分替代苯丙氨酸。食物中缺乏某一种或几种氨基酸时,可在食物中添加化学合成的氨基酸,强化所缺的氨基酸,以提高其蛋白质营养价值,但是必须严格掌握剂量。如果过量加入某一种氨基酸会造成氨基酸不平衡,反而降低蛋白质的利用率,这种不良影响以蛋氨酸过量时最为严重。

4)维生素之间的关系

维生素 C 有利于叶酸的利用,维生素 B_1、维生素 B_2 又影响维生素 C 的吸收;缺乏维生素 B_1 时,维生素 B_2 不能得到很好的利用;维生素 B_2 不足,常伴有维生素 B_5 的缺乏;维生素 E 可保护维生素 A 不被氧化。

5)矿物质之间的关系

各种微量元素之间相互协同或相互拮抗。

适量的锌有利于铁的代谢,过量的锌则阻止铁的利用;铁和锰、铁和钴相互干扰吸收过程,又能协同产生生血效果;铜促进铁的吸收,过量的磷干扰铁的吸收;铁可促进氟的吸收。

锌可以拮抗镉的毒性,镉可以干扰锌的吸收;钴和镍有利于锌的吸收。

硒可降低汞、镉、砷等元素的毒性,与钼、铬、铜、硫有拮抗作用,锌过多则干扰硒的吸收。

6)矿物质与其他营养素之间的关系

矿物质影响产热营养素的代谢。例如,铁、磷、镁参与生物氧化过程,碘通过甲状腺素、锌和铬通过胰岛素间接作用于产热营养素,钠和钾促进氨基酸和葡萄糖的吸收。

矿物质与维生素相互配合,相互作用。钴是维生素 B_{12} 的组成成分,维生素 C 促进铁的吸收,维生素 D 影响钙、磷的吸收和排泄。

7)膳食纤维与其他营养素之间的关系

膳食纤维可降低胆固醇,通过升高胰岛素从而降低血糖。膳食纤维可与钙、铁、锌等矿物质结合在一起,排出体外,而影响矿物质的吸收利用。膳食纤维也可起到降低小肠消化酶的作用,同时降低脂肪和蛋白质的利用率。

【情景回顾】

日本人之所以长寿,究其原因,除了日本有多雨的良好自然环境和发达国家完备的医疗体系以外,非常重要的是日本人的饮食结构很合理。

在日本人的饮食中,碳水化合物、脂肪和蛋白质三大营养素比例相对合理,尤其是脂肪的摄入量相对欧美人要少得多,饮食比较清淡。理想是营养平衡,脂肪摄入量应该占总摄入量的25%左右,日本人的脂肪摄入量基本保持这一比例,而欧美人很多情况下达40%以上。日本人饮食中的蛋白质大量来自豆类和鱼类,豆腐等豆类食品的食用频率也非常高。另外,由于日本是个岛国,鱼类、水产品在日本人的餐桌上一直占有非常重要的地位,例如刺身、寿司都是日本人日常食用的食物。上述原因使得日本人的人均寿命居世界前列。

思考题

1.为什么说蛋白质是构成生命的重要物质基础?如何评价蛋白质的营养价值?

2.人体所需的必需氨基酸、必需脂肪酸各有哪些?

3.蛋白质、糖类、脂类的生理功能有哪些?缺乏这3种营养素对人体有何影响?

4.维生素分几类?常见的有哪些?它们的共同特点和区别是什么?

5.举例说明维生素的生理作用、维生素过多或过少所引起的疾病。

6.为什么说水是生命之源?

7.钙、铁、锌、碘的生理功能有哪些?如果缺乏该如何补充?

单元 3
食物的营养价值

【情景引入】

早在 2005 年,中国癌症研究基金会公布的一项调查数据就显示,中国乳腺癌发病率的增长速度超过欧美。中国抗癌协会理事长在首届"中国的乳腺癌防治国际论坛"开幕式上说:"近年来,中国妇女乳腺癌发病率呈急剧上升趋势,成为城市中死亡率上升最快的癌症。"

早期的流行病学研究发现,西方国家的妇女患乳腺癌的比例比日本高 23 倍,日本男人患前列腺癌的比例也低于西方国家。探究原因,专家发现豆类食品的摄入量是东西方饮食差异最大的地方。西方饮食中几乎不含大豆制品。那么,大豆是怎样起到预防癌症作用的呢?

请认真学习本单元,找到答案。

【能力目标】

1. 能够运用营养学有关知识来分析某一种(或某一类)食物的营养特点。

2. 能够评价常见食物的营养价值并合理选择食物。

3. 能够根据不同消费者的需求,合理指导膳食。

【知识目标】

1. 了解食物的种类及食物营养价值的评定方法。

2. 理解各类食物的营养特点和食疗功效。

食物是人类赖以生存的物质基础,人体所需要的营养素主要从各类食物中获得。根据食物的性质和来源主要将食物分为两大类:植物性食物及其制品,动物性食物及其制品。植物性食物包括谷类食品、薯类食品、豆类食品、蔬菜类食品、坚果类食品、水果类食品及菌类食品;动物性食品包括畜禽肉食品、水产类食品、乳类食品及蛋类食品。

任务1　粮谷类食物的营养价值

【案例导入】

你知道米饭怎么做营养价值更高吗?

做米饭有 3 种方法:一是煮米饭,如图 3-1 所示,煮饭时锅底与热源直接接触,会出现锅巴。二是蒸米饭,即先将米煮成半熟,通过蒸汽加热做米饭的方法,食堂常采用,一次可大量制作。三是捞米饭,再滤掉米汤上甑蒸熟的方法,此方法会造成水溶性营养素流失。

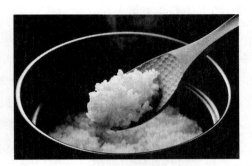

图 3-1　煮米饭

3.1.1　谷　类

谷类主要指禾本科植物的种子,主要包括大米、小麦、玉米、高粱、荞麦等。谷类在我国人民的膳食中占有重要的地位,被称为主食。谷类是供给能量最主要的来源,它们为我国人民提供了膳食中 50% ~ 70% 的能量,40% ~ 60% 的蛋白质和 60% 以上的维生素 B_1。

1)谷类的营养价值

(1)能量

谷类是我国膳食中能量的主要来源,也是能量的最经济来源,它含糖类 75% ~ 80%,主要是淀粉。50 克谷类可供能量约 175 千卡。

(2)糖类

谷粒中糖类约占 70%,其中约 90% 为淀粉,主要在胚乳内;其余约 10% 为糊精、葡萄糖、果糖和膳食纤维等。

(3)蛋白质

谷类并非是富含蛋白质的食物(每 100 克谷类约含蛋白质 7 ~ 10 克),其中谷氨酸含量丰富,但缺乏赖氨酸,胚芽中有较多赖氨酸,但易在加工过程中损失掉。动物蛋白质、大豆蛋白质可以补充谷类蛋白质的不足。

(4)脂肪

谷粒中脂类以甘油三酯为主,还含有少量的植物固醇和卵磷脂;小麦和玉米胚芽中的甘油三酯以不饱和脂肪酸为主,达80%以上,其中亚油酸占60%,具有较高的营养价值。谷类脂肪量很低,主要存在于胚芽及糊粉层中,加工后所剩无几。

（5）矿物质

谷类的矿物质大部分集中在谷皮、糊粉层和胚芽层,有磷和一些微量元素,如铁、铜、锌、钴、硒、锰、铂、镍、铬等,经过精制以后含量都很少。

（6）维生素

人体的B族维生素主要来源于谷类,维生素 B_1、维生素 B_2、烟酸、泛酸等含量高于其他烹饪原料,主要集中在糊粉层和胚芽部分,加工方法与加工精度影响维生素的含量,加工精度越高,维生素损失越大。

2）谷类加工对营养价值的影响

糙米和全麦要经过加工,即经过适当的碾磨,去掉部分谷皮,产品比较洁白,并增进消化。谷粒所含的矿物质、维生素、蛋白质、脂肪,多在谷粒的周围和胚芽中,向内逐渐减少,因此加工的精度越高,谷粒的周围部分和大部分胚芽去掉得越多,营养素也就损失得越多。在出粉率达到90%时B族维生素的含量就会大大下降,出粉率达到70%时B族维生素的保存率一般仅为总量的35%以下。

谷粒含糖类高,其加工越精细,其血糖生成指数越高,糖类消化吸收越快,血糖上升峰值越高;粗加工谷粒食物正好相反,因而对人体健康有利,但应适当食用。由于加工过于粗糙,不但口感差,其膳食纤维和植酸含量也高,会影响其他营养素的吸收,尤其不适合中老年人和消化功能弱的儿童食用。

3）谷类的合理使用

（1）粮食混食

由于各种粮食的营养成分不完全相同,几种粮食混合食用可以提高营养价值。膳食中采用一部分粗粮或杂粮如小米、玉米、甘薯之类,不仅可以增加维生素和矿物质的摄入量,还可以利用它们之间蛋白质的互补作用。提倡少食精白米面。

（2）注意合理烹调

B族维生素及矿物质均易溶于水,因此淘米时除非谷粒被污染,否则应避免过分的揉搓,用盆或碗蒸饭比捞饭(即先煮米,去掉米汤,然后再蒸)损失营养素少。米汤及煮面条的汤应设法利用,食用原汤面条较好。

（3）采用强化粮食的方法

在食品中加入某些营养素,以弥补缺少的营养素,称为强化食品。国外用强化粮食的办法改进谷类的营养价值。如:

①在面粉或米粉中加入赖氨酸以提高蛋白质的营养价值。

②在精白面粉中加入硫胺素、核黄素、尼克酸、钙、铁等。

③在大米中加硫胺素、核黄素、尼克酸和铁,食用时按一定比例与精白米混合。

3.1.2　薯　类

薯类属于原料杂粮类,主要有土豆、甘薯、木薯、芋头等,是我国居民既作主食又当蔬菜的传统食物。

1)薯类的营养价值

(1)糖类

每百克干薯类食物中含有80克左右的糖类,高于谷类食物。薯类食物含有优质淀粉,尤其是木薯的淀粉极易消化,适宜婴儿及病弱者食用。

(2)膳食纤维

每百克干薯中含有1.5~2.0克膳食纤维,约是谷类的2倍。薯类食物中所含有的纤维素、半纤维素、果胶等膳食纤维,有利于肠道蠕动、食物消化。

(3)维生素

每百克干红薯中胡萝卜素和维生素C的含量分别为750微克和25毫克,在土豆粉中分别为120微克和27毫克,而在谷类食物中基本不含有这些维生素。

(4)矿物质

薯类食物的钙、铁含量较高,每百克薯类食物含钙量为100~200毫克,铁为10毫克。

(5)特殊的营养保健成分

薯类食物含有黏体蛋白,可以预防心血管系统的脂肪沉积,保持动脉血管弹性,防止动脉粥样硬化。同时,对减少眼干燥症的发生和预防某些癌症有着重要作用。

2)薯类合理加工

薯类适合加工的品种有两种,可分为淀粉加工和食品加工两类。一般食用的品种不要求淀粉含量高,而要求薯肉紧密;烹调时要求薯肉成熟但不变成糊状,可选用煎、炒等方法。对于制作淀粉用的品种则要求淀粉含量越高越好。目前我国在生产上用于淀粉和全粉加工的品种,以一季作物种植的高淀粉品种为主。二季作物种植的品种因春季生长期短,一般都为早熟品种,淀粉含量低,不适合淀粉加工,而适合烹调。

薯类的制作方法同样重要,煮食或做汤,营养吸收好。由于烹调方法选择不当,维生素会大量损失,尤其油炸的加工方法,增加脂肪,成倍提高能量,因此,要避免吃油炸薯条和烤地瓜。

薯类中含有易使薯类褐变的物质,因此去皮或切段食用时,暴露于空气的切面易发生褐变。加工时用亚硝酸溶液浸渍或水冲洗处理可以防止因储藏不当土豆在芽眼或绿色皮部会含有有毒的龙葵素,加工时需除去。

3.1.3　豆　类

豆类包括各种豆科栽培植物的可食种子,其中以大豆最为重要,也包括红豆、绿豆、豌豆、蚕豆等各种杂豆。豆类提供的能量与粮谷类相似,但其提供的蛋白质和脂类要比粮谷类高得

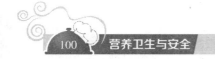

多,B 族维生素的含量也多于粮谷类。豆类与谷类种子结构不同,其营养成分主要在子粒内部的子叶中,因此在加工中除去种皮不影响营养价值。

1)大豆的营养价值

大豆主要指黄豆、青豆、黑豆等。

(1)蛋白质

大豆蛋白质含量平均为30%～50%,是一般粮谷类的 3～5 倍,8 种必需氨基酸含量符合人体需要,除蛋氨酸略低外,其余与动物性蛋白质相似,且赖氨酸含量比较丰富,是与粮谷类蛋白质互补的理想食物(粮谷类赖氨酸为第一限制氨基酸)。

(2)脂类

大豆脂类平均含量18%,其中约85%为不饱和脂肪酸,饱和脂肪酸占15%左右。脂肪酸中亚油酸占55%;此外约有21%为油酸,9%为棕榈酸;6%为硬脂酸及少量的其他脂肪酸;磷脂约为1.5%,其中主要为大豆磷脂,其含量高于鸡蛋。

(3)碳水化合物

大豆中的碳水化合物含量不高,约为25%,其中一半为淀粉、半乳聚糖、蔗糖等;另一半则为棉籽糖、水苏糖等,存在于大豆细胞壁中,不能被人体消化吸收,在肠道中经细菌作用可发酵产生二氧化碳,引起腹部胀气,所以大豆应加工后食用,少吃纯大豆。在计算大豆碳水化合物含量时也应该折半计算。

(4)矿物质与维生素

大豆中含丰富的铁、磷、钙,但由于膳食纤维的存在,引起钙、铁的消化率不高。另外,维生素 B_1、维生素 B_2、烟酸等 B 族维生素含量也比粮谷类多数倍,还含有一定胡萝卜素及维生素 E。

2)其他豆类的营养价值

豌豆、蚕豆、绿豆、赤小豆、芸豆、刀豆等豆类称为杂豆,其营养素的组成和含量与大豆有很大的区别,碳水化合物含量比较高,为55%～60%;蛋白质的含量低于大豆,但高于粮谷类,蛋白质含量为20%～25%;脂类的含量比较低,为0.5%～2%,只有大豆脂肪的十几分之一。此外,还含有矿物质钙、磷、铁和复合维生素 B;缺乏胡萝卜素,不含维生素 C。

3)豆制品的营养价值

大豆经过浸泡、磨细、过滤加热等处理过程,减少了膳食纤维,提高了蛋白质的消化率。

(1)豆腐

豆腐根据其加工方法的不同可分为南豆腐与北豆腐两种。南豆腐含水量约90%,质地细嫩,蛋白质含量为4.7%～7%,脂肪含量在1%左右,另外还含有一些碳水化合物。北豆腐一般采用脂肪厚的大豆制取,含水量为85%左右,脂肪含量不到1%,蛋白质含量有所增加,在7%～10%,质地比南豆腐硬。豆腐在加工过程中去除了大量膳食纤维,各种营养素的利用率有所提高,蛋白质消化率为92%～96%。

(2)豆浆

豆浆的蛋白质一般在2.5%～5%,主要与原料用水量与加水量有关;脂肪含量低,适合老年人及高血脂患者饮用,避免牛奶中高含量的饱和脂肪酸对老年人及心血管系统疾病患者产生的不利影响。

（3）豆腐干

与豆腐相比,豆腐干与千张含水量明显较低,其各种营养素含量有所增加。

（4）发酵豆制品

发酵豆制品包括豆豉、豆瓣酱、豆腐乳、臭豆腐等。大豆经过发酵工艺后,蛋白质部分发生分解,较容易消化吸收。发酵使谷氨酸游离出来,豆制品味较鲜美而且维生素 B_{12} 和核黄素的含量有所增加。

（5）豆芽

大豆与绿豆都可以制作豆芽,其营养素除含有豆类本身的营养素外,在发芽过程中还产生了维生素 C。

4) 豆类中抗营养因素

各种豆类中都含有一些抗营养物质,它们不利于豆类中营养素的吸收利用,甚至对人体健康有害。

多种豆类中都含有蛋白酶抑制剂,它们能够抑制人体内胰蛋白酶、胃蛋白酶、糜蛋白酶等蛋白酶的活性。由于存在这类物质,生大豆的蛋白质消化吸收率很低。红细胞凝集素也存在于多种豆类中。它是一类糖蛋白,能够与人体的红细胞结合,使红细胞发生凝集作用,对人体有一定毒性。适当的湿热处理可使这种蛋白质失活,蛋白酶处理也可使之分解。

豆类中所含的大量植酸会妨碍钙和铁的吸收;大豆中含有丰富的脂氧合酶,它不仅是豆腥味的来源之一,而且在储藏中容易造成不饱和脂肪酸的氧化酸败和胡萝卜素的损失。

5) 豆类的合理使用

（1）要注意制备方法

影响豆类蛋白质的因素有两个:一是豆中含有抗胰蛋白酶因子,它抑制胰蛋白酶的作用,影响豆类蛋白质的消化率。豆经过加热煮熟后,抗胰蛋白酶即被破坏,不影响消化。二是豆类细胞壁含有粗纤维,使大豆蛋白质难以与消化酶接触,如将大豆浸泡,使细胞壁软化,并磨细制成豆浆、豆腐等,比整粒煮熟的大豆消化率要高。

（2）利用豆类改进谷类蛋白质的质量

各种豆类的蛋白质,一般都富含赖氨酸,而谷类蛋白质的赖氨酸一般均偏低。所以将豆类和谷类混合食用,豆类蛋白质可以补充谷类蛋白质的不足,提高膳食蛋白质的营养价值。

 任务2　肉蛋乳及水产品类食品的营养价值

【案例导入】

吃肉多导致糖尿病

王先生最近出现了糖尿病典型的"三多一少"症状,于是去医院就诊。经检查,他血液中的铁蛋白含量非常高。王先生一开始还纳闷，以前只听说缺铁性贫血，平时需要注意补铁，没听说铁含量高还会生病。医生解释说，过多的铁就像催化剂一样，激发人体氧化应激反应，导致胰腺损伤，进而导致血糖波动，增加2型糖尿病患病的危险。

那么，这些过多的铁是从哪里来的呢？经医生询问，王先生习惯了无肉不欢、顿顿有肉的生活，这样的饮食习惯一方面摄入脂肪超标，腰围、体重不断增加，内分泌和代谢功能受到影响；另一方面，肉类中"消化"不了的铁元素，自然就堆积在身体里了。因此，生活中要注意平衡膳食，多吃蔬果等健康食物，减少肉类食物的摄入。

3.2.1 畜禽肉

畜肉包括牛、猪、羊等大牲畜肉及内脏，其中蛋白质、维生素和矿物质的含量随动物的种类、年龄、肥育度和部位的不同而有很大差异。畜肉是膳食中蛋白质、脂肪和B族维生素的重要来源。

1）畜肉类的营养价值

（1）蛋白质

畜肉含蛋白质10%～20%，含量与动物种类、年龄、肥瘦有关。肥肉多脂肪，瘦肉多蛋白质，牛肉（20%）>羊肉（11%）>猪肉（9.5%）。肉类生理价值高，含必需氨基酸，消化吸收率高。

（2）脂肪

畜肉中脂肪的含量与畜种、部位、年龄、肥育度等关系密切。畜肉中的肥肉含有90%左右的脂肪，蛋白质含量仅2%～3%；瘦肉中含有10%～20%的蛋白质和0.4%～25%的脂肪。猪肉平均约59%>羊肉（28%）>牛肉（10%）。

畜肉脂肪中饱和脂肪酸较多，肥畜肉含胆固醇为100～200毫克/100克，瘦猪肉中含胆固醇为77毫克/100克，而猪肝为368毫克/100克，是瘦肉的4～5倍。

（3）维生素

瘦肉含一定的B族维生素，维生素 B_1 较高，基本不含维生素A、维生素C。肝是各种维生素在动物体内的储藏场所，是维生素A、维生素D、维生素 B_2 的极好来源，还含有少量维生素C和维生素E。

（4）矿物质

畜肉是铁、锌等矿物质的重要来源。肉类中的铁以血红素铁的形式存在，生物利用率高，吸收率不受食物中各种干扰物质的影响。肝脏是铁的储藏器官，含铁量居各部位之首。血液的脾脏也是膳食铁的优质来源。畜肉中钙含量很低，而磷含量较高。此外，畜肉中锌、铜、硒等微量元素较丰富，且其吸收利用率比植物性食品高。肉类含 Ca，S，P，Cl 较多，是酸性食品。

（5）含氮化合物

肉味鲜美是由于肉中含"含氮浸出物"，能溶于水的含氮物如肌溶蛋白、肌肽、肌酸、肌肝、嘌呤碱和少量氨基酸。能促进胃液分泌，浸出物多，味浓。

2）禽肉的营养价值

鸡、鸭、鹅、鹌鹑、火鸡、鸵鸟等统称禽类,以鸡为代表。它们被称为"白肉",与被称为"红肉"的畜肉相比,在脂肪含量和质量方面具有优势。

（1）蛋白质

禽肉中蛋白质含量为 $10\% \sim 20\%$ 。去皮鸡肉和鹌鹑的蛋白质含量比畜肉稍高,为 20% 左右。鸭、鹅的蛋白质含量分别为 16% 和 18% 。禽肉的蛋白质也是优质蛋白,生物价与猪肉和牛肉相当。

（2）脂肪

在各种肉用禽类中,火鸡和鹌鹑的脂肪含量较低,在 3% 以下。鸡和鸽子的脂肪含量类似,为 $14\% \sim 17\%$,鸭和鹅的脂肪含量达 20% 左右。因肥育度的不同,脂肪含量可以有很大的差异。肥育禽类,如肥育肉鸡、填鸭等的脂肪含量可达 $30\% \sim 40\%$ 。禽类脂肪中不饱和脂肪酸的含量高于畜肉,其中油酸约占 30% ,亚油酸占 20% 左右,在室温下呈半固态,因而营养价值高于畜类脂肪。其胆固醇含量与畜肉相当。

（3）维生素

禽肉中 B 族维生素含量丰富,特别是富含尼克酸。肝脏中各种维生素的含量均很高,维生素 A、维生素 D、维生素 B_2 含量丰富。

（4）矿物质

禽肉中铁、锌、硒等矿物质含量很高,禽类肝脏和血中的铁含量可达 $10 \sim 30$ 毫克/100 克,可称为铁的最佳膳食来源。

（5）含氮浸出物

与年龄有关,同一品种幼禽肉汤中含氮浸出物低于老禽。禽肉煮沸后蛋白质遇热凝固,仅有很小一部分水解为氨基酸后溶于汤中,大部分蛋白质仍在肉中。

3）加工和储藏对畜禽肉营养价值的影响

畜禽肉在食物加工中主要损失维生素 B_1、维生素 B_2 和尼克酸等水溶性维生素。除煎炸和烧烤处理之外,蛋白质的生物价值基本不受影响。

畜禽肉均需经过加热方可食用。加热灭菌对蛋白质的影响不大,但是在烧烤和煎烤时,温度高于200 ℃可能引起氨基酸的性质变化,使生物价值降低。温度过高时蛋白质焦煳,产生有毒物质,并失去营养价值。

传统的干燥方法使肉类表层的必需脂肪酸受到氧化,并可能受到微生物的作用而使蛋白质分解,但这也是肉干产生特殊风味的原因之一。冷冻干燥对营养素的影响较小。

肉类食品的储藏温度应在-18 ℃以下。时间过长或温度不够低会导致蛋白质分解、脂肪氧化、B 族维生素损失等问题。罐藏肉制品在常温（20 ℃）下储藏两年后,其蛋白质损失不大,但 B 族维生素损失约为 50% 。如果在 0 ℃下存放,损失仅在 10% 以下。因此,罐头食品也应尽可能放在冰箱中储藏。

3.2.2　蛋　类

蛋类主要指家禽的蛋,包括鸡、鸭、鹅蛋;其他一些禽类如鹌鹑蛋、鸽蛋等也可食用。

1)蛋类的营养价值

(1)蛋白质

蛋类的蛋白质含量较高,平均在 13% ~ 15% ,而且质量高,生物学价值可达 95% 以上,几乎能被人体完全吸收,是天然食物中最理想的蛋白质。

(2)脂肪

蛋的脂类主要集中在蛋黄中,脂肪呈乳化状态,易被人体消化吸收,并含有一定比例的卵磷脂;蛋黄的胆固醇含量高,且易被人体消化吸收。

(3)矿物质

蛋类的矿物质含量丰富,含有磷、镁、钙、硫、铁、铜、锌、氟等,尤其蛋壳中钙的含量较大;蛋黄和蛋清中铁的含量也较高,但因卵黄高磷蛋白的干扰,降低了铁的消化吸收率。

(4)维生素

蛋黄中含丰富的维生素 A、维生素 D、维生素 B_1、维生素 B_2 等,但缺乏维生素 C。蛋清里含有维生素 B_2。生蛋中含有抗生素和抗胰蛋白酶因子,影响生物素的消化吸收和抑制胰蛋白酶的活性,但高温加热可破坏这两种抗营养因子。

2)储藏和加工对蛋类营养价值的影响

松花蛋的加工中需要加入氢氧化钠等碱性物质,使维生素 B_1 受到一定程度的破坏,传统的松花蛋腌制中加入黄丹粉,即氧化铅,使产品的铅含量提高。目前已有多种“无铅皮蛋”问世,用铜盐或锌盐替代氧化铅,使得这些微量元素含量相应上升。

0 ℃冰箱中保存鸡蛋对维生素 A、维生素 D、维生素 B_1 无明显影响,但维生素 B_2、尼克酸和叶酸分别有 14% ,17% 和 16% 的损失。

生蛋清的消化吸收率仅为 50% 左右,而且含有抗营养因素。此外,生鸡蛋中可能污染有沙门氏菌。因此,鸡蛋不宜生食,应加热到蛋清完全凝固为好。蛋黄加热前后的消化率差异不大。

鸡蛋经蒸、煮、炒之后,其蛋白质的消化吸收率均在 95% 以上。煎蛋和烤蛋中维生素 B_1、维生素 B_2 的损失分别为 15% 和 20% ,而叶酸损失最大,达 65% 。煎得过老的鸡蛋蛋白质消化率略微降低,维生素损失较大。煮鸡蛋几乎不会带来维生素 B_2 的损失。

3.2.3　乳及乳制品类

乳类所含的营养素比较完全,营养价值很高且易于消化吸收,最适合病人、幼儿、老人食用,乳类和乳制品的食用有利于改善钙的营养状况,其中最常用的是牛乳。

1）乳类的营养价值

（1）蛋白质

乳类蛋白质丰富，以牛乳为例，蛋白质平均含量为3.5%，且消化率在87%～89%，生物学价值可达到85%～90%，其必需氨基酸含量及构成比例与鸡蛋相近，利用率高，是一种优质蛋白质。

（2）脂类

牛乳中脂类含量约为3.5%，其中95%～96%为甘油三酯。

（3）糖类

乳类所含糖类全部为乳糖，牛乳中乳糖含量约为4.5%。乳糖的甜度仅为蔗糖的1/5左右，乳糖有调节胃酸、促进胃肠蠕动、利于钙的消化吸收等作用，同时改变胃肠道菌群，利于肠道健康。

乳糖在被乳糖酶分解为葡萄糖和半乳糖后被人体吸收，乳糖酶随着人年龄的增长而减少，部分成人不吃或少吃乳类，造成乳糖酶较少或缺乏。如果这部分人偶尔食用乳类，就会因为乳糖不能被分解，而产生腹痛、腹泻等症状，称为乳糖不耐症，这部分人可用酸奶替代。

（4）矿物质

乳类几乎含有婴儿所需的全部矿物质，钙、磷尤其丰富。牛乳中的钙以酪蛋白形式存在，易被人体消化吸收，同时牛乳中也存在一些利于钙消化吸收的营养素，因此，乳类是供给钙的最好食物来源。但是，牛乳中铁含量不高，且消化吸收率较低。

（5）维生素

乳类中维生素的含量受很多因素影响，比如饲料的种类、饲养的方法、日照时间、乳类加工储存方法等因素都会影响维生素的含量。乳类所含维生素主要有维生素 A、维生素 D，也含有维生素 B_1、维生素 B_2 和维生素 C 等。

2）乳制品的营养价值

常见的乳制品主要包括奶粉、酸奶、调制奶粉、奶酪等。

（1）奶粉

鲜奶经过消毒、脱水并干燥成粉状，再根据一些特殊要求，制成不同品种的奶粉。干燥方法通常喷雾干燥法，其脱水速度快、时间短，奶粉冲调后感官性状、营养素保存等指标比较好。市售的奶粉可分为全脂奶粉、脱脂奶粉、低脂奶粉、加糖奶粉等品种。

（2）调制奶粉

调制奶粉是参照母乳的营养素组成与模式，对牛乳的营养素加以调整与改进，以配制成适合不同年龄婴儿生长发育所需的乳制品。根据婴儿生长的营养需要，分为初级配方（1～6个月）、后继配方（6个月后）等。

（3）酸奶

酸奶是将鲜奶加热消毒后接种嗜酸乳杆菌，经发酵而成。鲜奶发酵后，牛乳内含的乳糖有20%～30%分解成葡萄糖和半乳糖，并可进一步转化为乳酸或其他有机酸，可增加人体对钙、磷、铁的消化吸收率；乳酸杆菌还可产生维生素 B_1、维生素 B_2、叶酸、烟酸等。

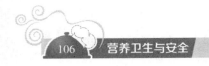

（4）炼乳

炼乳分为甜炼乳和淡炼乳，淡炼乳属于浓缩型，是鲜奶除去 2/3 的水分，再经过消毒加工而成。加工中赖氨酸和维生素 B_1 略有损失。甜炼乳指鲜奶加 15% 的蔗糖后去除 2/3 的水分，再消毒加工而成。

（5）干酪

干酪指以牛乳、稀释奶油、部分脱脂乳、酪乳或这些产品的混合物为原料，经凝乳并分离而制成的乳制品。干酪在制作过程中对原料乳进行 10 倍以上浓缩，其营养价值很高，是食物中蛋白质、脂肪、钙、磷的良好来源，同时含丰富的维生素，其蛋白质消化吸收率达 96% 以上。

（6）黄油

黄油由牛乳中的乳脂肪分离制成，脂肪含量在 80% 以上。牛乳中的维生素 A、维生素 D 等脂溶性营养成分基本上保留在黄油中，但是水溶性营养成分含量较低。黄油中以饱和脂肪酸为主，并含有一定量的胆固醇。

3）储藏与加工对乳和乳制品营养价值的影响

在乳制品加工中最普遍的工艺是均质和杀菌。牛乳的杀菌方法可以采用 60～70 ℃ 的传统巴氏杀菌、80～90 ℃ 的高温短时杀菌、90～120 ℃ 的超高温瞬时杀菌等。高温瞬时杀菌对保存营养素最为有利。高压杀菌的加热时间长，温度高，维生素损失较大。

长时间的加热或高温储藏引起羰氨反应，导致赖氨酸的损失。牛乳富含赖氨酸，消毒牛乳加工中赖氨酸的损失为 1%～10%；奶粉约损失 20% 的赖氨酸。

鲜牛乳中含有溶菌酶等抑菌物质，在 24 小时左右的时间内能够防止微生物的大量繁殖。但是，由于牛乳营养丰富，在抑菌物质消耗完后，微生物的繁殖会加快。因此，鲜牛乳必须储藏在 4 ℃ 以下，并应尽快消费。

牛乳是维生素 B_2 的良好来源，但见光后容易损失。透明玻璃瓶装的牛乳在日光下暴晒 3 小时，其维生素 B_2 损失可达 90% 以上。维生素 C 在日光下暴晒 12 小时，含量可从 12 毫克/升降低至 612 毫克/升。因此，牛乳应采用不透明的容器盛装，并存放在避光处。

3.2.4　水产品

水产品包括鱼、虾、蟹、贝及部分软体动物，根据其来源又可分为淡水类和海产类水产品。

1）水产品的营养价值

（1）蛋白质

鱼类的蛋白质含量为 15%～20%。与肉类相比，鱼类的肌肉纤维细嫩柔软，更易消化吸收，同时营养价值更高。鱼肉蛋白质属于完全蛋白质，利用率可达 85%～95%，但结缔组织蛋白质营养价值并不高，主要是必需氨基酸的组成和比例不符合人体需要。

（2）脂肪

水产类脂肪含量一般在 3%～5%，主要存在于皮下和脏器周围肌肉中，肌肉组织中含量少。虾类的脂肪含量很低,蟹类的脂肪主要存在于蟹黄中。水产品中还含有牛黄酸,这是一种能够促进胎儿和婴儿大脑发育、防治动脉硬化、维持血压、保护视力的有益物质。

(3)矿物质

水产品中的各种矿物质含量丰富,钙、硒等元素的含量明显高于畜肉,生物利用率也较高。甲壳类食品是锌、铜等矿物质的最佳来源。贝类、虾和鱼罐头是钙的良好来源。海鱼和海产虾贝类还是碘、铜、锰、锌等元素的优质来源。

(4)维生素

水产品中的维生素 A、维生素 D、维生素 E 含量均高于畜肉。鱼类是维生素 B_2 与尼克酸的良好来源,特别是鳝鱼中维生素 B_2 的含量很高。维生素 E 的含量在淡菜等贝类中的含量比较高。鱼类,特别是海产鱼的肝脏中维生素 A 和维生素 D 的含量特别高,常作为生产鱼肝油的原料。

(5)含氮浸出物

鱼类的含氮浸出物比较多,占鱼体重量的2%～3%,主要有三甲胺、游离氨基酸和尿素等,三甲胺体现鱼腥味,氧化三甲胺则体现鲜味。

2)水产品的合理使用

鱼类因水分和蛋白质含量高,结缔组织少,较畜禽肉更易腐败变质,特别是青皮红肉的鱼(如金枪鱼),组氨酸含量高,能产生脂质过氧化物,对人体有害。因此打捞的鱼类需及时保存或加工处理,防止腐败变质。保存处理一般采用低温或食盐来抑制微生物的生长繁殖。

任务3　果蔬类食品的营养价值

【案例导入】

吃香蕉可长寿

据报道,吉尼斯世界纪录指出,116 岁的日本人瑞木村次郎右卫门于 6 月 12 日辞世后,桑杰士布拉斯克斯成为全球最年长男性。吉尼斯世界纪录资深老年学顾问杨恩表示,全球超级长寿人高达九成是女性,桑杰士布拉斯克斯是当前能证明生于1901 年的唯一男性。桑杰士布拉斯克斯居然把自己的长寿归功于每天吃一根香蕉。

3.3.1　蔬　菜

1)蔬菜的营养价值

新鲜蔬菜的特点是含有大量水分,含水量在90%以上,糖类的含量不高,蛋白质含量也少,脂肪含量更少,因此不能作为能量和蛋白质的来源。但是蔬菜在膳食中非常重要,因为它们是矿物质、维生素和膳食纤维的重要来源。

（1）矿物质

蔬菜中所含的矿物质,对人体调节膳食酸碱平衡十分重要。蔬菜为高钾低钠食品,也是钙和铁的重要膳食来源。在各种蔬菜中,叶菜类蔬菜含矿物质较多,尤其是绿叶蔬菜。需要注意的是,蔬菜中所含的草酸和膳食纤维,影响了矿物质的吸收,草酸含量较高的蔬菜有菠菜、蕹菜、竹笋、洋葱等。

（2）维生素

蔬菜含有除维生素 D 和维生素 B_{12} 以外的各种维生素。胡萝卜素的含量与蔬菜的颜色有关,深绿色叶菜和橙黄色蔬菜中的含量最高。各种新鲜蔬菜都含有维生素 C,绿叶菜是维生素 C 的良好来源。

蔬菜也是我国膳食中维生素 A、维生素 C、维生素 B_2 的重要来源。如每天摄入 400 克绿叶蔬菜,可获得约 0.4 克维生素 B_2,相当于每日推荐供给量的 1/3 左右。

（3）糖类

蔬菜中的糖类包括可溶性糖、淀粉和膳食纤维。大部分蔬菜的糖类含量较低,仅为 2% ~ 6%,几乎不含淀粉。不过,根菜类和茎菜类的糖类含量较高,如土豆的含量为 16.5%,藕的含量为 15.2%,其中大部分是淀粉。蔬菜中纤维素、半纤维素等膳食纤维含量也较高,鲜豆类的含量为 1.5% ~ 4.0%,叶菜类的含量为 1.0% ~ 2.2%,瓜类含量较低,为 0.2% ~ 1.0%。

（4）其他物质

蔬菜中含有芳香物质、色素及酶类,赋予食物香味和色泽,能刺激食欲,增加感官性能和一些特殊功效。比如:萝卜含有淀粉酶,生食利于消化;大蒜含植物杀菌素和含硫香精油,生食可以预防肠道传染病,并刺激食欲;大蒜、洋葱可降低胆固醇;苦瓜可以降低血糖等。

2）蔬菜加工对营养价值的影响

脱水蔬菜的水分含量通常为 7% ~ 10%,其中的矿物质、糖类、膳食纤维等成分得以浓缩。在脱水过程中,维生素 C 有部分损失,损失程度因干制方法的不同而异。一般来说,真空冷冻干燥法的营养素损失最小,而且由于浓缩效应,干制后的营养素含量升高。长时间的暴晒或烘烤会带来较大的损失,维生素 C 损失率最高可达 100%,胡萝卜素氧化造成褐色。

速冻蔬菜经过清洗—热烫—包冰衣—装袋—深冻等步骤处理后,水溶性维生素有一定损失,但胡萝卜素损失不大。

罐藏蔬菜经过热烫、热排气、灭菌等工序后,水溶性维生素和矿物质可能受热降解和随水流失。蔬菜的 pH 值高于水果,酸性较低,维生素 C 的加工稳定性较差。

蔬菜汁是浑浊液,通常由多种蔬菜调配而成,包含了蔬菜中的主要营养成分,营养价值较高,但是它失去了蔬菜中的大部分膳食纤维。

3）蔬菜的合理烹调

为了防止蔬菜中矿物质和维生素的损失,烹调中要注意以下几点:

①尽量减少用水浸泡和弃掉汤汁及挤去菜汁的做法。

②加热时间不宜过长,叶菜大火快炒可保留的维生素最多。做汤时宜先煮汤后加菜。集体食堂以分批炒菜较为合理。

③新鲜蔬菜不宜久存,不要在日光下暴晒。烹制后的蔬菜,不宜放置太长时间。

④加醋烹调可减少B族维生素和维生素C的损失。加淀粉勾芡也可减少维生素C的破坏和损失。

⑤不用铜器做菜,铜锅损失维生素C最多,铁锅次之。

3.3.2　水　果

水果的营养价值近似新鲜蔬菜,各种水果都含有大量的水分,蛋白质和脂肪的含量很低,能量也低。

1)水果的营养价值

(1)糖类

水果中的糖类以果糖和淀粉为主,纤维素和果胶含量也很高。水果中糖类的含量和比例直接影响到水果的甜度和风味,使得水果各具特色。

水果含有纤维素、半纤维素和果胶,有促进肠蠕动的作用,是自然的缓泻剂。果胶还是制作果酱所用胶冻的原料,在山楂、苹果、海棠中含量较多。

(2)维生素

水果中含丰富的维生素,特别是维生素C。鲜枣、酸枣、山楂、橘子等水果中维生素C含量较高。黄色水果中胡萝卜素含量很高,如芒果、杏、枇杷等。

(3)色素与有机酸

富含色素是水果的一大特色,它赋予水果不同的颜色。如花青素使水果呈紫色,能溶于水,在果皮中含量最高,对光、热敏感,加热可被破坏,在酸性环境中稳定。胡萝卜素使水果呈黄色。

水果中的有机酸主要有苹果酸、柠檬酸、酒石酸和微量的琥珀酸、苯甲醋酸等。水果具有的酸涩味,与含有的有机酸有关。浆果类的柠檬酸含量最多,常与苹果酸共存;仁果类的苹果酸含量最多;葡萄含有酒石酸;琥珀酸、延胡索酸有明显涩味,主要存在于未成熟的水果中。

(4)矿物质

水果中也含有丰富的矿物质,特别是钙、钾、钠、镁、铜等,属于理想的碱性食物。

2)水果加工对营养价值的影响

水果罐头、果酱、果脯、果汁等食品的维生素C保存率与原料特点、加工工艺水平及储藏条件有很大关系。比如在适当的加工条件下,柑橘汁等果汁中的维生素C可以得到较好的保存。

纯果汁分为两类:一类是带果肉的浑浊汁,其中含有水果中除纤维素以外的全部营养素。另一类是澄清汁,经过过滤除去了水果中的膳食纤维、各种大分子物质和脂类物质,只留下糖分、矿物质和部分水溶性维生素,市售的果汁饮料中原果汁含量只在10%以下,有的在2.5%以下,所以只能提供水分和部分热能。

果酱和果脯加工中需要加大量蔗糖长时间熬煮或浸渍,一般含糖量可达50%～70%,因此大量消费这类产品可能导致精制糖摄入过量的问题。水果干制可导致 10% ~ 50% 的维生素 C 损失,在酸性条件下损失较少。

水果可以加工成多种果酒,与蒸馏酒相比,果酒中的酒精度低,并含有较丰富的糖类、氨基酸、矿物质和维生素,含有水果中有益健康的有机酸、多酚类物质及其他风味物质等。

 ## 任务4 食用油脂和调味品的营养价值

【案例导入】

低盐饮食才健康

李先生最近出现头晕、头痛、颈项板紧、疲劳、心悸等症状,医生诊断为高血压。经过医生的分析,李先生的高血压是因高盐饮食所致。医生解释说,盐的摄入与高血压成正比,即人体摄取盐量越多血压水平就越高。日本北部平均每人每天摄取盐量高达 30 克,结果高血压、脑卒中发病率明显高于世界平均水平,被称为“高血压王国”,而牙买加某岛每天每人摄盐量小于 2 克,则无高血压发生。

3.4.1 食用油脂

食用油脂按其来源可分为植物油和动物脂肪两类。植物油来自植物的种子,因而种类较多,有豆油、花生油、菜籽油、麻油、棉籽油、核桃油、玉米油、米糠油等;动物脂肪主要来自动物的体脂和乳脂。

市售食用油脂所含的营养素主要有脂类,包括甘油三酯、磷脂、胆固醇等,其中甘油三酯占很大比例。

1)甘油三酯

甘油三酯为油脂中最主要的营养素,其含量可达 98% 以上,因其来源不同,其组成脂肪酸在碳链长短、脂肪酸饱和程度及必需脂肪酸含量等有所区别。

动物脂肪酸的饱和程度比较高,但鱼油例外,其不饱和脂肪酸含量高。植物油中脂肪酸以不饱和脂肪酸含量居多,如麻油中不饱和脂肪酸含量达 78%,豆油达 86%,葵花籽油达 87%,而黄油、牛油、猪油等动物脂肪中不饱和脂肪酸含量只有 30% ~ 35%。

脂肪酸的不饱和程度和含量直接影响到油脂的熔点。不饱和脂肪酸含量高,其熔点低,熔点低于体温的,其消化吸收率可达 97% ~ 98%;饱和脂肪酸含量越高,熔点越高,熔点高于体温的,其消化吸收率约为 90%。

对于人体而言,必需脂肪酸为亚麻酸、亚油酸,必需脂肪酸含量以植物油中含量最高,远远高于动物脂肪的含量,棉籽油、豆油、玉米胚芽油中的含量高于其他植物油。就动物脂肪而言,禽类脂肪中的含量高于畜类;就畜类脂肪而言,猪油中的含量又高于牛油和羊油。

2）磷脂

许多植物油中含有一定量的磷脂,大豆油的含量最高（1.1% ~ 3.2%）,玉米胚芽油（1.2% ~ 2.0%）、小麦胚芽油（0.8% ~ 2.0%）、米糠油（0.5%）中含量也较高。但植物油精制后其磷脂含量会明显降低。

3）固醇

油脂中含有一定量的固醇,动物脂肪含胆固醇较多;植物油则含植物固醇较多,植物油的精制程度也会影响到植物固醇的含量。

4）维生素

一般情况下,动物脂肪中几乎不含脂溶性维生素,维生素 A、维生素 D 只存在于动物肝脏和奶油中;植物油中含有丰富的维生素 E。

3.4.2　常见调味品

1）食盐

食盐的主要成分是氯化钠,没有精制的粗盐还带有少量碘、镁、钙、钾等,海盐含碘较多,精盐则是较纯的氯化钠。

2）食糖

日常用的食糖多为蔗糖,由甘蔗或甜菜制成。常用的白砂糖含糖量达99%,只提供能量,缺乏其他维生素。红糖没有经过精炼,含糖量约为94%,含有铁、铬及少量其他矿物质。麦芽糖水分含量较高,其营养素密度小于白糖和红糖。

3）酱油

酱油是以小麦、大豆及其制品为主要原料,接种曲霉菌种,经发酵酿制而成。酱油味鲜美,具有香味,在烹调中可增加食物香味,有利于促进食欲,是我国膳食烹调中非常重要的调味品。酱油含盐量约为18%,也是人体钠的一个来源。酱油含少量的蛋白质、糖类、维生素 B_1 及其他矿物质。

4）食醋

食醋是由粮食或酒糟经醋酸酵母菌发酵制成,含有醋酸3% ~ 4%,有调味及促进食欲的作用。另外,鱼虾腥臭的胺化物为弱碱性,醋酸能与之中和,使腥臭味减弱,因而食醋有去鱼虾腥味的作用。

5）味精

味精是一种谷氨酸钠盐,我国生产的味精以淀粉为原料,经微生物发酵合成谷氨酸。味精在烹调中可增加菜肴的鲜味,具有促进食欲的作用。烹调时宜在菜肴出锅前加入味精,因为味精加热时间太长、温度太高,会因变质而失去鲜味。

任务5　其他食品的营养价值

【案例导入】

绿茶、黑木耳帮助预防冠心病

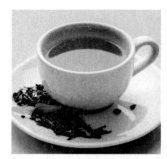

图 3-2　绿茶

　　因突发心脏病,湖南卫视笑星、节目主持人毛吕克于 2017 年 9 月 22 日不幸逝世。每年 9 月的最后一个星期日为世界心脏日。心脏疾病是人类健康"头号杀手",其中,心血管病死亡率在我国逐年上升。心脑血管病人发病死亡,原因与出汗过多、未及时喝水、血液浓缩有关。研究表明,绿茶(图 3-2)有强抗氧自由基作用,有良好的防癌、防动脉粥样硬化的作用,是色、香、味俱佳的上乘饮料,对预防冠心病有很大帮助。预防冠心病可以多吃黑木耳,每日 5 ~ 10 克,对降低血黏度、胆固醇有明显效果。

3.5.1　食用菌

　　食用菌是指可供人们食用的真菌。我国的食用菌资源有 625 种,一般分为野生菌和人工栽培菌两大类。到目前为止,经栽培利用的大约有 30 种。常用的食用菌有蘑菇、草菇、香菇、银耳、木耳、猴头菇、金针菇等。其营养成分如下:

　　1)蛋白质

　　食用菌的蛋白质含量在 37% 左右,高出蔬菜好几倍,甚至超过肉类和乳制品。如双孢蘑菇,其蛋白质含量高达 40%,超过猪肉含量的 2 倍。食用菌的蛋白质是优质蛋白质,含有 8 种人体必需的氨基酸,其中赖氨酸和亮氨酸含量较多,消化吸收率达 80% 以上。

　　2)脂肪

　　食用菌的脂肪含量较低,在 2% 左右,而且多为不饱和脂肪酸,是肥胖症、高血脂、高血压、动脉硬化、脑血管病患者较为理想的食品。

　　3)维生素

　　食用菌含有多种维生素。如蘑菇中维生素 B_1、维生素 B_2 含量比肉类高,维生素 B_{12} 含量比奶酪和鱼类高。木耳中维生素 B_1 的含量较高,香菇中维生素 B_2 的含量较高,草菇中维生素 C 含量较高。

　　4)其他

　　木耳含有丰富的铁,为补血佳品,多种食用菌含有多糖体,这是一种能提高机体抑制肿瘤生长的物质,可作为保健食品。

3.5.2 茶　叶

茶是世界三大饮料之一。绿茶类属于不发酵茶,乌龙茶类属于半发酵茶,红茶类、黑茶类属于发酵茶。黄茶类按鲜叶老嫩分为黄芽茶、黄小茶和黄大茶,是经绿茶发展而来的。再加工茶包括花茶类、茶饮料和药用保健茶等。

1）茶叶的营养价值

（1）蛋白质

茶叶的蛋白质含量一般为20%~30%,但溶于水而被利用的只有1%~2%;所含的多种游离氨基酸为2%~4%,因易溶于水而被吸收利用。

（2）脂肪

茶叶的脂肪含量为2%~3%,包括磷脂、硫脂、糖脂和各种脂肪酸,其中亚油酸和亚麻酸含量较多,部分可被人体吸收利用。

（3）糖类

茶叶的糖类含量为20%~25%,多数是不溶于水的多糖,能溶于水可被人体吸收利用的糖类仅占4%~5%。

（4）矿物质

茶叶所含的矿物质有30多种,含量为4%~6%,包括钙、铁、镁、钠、锌、铜、磷、硒等。

2）茶的合理饮用

因为茶叶含有咖啡因,所以容易失眠的人睡前不宜饮浓茶。咖啡因能促进胃酸分泌,增加胃酸浓度,故患胃溃疡的病人饮茶会加重病情。营养不良的人也不宜多饮茶,因茶叶中含茶碱和鞣酸,可影响人体对铁和蛋白质等营养素的吸收,对缺铁性贫血患者尤其不利。茶叶苦寒,宜喝热茶,喝冷茶会伤脾胃。体形肥胖者宜饮绿茶,体质瘦弱者宜饮红茶和花茶。夏季饮绿茶可清热祛火降暑;秋冬季节饮红茶可避免引起胃寒腹胀。青壮年时期,宜饮绿茶为佳;中老年时期,因脾肾功能衰退,故以饮红茶和花茶为宜。

正确的泡茶方法是待沸水稍凉以后（约90℃）冲入茶壶或茶杯中,茶叶经泡5分钟后即可饮用,不可一次饮干,应保留1/3的茶水作底,以便续水后能保持一定浓度。

3.5.3 花　卉

可食性花卉植物的花朵中花蜜和花粉含有可供人体吸收的物质有96种,其中氨基酸有22种,维生素有14种,还有丰富的糖、蛋白质、脂类等,还有多种活性蛋白酶、核酸、黄酮类化合物等活性物质。有的还含有较高的铁、钙、镁、锌、铜、锰等矿物质。

玫瑰花的花托中含有非常丰富的维生素C;蒲公英的花蕾中不仅含有丰富的维生素A和维生素C,矿物质磷的含量也很高;黄花菜中则含有较多的维生素E。

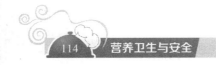

3.5.4　蜂　蜜

蜂蜜对神经衰弱、高血脂、冠心病、动脉硬化、糖尿病、便秘等有很好的疗效,其营养成分有:

1）糖类

成熟蜂蜜中含糖量达75%以上,占干物质的95%～99%,蜂蜜中的糖主要是葡萄糖和果糖,葡萄糖占总糖量的40%以上,果糖占47%以上,蔗糖占4%左右。此外,还含有麦芽糖等。

2）蛋白质

蜂蜜中蛋白质的平均含量为0.3%。蛋白质是人体组织、酶类、免疫体和其他特异性物质的组成成分,在消化过程、机体代谢反应和保护反应中起重要作用。蜂蜜中氨基酸的含量种类较多,已知含有18种氨基酸,其中包括8种必需氨基酸。

3）维生素

蜂蜜中含有多种维生素,B族维生素含量最多,蜂蜜中还含有维生素C、维生素K、泛酸、生物素、叶酸、烟酸等。

4）酶类

蜂蜜中所含酶量的多少,即酶值的高低,是检验蜂蜜质量优劣的一个重要指标,表明蜂蜜的成熟度和营养价值的高低。蜂蜜中的酶来源于蜜蜂的唾液,主要是蔗糖酶,这种酶能把花蜜中的蔗糖转化为葡萄糖和果糖。另外,还有淀粉酶、葡萄糖氧化酶、过氧化氢酶、还原酶、转化酶、类蛋白酶等。

5）酸类

蜂蜜中的有机酸主要有葡萄糖酸、柠檬酸、乳酸、醋酸、丁酸、甲酸和苹果酸等;无机酸主要有磷酸、盐酸等。

6）矿物质

蜂蜜中所含矿物质种类很多,主要有铁、铜、钾、钠、镁、锰、磷、硅、铝、铬、镍、硒、钙、锌、铅、钴、硼等,其含量占蜂蜜质量的0.03%～0.9%。虽然矿物质含量不高,但其含量和种类与人体血液比较接近。

7）其他物质

蜂蜜含有乙酰胆碱,因此食用蜂蜜后能消除疲劳、振奋精神。蜂蜜中还含有0.1%～0.4%的抑菌素,从而使蜂蜜具有较强的抑菌作用。

【情景回顾】

大豆食品中含有一种叫作异黄酮的物质,这种物质的构造与女性荷尔蒙——雌激素非常相似。因此,它能够抑制与女性荷尔蒙有关的乳腺癌、卵巢癌、子宫癌、前列腺癌等癌症的发生。大豆食品自古就与日本人的生活密不可分。日本人很喜欢吃豆腐、纳豆、味精汁等以大豆为原料的食品。所以,相对欧美人少食大豆来讲,日本人的癌症发病率就低得多。

思考题

    1. 大豆有哪些营养价值?

    2. 牛奶中糖类的营养特点有哪些?

    3. 如何正确食用鸡蛋?

    4. 烹饪加工对蔬菜、水果的营养价值有何影响?

    5. 如何合理饮茶?

单元 4

平衡膳食与营养强化

【情景引入】

　　一个早上,在某酒店中餐厅实习的小蔡和往常一样,与其他服务员一起在中餐厅竭诚为顾客提供服务。这时,突然有顾客向小蔡传达意向,想在酒店吃一次营养搭配科学的早餐。平时很少有客人有这样的要求,小蔡刚来酒店不久,缺乏相关的营养知识,不敢断然为客人提供服务。客人见小蔡迟迟不能为他点菜,似乎有些失望。小蔡该怎么做?

　　请认真学习本单元,找到答案。

【能力目标】

　　能够根据膳食宝塔的结构制定一日三餐的食谱。

【知识目标】

　　1.掌握平衡膳食的概念。

　　2.了解膳食结构的类型。

　　3.掌握膳食宝塔的结构及应用。

平衡膳食、合理营养是维持人体健康的核心。合理营养要求膳食能供给机体所需的全部营养素,不发生缺乏或过量的情况。平衡膳食则主要从膳食的方面保证营养素的需要,它不仅要考虑食物中营养素的种类和数量,还要考虑食物合理的加工烹饪方法。食谱编制就是不同人群的生理特点和营养需要,并参照人们饮食习惯选择适当的食物种类,设计一天、一周或一个月的食谱,使人们达到平衡膳食、合理营养的目的。与此同时,正确看待营养强化食品和保健食品,根据个人需要合理选用。

 # 任务1　平衡膳食

【案例导入】

西化饮食可能导致儿童肠病增多

　　原本一直贫血、腹痛的江苏淮安3岁女孩小欣(化名)在儿童医院接受了无麻醉下肠镜摘除息肉后,脸色逐渐恢复红润,康复出院。据悉,这一无麻醉肠镜下摘除的肠息肉远远超出儿童常见息肉大小。

　　针对目前临床上儿童肠息肉病例越来越多见的现象,专家推测说,这可能与现在儿童越来越西化的饮食习惯有关。相对而言,现在儿童大多喜爱吃高热量、高蛋白的食物(图4-1),但不爱吃粗纤维食物。另外,碳水化合物和蔬菜类食物也吃得越来越少,结果肠息肉、溃疡性肠炎等消化系统疾病日渐增多。

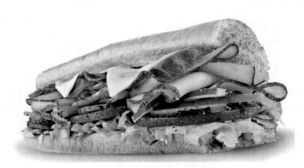

图4-1　高热量、高蛋白的食物

4.1.1　平衡膳食的概念

　　平衡膳食又称合理膳食或健康膳食,是指选择多种食物,适当搭配做出的膳食,并且膳食中营养素种类齐全、数量充足、比例适当,无任何危害或潜在危害因子,能够全面满足人体营养需要的膳食。通过平衡膳食能够满足人体生长发育和各种生理需要,以及劳动强度与生活环境的需要,并且在各种营养素之间建立起营养生理上的平衡关系,所提供的能量和全部营养素的数量成为合理营养。

4.1.2　膳食结构及类型

　　膳食是指人们经常性的、有规律进食的食物或食品。从广义上讲,膳食包括食物的组成、食物的加工方式、消费和利用等内容。狭义的膳食仅指人们日常生活的食物组成情况。膳食结构指膳食中主要食物种类和数量的组成,按其膳食结构可分为平衡膳食与不平衡膳食两类。

1)平衡膳食模式

以日本、新加坡为代表的居民膳食模式。

继承了东方国家重视以摄入谷类为主要热能来源的优良传统,又避免了欧美发达国家以动物性食物为主的营养弊端,合理地供给一定数量的动植物食品,以达到全面合理地摄取热能和各种营养素的目的,使它们的膳食食物组成基本上达到膳食平衡。

2)不平衡膳食模式

(1)欧美膳食模式

以欧美国家为代表的发达国家的膳食,其动物性食物成为热能主要来源,每天摄入的总热能在 3 500 千卡以上,蛋白质 100 克左右,动物蛋白占 50% 以上,脂肪占总能量百分比为 35% ~48% 。每年的肉、蛋、奶消费量达 270 千克左右,而谷类的年消费量在 75 千克左右,是比较典型的"三高"型(即高脂、高蛋白、高热能)膳食结构。

(2)发展中国家膳食模式

以某些发展中国家的人群为代表的膳食,每人平均热能摄入量不足 2 100 千卡,蛋白质、热能占总热能的热比值低于 10% ,每日不足 50 克,碳水化合物占总热能的热比值高达 76.6% ,由于总热能摄入量的不足,人体处于长期饥饿状态,谷物薯类约 150 千克,导致多数民众处于温饱线以下,表现出极度的营养不良,是比较典型的热能、蛋白质摄入量不足。

(3)其他膳食模式

主要是指"纯荤食"或个人"偏食"的膳食人群。尽管这类人群的热能需要能够得到满足,但由于长期饮食习惯和食物组成的不合理,有可能导致膳食中一种以上营养素的缺乏、不足或过多,给人体的健康带来危害。

4.1.3　营养调查及营养评价

我国在 1959 年、1982 年、1992 年和 2012 年分别开展过 4 次营养调查。通过开展全国性营养调查和评价,全面分析和了解了我国人群的膳食营养状况,发现了国民在膳食营养中存在的问题并提出了相关的建议。

1)营养调查

(1)概念

营养调查是运用科学手段来了解某一人群或个体的膳食和营养水平,以此作为判断其膳食结构是否合理和营养状况是否良好的重要手段。

(2)营养调查的方法

营养调查通常采用的方法有称重法、记账法、化学分析法、询问法和食物频率法等。根据调查研究的目的、研究人群、结果的精确性要求以及时间长短来确定适当的调查方法。

①24 小时回顾法:24 小时回顾法是通过访谈的形式收集膳食信息的一种回顾性膳食调查方法。通过询问被调查对象过去 24 小时的实际膳食情况,对其食物摄入量进行计算和评

价,是目前获得个人膳食摄入量资料最常用的一种调查方法。

24 小时回顾法的原理:被调查对象回顾和描述在调查时刻以前 24 小时内摄入所有食物的数量和种类,借助食物模型或食物图谱对食物进行计算和评价。

24 小时回顾法的优缺点:24 小时回顾法的优点是所用时间短,应答者不需要较高文化水平,能得到个体的膳食营养素摄入状况,便于与其他相关因素进行分析比较,这种膳食调查结果对于人群营养状况的原因分析是非常有价值的。缺点是应答者回顾依赖于短期记忆,不适于 7 岁以下或 75 岁以上的人群。因此,对调查者要严格培训,否则调查者之间的差别很难标准化。

24 小时回顾法采用的方式:24 小时回顾法采用的方式包括面对面询问、电话、录音机、网络询问。最典型是面对面询问,通过调查员引导性提问获得,一般在 15 ~ 40 分钟完成,调查表见表 4-1。

表 4-1　24 小时膳食回顾调查表

序号:　　　　　　　　　　　　　　　　　　　　　　　调查日期:

姓名:		性别:			住址:		电话:	
餐次	食物名称	原料名称	原料编码		原料总量	备注		进餐地点
早								
中								
晚								

进餐地点选择:1.在家;2.单位/学校;3.饭店/摊点;4.亲戚/朋友家;5.幼儿园;6.节日/庆典

②记账法:记账法是根据账目的记录得到调查对象的膳食情况来进行营养评价的一种膳食调查方法。

记账法的原理:记账法多用于建有伙食账目的集体食堂等单位,根据该单位每日购买食物的发票、账目、就餐人数的记录,得到在一定时期内的各种食物消耗总量和就餐人数,从而计算出平均每人每日的食物消耗量,目的是了解不同地区、不同生活条件下某人群或某个人的饮食习惯以及膳食存在的主要问题;在一定时间内,调查群体或个体通过膳食所摄取的能量和营养素的数量以及质量;根据食物成分表计算处每人每日各种营养素的平均摄入量,借此来评定正常营养需要得到满足的程度。

记账法的优缺点:记账调查法的优点是操作简单,费用低,所需人力少,适用于大样本膳食调查,且易于膳食管理人员掌握,使调查单位能定期地自行调查计算,并可作为改进膳食质量的参考。缺点是只能得到全家或集体中人均的膳食摄入量,难以分析个体膳食摄入情况。

具体方法:首先,记录各种食物的消耗量:开始调查前称量并记录该饮食单位各种食物的现存量,然后详细记录每日各种食物的购入量和废弃量。在调查周期结束时,称量剩余食物,将每种食物的最初存量,加上每日购入量,减去废弃量和最后剩余量,即为调查期间消费的各种食物的总量。其次,记录进餐总人数或计算进餐中标准人日数;对于相对封闭,被调查对象的年龄、劳动强度、生理状态相近且基本吃满三餐的饮食单位,可直接记录调查期间的就餐人数,否则,要记录每人每日的进食状况,然后计算中的标准人日数。再次,计算每人或每标准人每日各种食物的摄取量,再按照食物成分表计算每人或每标准人每日的营养素摄入量。

③称重法:称重法是将测试对象每餐各种饭菜、生熟食品及吃剩的饭菜称重记录的一种调查方法。称重法特点是细致准确,但费人力、物力,可用于个人(孕妇、乳母、患者)、家庭或集体单位。

2)营养评价

根据营养调查的结果进行营养评价,营养评价包括膳食结构评价、营养素摄入量评价等。

(1)膳食结构评价

膳食结构评价依据中国居民平衡膳食宝塔,根据调查结构将食物进行分类,统计各类食物的摄入总量,与中国居民平衡膳食宝塔提出的理想膳食结构进行比较,对被调查者的膳食结构进行分析,判断各类食物摄入量是否满足人体需要。

(2)营养素摄入量评价

根据食物成分表可以推算出膳食中各种营养素的摄入量。如果某种营养素长期摄入不足或摄入过多,就可能产生相应的营养素不足或营养素过剩的危害。要依据营养学家制定适于不同年龄、不同性别、不同劳动强度、不同生理状态人群的膳食营养素参考摄入量,根据膳食营养素参考摄入量对个体或群体的营养素摄入量进行分析和评价,并且提出建议。

4.1.4　中国居民膳食指南

《中国居民膳食指南(2016)》(以下简称《指南》)是 2016 年 5 月 13 日由国家卫生计生委疾控局发布。《指南》是为了提出符合我国居民营养健康状况和基本需求的膳食指导建议而制定的法规。自 2016 年 5 月 13 日起实施。《指南》的要点如下:

1)食物多样,谷类为主

每天的膳食应包括谷薯类、蔬菜水果类、畜禽鱼蛋奶类、大豆坚果类等食物。平均每天摄入 12 种食物以上,每周 25 种以上。每天摄入谷薯类食物 250 ~ 400 克,其中全谷物和杂豆类 50 ~ 150 克,薯类 50 ~ 100 克。食物多样,谷类为主是平衡膳食模式的重要特征。

2)吃动平衡,健康体重

各年龄段人群都应天天运动,保持健康体重;食不过量,控制总能量摄入,保持能量平衡;坚持日常身体活动,每周至少进行 5 天中等强度身体活动,累计 150 分钟以上;主动身体活动最好每天 6 000 步;减少久坐时间,每小时起来动一动。

3)多吃蔬果、奶类、大豆

蔬菜水果是平衡膳食的重要组成部分,奶类富含钙,大豆富含优质蛋白质。餐餐有蔬菜,保证每天摄入 300 ~ 500 克蔬菜,深色蔬菜应占 1/2。天天吃水果,保证每天摄入 200 ~ 350 克新鲜水果,果汁不能代替鲜果。吃各种各样的奶制品,相当于每天液态奶 300 克。经常吃豆制品,吃适量坚果。

4)适量吃鱼、禽、蛋、瘦肉

鱼、禽、蛋和瘦肉摄入要适量。每周吃鱼280~525克,畜禽肉280~525克,蛋类280~350克,平均每天摄入总量120~200克。优先选择鱼和禽,吃鸡蛋不弃蛋黄,少吃肥肉、烟熏和腌制肉制品。

5)少盐少油,控糖限酒

培养清淡饮食习惯,少吃高盐和油炸食品。成人每天摄入食盐不超过6克,每天烹调油25~30克。控制添加糖的摄入量,每天摄入不超过50克,最好控制在25克以下。每日反式脂肪酸摄入量不超过2克。足量饮水,成年人每天7~8杯(1 500~1 700毫升),提倡饮用白开水和茶水,不喝或少喝含糖饮料。儿童少年、孕妇、乳母不应饮酒。成人如饮酒,男性一天饮用酒的酒精量不超过25克,女性不超过15克。

6)杜绝浪费,兴新食尚

珍惜食物,按需备餐,提倡分餐不浪费。选择新鲜卫生的食物和适宜的烹调方式。

食物制备生熟分开、熟食二次加热要热透。学会阅读食品标签,合理选择食品。多回家吃饭,享受食物和亲情。传承优良文化,兴饮食文明新风。

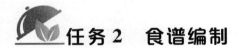

任务2 食谱编制

【案例导入】

每顿六菜一汤,咋还是营养不良

上小学四年级的乐乐看上去比同班同学矮一截,显得特别瘦弱。妈妈将乐乐带到医院进行检查。"您孩子的身高、体重确实低于平均值,具体分析来看应该是营养不良。"妈妈听到医生的诊断大为不解:"乐乐每天吃的都是六菜一汤啊,怎么还会营养不良呢?"医生表示,乐乐虽然吃的菜式多,但是食物搭配不合理,由此导致营养不良。

食谱的编制是结合平衡膳食宝塔、中国居民营养素参考摄入量等标准进行科学合理的膳食编制,其目的是保证人体所需要的营养素种类齐全、数量充足、比例适当,另外也保证了食物的多样性,还可以防止偏食、挑食的习惯。

4.2.1 食谱概念

食谱是指为了合理搭配食物以达到平衡膳食的要求和合理营养的目的,根据用膳者的营养需要量、饮食习惯和食物的供应情况,而制订的一定时间内每日各餐中的膳食计划,即科学地安排每餐用量和菜肴配置的计划,包括搭配主、副食品的种类、数量和烹调方法等。

食谱设计时要遵循以下几点原则:

第一,满足能量、营养素需要。主要能让进餐者吃得合理,能产生饱腹感,无论是主食、副食,还是蔬菜、水果,都应当确保种类齐全,数量充足。

第二,合理设计每日主要食物组成。按照《中国居民膳食营养素参考摄入量》的标准,结合体力活动、性别、年龄,参照食物成分表,设计主食、副食、蔬菜、水果的种类与数量。

第三,合理分配三餐进食量和能量。三餐中,早、晚各占全天能量的 30%,午餐占全天能量的 40%。三餐能量比中蛋白质占膳食总能量的 15%,脂肪占膳食总能量的 25%,碳水化合物占膳食总能量的 60%。

4.2.2　食谱编制的方法

常用的食谱的编制方法有 3 种,如食物代量搭配法(又称计算法)、食物交换份法、电子计算机法。这 3 种方法中,电子计算机法编制食谱最为方便快捷,但是要求操作者要熟悉电脑操作。食物代量搭配法步骤较多,编制时间较长。食物交换份法采用能量等值交换,编制过程简单方便,但是营养素的数量会存在误差。食物代量法与电子计算机法编制食谱较为精确。

4.2.3　食谱的科学评价

食谱的科学评价能够体现出膳食搭配是否合理,营养素是否均匀地分配到膳食中。食谱科学评价内容包括以下几个方面:

1)五大类食物齐全、种类多样化

五大类食物包括谷薯类、动物性食物、豆类及其制品、蔬菜和水果、纯热能食品。五大类食物中没有一种食物含有人体所需要的全部营养素,五大类食物搭配食用可以弥补各种食物营养素的不足,食物种类多样化可以提高人体对营养的吸收。另外,合理膳食搭配要求一日所需要的原料要不少于 25 种,这 25 种既包括主、副食,也包括调配料,食物中颜色要包括红、黄、绿、白、黑五种颜色。

2)各类食物数量充足

各类食物数量充足才能满足人体能量的需求,要结合性别、年龄、体力活动来合理设计食谱,同时按照平衡膳食宝塔的要求合理搭配,既不超出能量要求,又不低于能量需求。

3)全天能量分配合理

全天能量分配合理要结合三餐比例。早、中、晚三餐分别占全日总能量的 30%,40%,30%。

4)早餐保证能量和蛋白质的供给

早餐要首先考虑优质蛋白,其次是早餐能量供应。早餐要搭配含优质蛋白较高的原料,如鸡蛋、牛奶等。能量的供应除安排含优质蛋白较高的食物原料外,还要考虑主食的品种与质量及蔬菜的品种与质量。

5)优质蛋白质占蛋白质总量的比例适当

优质蛋白不能低于蛋白质总量的1/3,种类上要有肉、蛋、乳及豆制品。副食中动物性原料蛋白质含量占副食蛋白质总量的2/3,植物性原料含量占副食蛋白质总量的1/3。

 ## 任务3　营养强化食品

【案例导入】

随着年龄的增长,张大爷患上了骨质疏松症,医生建议饮食结构中需要补钙,牛奶是很好的选择。于是张大爷就去超市挑选牛奶,发现货架上有高钙奶,便咨询医生,是不是买高钙奶更好? 医生却解释说,国家规定,钙含量比普通牛奶高出25%以上,才能称为高钙奶,理论上每100毫升高钙奶的钙含量应该在112～150毫克。向牛奶里添加大量的钙,是一件很有技术难度的事,很容易破坏蛋白质体系的稳定,影响口感和杀菌稳定性。一般来说,每100毫升普通牛奶中的钙含量为90～120毫克。但是考虑到加工难度和生产成本,许多号称高钙奶的牛奶并没有那么高的钙含量,相比普通牛奶只不过是多了一些罢了,所以买普通牛奶就可以了。

随着社会经济的发展和生活水平的提高,人们不仅要求食品要具有良好的色、香、味、形等感官性状,而且要具有一定的营养价值。人们的营养需要是多方面的,几乎没有一种天然食品能满足人体所需的各种营养素,而且在食品烹调、加工、储存等过程中往往又会丢失部分营养素。因此,为了满足人类的营养需要,维持和提高人们的健康水平,提出了"营养强化"的理念。而由此产生的食品为营养强化食品。食品营养强化是营养干预的一种辅助手段。它是科学进步到一定阶段,即确切了解人体营养需要且能生产单一营养素时,在饮食生活上开始摆脱完全靠天吃饭的束缚,按照自己的营养需要改造天然食物、干预自然的一种社会进步。

营养强化食品直接关系到广大群众的身体健康,关系到中华民族的整体素质和国际竞争力,为改善中国居民某些营养素缺乏的状况,我们必须根据政府的规划,开发、生产符合中国公众营养改善要求的高质量的营养强化食用产品。同时,还应在全国推广食物营养强化的健康观念。

4.3.1　食品营养强化和食品营养强化剂

1)食品营养强化

食品营养强化最早起源于1833年,当时法国化学家提出向食盐中加碘以防止南美的甲状腺肿,1900年加碘的食盐在整个欧洲上市。1941年,美国食品和药品管理局(FDA)提出了一个强化面粉的标准和实施办法,并从次年开始生效,与此同时公布了食品强化的法规。在该法规中,对食品强化的定义、范围和强制标准等都作了明确的规定。此后,美国关于其他谷类制品的强化标准也随之出台:1943年对玉米粉的强化;1953年对面包的强化;1958年对大米的强化等;到1969年,美国对11%的食用谷类产品进行了强化;如今,美国有92%以上的早餐谷类食物是营养强化食品。我国食品营养强化工作起步较晚,是在20世纪80年代初于改革开放的形势下由一些厂商自发进行的。目前,我国在推行的公众营养改善项目包括食用盐加碘、营养强化面粉、铁强化酱油、营养强化大米、维生素A营养强化食用油等。现在推广得最好的是1993年启动的食用盐加碘。这些针对全民的强化项目,在改善我国居民营养状况、消灭营养缺乏病、提高人口素质方面发挥了巨大的作用。虽然我国的食品营养强化目前已纳入了食品卫生监督管理轨道,但尚待进一步完善加强。

食品营养强化是指根据各类人群的营养需要,在食品中人工添加一种或几种营养素或者某些天然食品,以提高食品营养价值的过程。这种经过强化处理的食品称为营养强化食品。食物营养强化是最为经济、可控和可持续的营养改善的有效方式和途径。当然,这种方式也存在不足,那就是见效慢,因为营养强化食物毕竟是食物,不是治病的药物,需要我们通过日常膳食逐渐补充营养素,提高身体健康水平。

2) 食品营养强化剂

食品中含有多种营养素,但种类不同,其分布和含量也不相同。此外,在食品的生产、加工和保藏过程中,营养素往往遭受损失。为补充食品中营养素的不足,提高食品的营养价值,适应不同人群的需要,可添加食品营养强化剂。按照我国《食品营养强化剂卫生管理办法》,食品强化剂是指为增强营养成分而加入食品中的天然的或人工合成的属于天然营养素范围的食品添加剂。常见的食品营养强化剂主要有维生素类、矿物质类、蛋白质和氨基酸类、脂肪酸类等。

(1)维生素类强化剂

维生素的种类很多,按溶解性划分有脂溶性维生素和水溶性维生素两种。脂溶性维生素中人类易于缺乏并需要强化的是维生素A和D;水溶性维生素需要强化的主要是维生素B_1、维生素B_2、维生素PP(烟酸)和维生素C等。

①维生素A。维生素A普遍存在于鱼肝油中,其含量为600国际单位/克(IU/g),而浓缩鱼肝油为5 000~500 000国际单位/克(IU/g)。但是鱼肝油有特殊的腥臭味,因此在食品中很少直接作强化剂。目前大多数用人工合成的、稳定性较好且无不良味道的维生素A棕榈酸酯和维生素A乙酸酯,也可用胡萝卜素提取物。

②维生素D。维生素D主要包括维生素D_2和维生素D_3。维生素D_2是由酵母及真菌内麦角固醇经紫外线照射转变而来的,维生素D_3是人体内7-脱氢胆固醇经日光或紫外线照射转变而来的。目前,药用规格的维生素D_2及维生素D_3均有生产,但是利用酱油渣、酒糟以及青霉菌菌膜等原料提取的麦角固醇,是在食品中使用最多的维生素D强化剂。常用于液体乳、乳制品及人造奶油的强化,用量为400~5 000国际单位/千克(IU/kg)。

③维生素C。维生素C本身不稳定,所以常用比较稳定的、具有和维生素C同样生理功能的维生素C磷酸酯镁(钙)衍生物作为食品强化剂。但也有用某些野果的提取液浓缩并烘干

成粉末后添加。如野蔷薇果干燥后,每100克制品中含维生素C 1 200~1 500毫克。

④维生素B_1。维生素B_1是用于治疗地区性脚气病的食品强化剂。常用硫胺素盐酸盐和硫胺素硝酸盐,前者易溶于水,故不适用于加工前需水洗、浸渍和水煮的强化食品;后者较稳定,但也溶于水。近年来改用苯酰硫胺素及萘-2,6-二磺酸盐添加到米和面中,由于它难溶于水,并在加工储存中较稳定。

⑤维生素B_2。维生素B_2是我国重点应用的食品强化剂,因为在食品所含的营养素中,较少含有维生素B_2。目前,国内用液体培养法大规模生产核黄素,用于强化人造奶油、花生酱等,用量为4~5毫克/千克,也可使用液状食品的强化剂核黄素磷酸钠。

⑥维生素PP。用于食品强化剂的有烟酰胺,性质较稳定。常用于谷类及其制品、饮料、乳饮料、婴幼儿食品及配制酒中。

除了以上几种,还有其他的维生素强化,例如,叶酸可以添加在婴幼儿食品、孕妇、乳母专用食品、固体饮料、免淘洗米及面粉中;生物素常用于婴幼儿食品、饮料等的强化。

(2)矿物质强化剂

人体所需的矿物质种类很多,日常饮食一般均能满足机体需要,仅有少数几种如钙、铁和碘等营养素易不足,特别是对处于生长发育期的婴幼儿、青少年以及孕妇和乳母,钙和铁的缺乏较为常见。

中国现已批准钙、铁、锌、碘、硒、氟六种矿物质作为食品营养强化剂来使用,其他微量元素(如镁、铜、锰、钾、钠、氯等)可按照需要来添加。

①钙。钙是人体较易缺乏的矿物质之一,钙的吸收利用受多种因素的影响,如维生素D可促进钙的吸收,草酸阻碍钙的吸收。常用的强化剂有碳酸钙、磷酸钙、乳酸钙、葡萄糖酸钙、柠檬酸钙等无机钙,也有用骨粉、蛋壳钙、活性钙离子(牡蛎等蚌类经水解处理制得)等有机钙。例如碳酸钙和生物碳酸钙常用于谷类及其制品、饮料、乳饮料、婴幼儿食品及乳粉的强化;乳酸钙常用于谷类及其制品、饮料、乳饮料、婴幼儿食品、鸡蛋黄粉、鸡蛋白粉、鸡全蛋粉的强化。

②铁。铁是国内外膳食中都缺乏或含量不足的矿物质之一,由于影响铁吸收的因素较多,常常会出现铁的营养不良。铁盐本身有一定颜色,作为强化剂使用时,要尽量减少其对原有食物色、香、味的影响。常用的强化剂有柠檬酸亚铁、柠檬酸铁胺、乳酸亚铁、硫酸亚铁、葡萄糖酸亚铁等。加入适量的维生素C作为抗氧化剂,可以减少氧化,并有助于铁的吸收。这些铁类强化剂常用于谷类及其制品、饮料、乳制品、婴幼儿食品、食盐及夹心糖的强化。

③锌。锌对于机体生长发育、性成熟、智力发育、机体免疫等有着非常重要的作用,是人体不可缺少的微量元素之一,对儿童尤为重要。在中国约有40%的儿童处于临界性缺锌状况。一般用作锌的强化剂有硫酸锌、葡萄糖酸锌、乳酸锌、柠檬酸锌、甘氨酸锌等。硫酸锌、葡萄糖酸锌及柠檬酸锌常用于谷类及其制品、饮料、乳饮料、婴幼儿食品、食盐的强化;乳酸锌在儿童口服液中强化使用等。

④碘。碘是中国最早用于强化剂的无机盐,加碘盐是目前真正纳入政府行为强制推广的强化食品,在预防地方性甲状腺肿中取得了明显的效果。目前我国常用的碘强化剂有碘化钾、碘酸钾、海藻碘以及碘化钠。常用于食盐、婴幼儿食品、固体饮料以及鲜奶的强化。

⑤硒。硒多采用有机硒化合物,其中,常用富硒酵母、硒化卡拉胶、亚硒酸钠、硒酸钠等作为强化剂。常用于食盐、乳制品、饮料、乳饮料、谷类及其制品、花茶以及饼干的强化。

⑥氟。氟可保持牙齿的洁白、健康。常用的强化剂有氟化钠、氟硅化钠等。常用于食盐的强化。

除此以外,其他微量元素(如镁、铜、锰等)可按照需要来添加。例如强化剂葡萄糖酸镁、硫酸镁、葡萄糖酸铜、硫酸铜、葡萄糖酸锰等常用于乳制品、婴幼儿食品等的强化。

(3)氨基酸类强化剂

我国居民膳食蛋白质的主要来源是谷类食物,而谷类食物中氨基酸种类及其含量都较少。为解决其氨基酸不足的问题,使膳食蛋白质中的氨基酸平衡,提高蛋白质的利用率,谷类食物中主要强化赖氨酸和蛋氨酸,以 L-赖氨酸强化最为常见,主要用于加工面包、饼干、面粉的强化,用量为 1 ~ 2 克/千克。此外,其他几种必需氨基酸也可适量添加。用牛奶制成的婴儿配方食品中几乎不含牛磺酸,但牛磺酸在人乳及其他哺乳动物乳汁中是主要的游离氨基酸,对人类脑神经细胞的增殖、分化及存活过程有明显的作用。因此,要适当补充,强化剂量为 300 ~ 500 毫克/千克。

(4)蛋白质强化剂

谷类食物中的蛋白质的数量和质量都不能满足人体需要,而以谷类食物为主食的国家,就需要在谷类食物中进行蛋白质强化。目前,以大豆蛋白、棉籽蛋白、酵母、乳清、鱼粉等作为蛋白质强化剂。

①大豆蛋白。大豆蛋白属于优质蛋白,其营养价值比任何其他植物蛋白质更接近动物蛋白,特别是赖氨酸的含量高于一般的谷类作物。把大豆蛋白添加到小麦制品中,可提高其蛋白效价,如小麦粉中添加 10% 的大豆蛋白,其蛋白效价可提高两倍以上;另外大豆蛋白还可改善谷类在加工中的功能特性,如增强吸水性和保水性,改进面团的揉制性能,延长食品的新鲜保持时间,使焙烤食品有良好的色泽等。大豆蛋白常用于主食,特别是儿童食品中可生产各种强化面包、饼干、挂面、快餐等。大豆蛋白唯一的缺陷是含有豆腥味,许多人不习惯这个风味,目前食品中添加的往往是大豆脱脂后的分离蛋白。

②乳清粉及脱脂奶粉。乳清粉及脱脂奶粉大多是制造奶油和干酪的副产品,价格低廉,但富含蛋白质、乳糖等,在国外普遍用作蛋白质强化剂,可用于调制奶粉的生产,增补谷类作物的蛋白质不足,还可添加到肉类制品中,不但提高其营养价值,还可增加肉制品的黏着性和弹性。

③酵母。酵母是酵母菌经培养杀灭后所得的干燥菌体,酵母含蛋白质 40% ~ 60%,并富含 B 族维生素和赖氨酸,因此适宜作谷类食品的蛋白质补充剂。一般添加量在 39% 以下,不会影响食品的口味。

④鱼粉。把鲜鱼经过干燥、脱脂、去腥后加工成较为纯净的食用鱼粉,蛋白质含量达 80%,赖氨酸达 6.98%,相当于猪肉的 4 倍多。干燥的鱼粉易于储藏,运输方便,且价格便宜。其他随蛋白质资源的不断开发,单细胞蛋白、藻类蛋白、叶蛋白等都可作为新型的蛋白质强化剂。

(5)脂肪酸类强化剂

目前国家允许在食品中强化的有亚油酸、二十二碳六烯酸(DHA)和花生四烯酸(AA)。

4.3.2　食品营养强化的意义

1) 弥补天然食物的缺陷

人类食用的天然食物中,没有一种食物可以提供人体所需的全部营养素,例如新鲜的水果含丰富的维生素和矿物质,但是其蛋白质、脂肪以及糖类很少。由于各个国家、地区的食品品种以及生活习惯的不同,很难从日常饮食中获取全能的营养素,如以米、面为主食的地区,除了可能有多种维生素含量缺乏外,人们对其蛋白质的质和量均不足,特别是赖氨酸等必需氨基酸的不足会更加严重地影响其营养价值;以含有丰富蛋白质的肉、蛋、奶等食物为主的地区,其维生素的摄入相对不足,尤其是维生素 C 的缺乏。通过食品的强化,可以大大提高食品的营养价值,增强人们的身体健康。

2) 补充食品在加工、储藏及运输中的损失

许多食品在人们进食之前,往往需要加工、储藏及运输,在这一系列的过程中,往往会造成某些营养素的损失,有时甚至造成某种或某些营养素的大量流失。如在米面加工时会造成多种维生素的损失,而且加工精度越高,损失越大;用面粉烤制面包时,赖氨酸损失约10%,当用相同的面粉制作饼干时,赖氨酸损失高达50%;水果和蔬菜富含维生素 C,但维生素 C 是一种水溶性维生素,在果蔬的洗涤、烫漂、加热以及储藏过程中都会造成大量的流失。因此,为了补充在食品加工、储藏过程中损失的营养素,一方面,需要减少加工过程的损失量;另一方面,可以在加工后的产品中添加一些营养素进行强化。

3) 适应不同人群生理和职业的需要

不同的年龄、性别、工作性质以及不同生理、病理的人群,所需要的营养是不同的。因此,通过对食品进行不同的营养强化来满足人们不同的营养需要是十分必要的。

大多数婴儿以母乳喂养,母乳中含有婴儿生长发育所需的全部营养素,但是由于特殊情况无法以母乳喂养的婴儿来说,就需要一种能替代母乳的食品,这就要求我们对普通的乳粉进行营养素的调整和强化,例如配方奶粉以牛乳为主要原料,以类似人乳的营养素组成为目标,通过添加或提取某些成分,使其组成从各个方面接近于母乳,成为"代乳食品"。

不同职业人群对营养素的需要也不同。例如接触化学毒物的人员,由于维生素 C 具有良好的还原作用,能清除毒物代谢所产生的自由基,保护机体免受毒物造成的氧化损伤,因此,可以给予强化大量维生素 C 的食品,减少中毒情况;特殊职业如军队以及从事矿井、高温、低温作业的人员,由于劳动条件的特殊,均需要高能量、高营养的特殊食品,而每一种工作又对某些特定营养素有特殊的需求。因而这类强化食品极为重要,已逐渐被广泛采用。

4) 简单膳食处理,方便摄食,提高营养价值

由于天然、单一的食物仅含人体所需部分营养素,人们为了获得全面的营养就必须同时进食多种食物,食谱比较广泛,膳食处理也就比较复杂。采用强化食品,可以大大简化膳食处理,提高营养价值。例如,婴儿在 6 个月以后,需按不同月龄增加辅食,蛋黄泥、肉末、菜泥、水果泥

等,用于补充其所需的维生素。辅食原料的种类较多,制作较麻烦,若采用强化食品,在乳制品中添加维生素 A、维生素 B、维生素 C、维生素 D 等制成调制奶粉供婴儿食用,不仅可以满足婴儿的营养需要,而且方便摄食;在全脂豆粉中强化 1.5%。

蛋氨酸,可使蛋白质的生物效价由 1.95 提高至 2.65,利用率可提高 40%;小麦粉中添加 0.25% L-赖氨酸盐酸盐后营养价值提高 128%;大米或麦粉中添加 0.05% L-赖氨酸盐酸盐后营养价值提高 44%。

此外,对于行军作战的军事人员,由于其体力消耗大、营养要求高,既要进食方便,又要营养全面。因此,军粮一般都是强化食品,例如,主食由压缩饼干、压缩米糕等,副食包括压缩肉松、肉干、调味料干粉以及奶粉、炼乳、各种果蔬罐头等,这些食物要强化蛋白质、维生素、矿物质,以保证战士作战时充沛的精力和健康的身体,能够御寒耐热,提高免疫力。

5)减少营养缺乏症的发生

从预防医学的角度看,食品营养强化对预防和减少营养缺乏病,特别是地方性营养缺乏病具有重要的意义。很多居民受居住环境的限制,导致由于营养素不足带来的种种疾病,如缺碘导致甲状腺肿大、缺维生素 B_1 导致的脚气病、缺硒带来的克山病等。通过食品的强化,可以减少这些地方性疾病的发生。

4.3.3 食品营养强化的基本要求

营养强化食品具有许多优点,但其强化过程必须全方位考虑,例如要考虑营养、卫生以及经济效益等方面,并且要适合各国的具体情况。进行食品营养强化时要遵循以下几个方面的基本原则:

1)有明确的针对性

进行食品营养强化之前,首先要对本国(本地区)人们的营养状况,摄食食品的种类和饮食习惯等进行全面细致的调查研究,从中分析缺乏哪些营养素,以及缺乏的原因,并在此基础上选择合适的强化剂进行强化。例如,中国城市居民由于长期食用精米和精面导致膳食中缺乏维生素 B_1 而引起"脚气病",应考虑在精米及精面中强化维生素 B_1;而婴幼儿、哺乳期妇女食品要考虑强化钙和维生素 D;老年人食品也要强化钙等营养素。

对于不同职业人群的食品强化,先要对其所处的环境和人体生理状况的变化进行仔细调查,再利用合适的载体添加适当的营养素,这类型的强化食品不仅可以提供充足的营养素,而且可以预防职业病的发生。

2)符合营养学的需要

因为人体所需各种营养素在数量之间有一定的比例关系,所以,所强化的营养素不仅要考虑其生物利用率,还应该注意保持营养素之间的平衡。食品强化的目的主要就是改善天然食物存在的营养不均衡问题,通过加入其缺少的营养素,达到平衡并适应人体的需要。因此,强化营养素的量要准确,符合食用对象需要,保持各营养素之间的平衡。食品营养强化后应不影响人体对各种营养素的吸收和利用。

在营养素之间有多种平衡关系，必需氨基酸之间的平衡，三大产热营养素之间的平衡，维生素 B_1、维生素 B_2、烟酸与能量之间的平衡，矿物质之间的平衡(如钙与磷)等。

3)易被机体吸收利用

用于食品强化的营养素应尽量选取那些易于被机体吸收和利用的强化剂。例如可作为钙强化用的强化剂很多，有氯化钙、碳酸钙、硫酸钙、磷酸钙、磷酸二氢钙、柠檬酸钙、葡萄糖酸钙和乳酸钙等，其中人体对乳酸钙的吸收最好。在强化时，尽量避免使用那些难溶，也难吸收的物质。此外，钙强化剂的颗粒大小与机体的吸收、利用性能密切相关。胶体碳酸钙颗粒小(粒径 0.03~0.05 微克)，可与水组成均匀的乳浊液，其吸收利用比轻质碳酸钙(粒径 5 微克)和重质碳酸钙(粒径 30~50 微克)好。

在进行钙强化时，也可以使用含钙的天然物质，如利用脱胶骨制成的骨粉和鸡蛋壳制成的蛋壳粉，生物有效性很高。通常，骨粉含钙为 30% 左右，其钙的生物有效性为 83%；蛋壳粉含钙为 38% 左右，其钙的生物有效性为 82%。

4)符合国家的卫生标准

食品营养强化剂应有自己的卫生和质量标准，也应严格进行卫生管理，切忌滥用。使用时应符合中华人民共和国国家卫生标准《食品营养强化剂使用标准》(GB 14880—2012)和《食品添加剂使用标准》(GB 2760—2014)。

5)稳定性高

食品强化剂同其他食品成分一样，容易受温度、光照、氧气等的影响而发生变化，一部分强化剂被破坏，减弱强化效果，因而要提高强化剂的稳定性。

(1)改变强化剂的结构

维生素类强化剂最易被破坏损失。在提高其稳定性时，一个很重要的方法就是在保持其生理活性的同时改变其化学结构。例如维生素 B_1，过去在面粉中添加硫胺素盐酸盐进行强化，储存 2 个月后保存率在 60% 以下，如果改用二苄基硫胺素强化面粉，储存 11 个月后保存率为 97%。

维生素 C 热敏性最强，最容易被破坏。而维生素 C 磷酸酯镁和维生素 C 磷酸酯钙具有和维生素 C 同样的生理功能，并且稳定性好于维生素 C。用维生素 C 磷酸酯镁或钙强化压缩饼干，置于马口铁罐内(充氮)，在 40 ℃，相对湿度 85% 条件下储存 6 个月，其保存率为 80%~100%，而普通的维生素 C 在同样条件下的保存率仅为 4%。

(2)改进加工工艺

要提高强化剂在食品中的稳定性，以改进食品加工工艺为最好。当人们充分认识了强化剂的特性以后，便可在食品加工过程中避免不利因素，从而达到提高其稳定性的目的。

①烫漂。食品中含有多种酶，其中氧化酶类可促进果蔬中维生素 C 的降解。烫漂可以钝化酶，保护食品中原有的和添加的营养素。例如制作辣椒酱采用冷法加工，维生素 C 的损失率为 25%~40%，将原料烫漂后，维生素 C 的保存率为 94%~95%。

②水的预处理。水中含有微量的金属离子可促进维生素 C 的氧化破坏，因此在加工和强化之前，对水进行预处理，去除水中所含的金属离子。

③改进热加工。很多维生素有热敏性，与加工温度及时间有很大关系，一般时间越长，损失越大。因此采用缩短加热时间的新工艺减少营养素的损失。

④强化米的涂膜。精白米一般需要维生素等进行强化，采用先浸吸后进行淀粉涂层的强化方法，强化剂因水洗而损失；改为先真空浸吸再用胶质涂膜包裹，强化剂的水洗损失减少50%以上。

⑤面条的夹心强化。用强化面粉做的面条，水煮时营养素损失很大。例如，维生素 B_1 的盐酸盐，因易溶于水，在水煮 5 分钟时，由汤汁损失的量为33%；若煮 15 分钟，则损失45%。为了减少强化面条中的营养素在水煮时的损失，先将强化剂添加在部分面粉中制作成面带，然后将面带夹在中间制成面条，面条中的强化剂裹在面条中间，大大降低了水煮时的损失。

⑥改善包装和储存条件。某些食品强化剂效用随着食品储存时间的延长而逐渐降低，损失程度通常和食品包装和储存的条件有很大关系。一般在密封包装和低温储存时对营养素的损失较小。

6）保持原有的食品风味

食品营养强化剂往往具有本身的色、香、味，如鱼肝油有一股腥臭味，维生素 B_2 显黄颜色，维生素 C 酸味很强，维生素 B_1 少量破坏便可产生异味等。在选择食品营养强化剂时，应根据其特点，选择好的食品载体，来提高食品的营养价值和感官特点，例如，用 β-胡萝卜素对奶油、人造奶油、干酪、冰激凌等进行着色时，既可改善食品色泽，又能提高感官质量；铁盐显黑色，当用铁盐强化酱油时，不会令食用者产生不愉快的感觉。因此，添加强化剂时应考虑到尽量不影响其原有食物的色、香、味，否则会降低其食用价值和商品价值。

7）经济合理，有力推广

食品营养强化的目的是增强人体素质和提高健康水平，其对象是广大消费者，因而强化食品的价格不宜太高，选择大众用得着、买得起的食品做起载体食品，科学经济的选择食品营养强化剂。否则价格太高，影响强化食品的推广应用，起不到应有的作用。

任务4　保健食品

【案例导入】

保健食品非法会议营销等行为将被严惩

2017 年 8 月，承德县唐女士花了 999 元在电视上购买了几盒控制血糖的保健品，吃了没几天，高血糖非但没有好转，反而还出现头晕的现象，她这才意识到自己上当受骗了。9 月 20 日，记者从市市场监督管理局获悉，12 月底前，在全市范围内开展保健食品非法会议营销及虚假宣传专项治理行动，重点治理保健食品非法会议营销、虚假宣传及夸大宣传，让老百姓共享食品安全监管的成果。

4.4.1　概　述

1)保健食品的定义

我国卫生部于1996年颁布并施行的《保健食品管理办法》中第1次明确了保健食品的定义:"保健食品是指具有特定保健功能的食品,即适宜于特定人群食用,具有调节机体功能,不以治疗疾病为目的的食品。"2003年,我国保健食品的管理由卫生部移交给国家食品药品监督管理局。由国家食品药品监督管理局颁布并于2005年7月1日起施行的《保健食品注册管理办法(试行)》中规定:"保健食品是指声称具有特定保健功能或者以补充维生素、矿物质为目的的食品,即适宜于特定人群食用,具有调节机体功能,不以治疗疾病为目的,并且对人体不产生任何急性、亚急性或者慢性危害的食品。"上述最新定义与1996年卫生部所给定义基本一致,但进一步说明了保健食品是包含以补充维生素、矿物质为目的的食品(营养素补充剂),并强调了保健食品的食用安全性。由此可见,我国所规定的保健食品是食品的一个种类,它们具有特定的保健功能,或可以为机体补充维生素、矿物质,适宜于特定人群食用,通过实验证明具有明确、稳定的保健作用,并有明确功效的成分。此外,我国保健食品必须申请注册,经国家食品药品监督管理局审查批准后方可称为保健食品,其标志如图4-2所示。

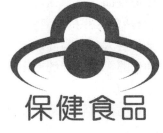

图4-2

2)保健食品与一般食品、药品的区别

(1)保健食品与一般食品的区别

①保健食品具有普通食品的属性。保健食品具有营养价值,能满足食品色、香、味等感官要求,具有食用安全性。

②保健食品应具有一定的保健功能。保健食品具有调节人体功能的作用,如调节免疫功能,延缓衰老功能,改善记忆功能,抗疲劳功能等。

③保健食品适于特定人群食用。保健食品由于具有某项功能,因而只对该项功能失调的人群才有保健作用,而该项功能良好的人食用这种保健食品不仅无效,甚至会产生不良作用。

(2)保健食品与药品的区别

药品是治疗疾病的物质,允许存在一定程度的毒副作用;保健食品的本质仍然是食品,虽有调节人体某种机能的作用,但它不是人类赖以治疗疾病的物质。对于生理机能正常,想要维护健康或预防某种疾病的人来说,保健食品是一种营养补充剂,必须达到现代毒理学上的基本无毒或无毒水平。对于生理机能异常的人来说,保健食品可以调节某种生理机能、强化免疫系统。

3)保健食品的功能及分类

我国国家卫生健康委员会(原卫生部)先后公布了保健食品具有免疫调节、延缓衰老、改善记忆、促进生长发育、抗疲劳、减肥、耐缺氧、抗辐射、抗突变、调节血脂、调节血糖、改善胃肠功能、对化学损伤有保护作用、改善睡眠、改善营养性贫血、促进泌乳、美容、改善视力、促进排铅、清咽润喉、调节血压、改善骨质疏松等 27 项保健功能。按照功能,我们将保健食品分成3 类。

（1）营养型保健食品

以增进健康和各项体能为主要目的的保健食品,可供健康人群或亚健康人群食用。这类保健食品一般含有较全面的营养素,或较一般食品更易于消化吸收,以调节免疫、抗疲劳、调节胃肠功能等为主要功能的食品即属于此类。提高人体的营养水平,防止人体因某种营养素缺少而引起功能失调,也属于营养保健食品,如氨基酸补充剂、维生素补充剂、微量元素补充剂、钙补充剂等营养素补充剂。

（2）专用保健食品

以特殊生理需要或特殊工种需要的人群为食用对象的保健食品,称为专用保健食品。此类保健食品一是根据各种不同生理阶段的健康人群的生理特点和营养需求设计的专用保健食品,包括中老年抗衰老食品、婴儿保健食品、儿童益智食品、孕妇保健食品等;二是根据特殊工作条件的人群如高温、低温、高原等环境下及接触有毒有害物质的工作人群及运动员的生理特点和营养需要设计的专用保健食品。

（3）防病保健食品

以防病抗病为目的的保健食品,称为防病保健食品。它根据特殊疾病患者的特殊生理状况,强调预防疾病和促进康复两方面的调节功能。对于患者在药物治疗的同时,服用此类保健食品可以达到预防并发症,促进康复的目的。

4.4.2　保健食品常用的功效成分

天然食物中含有蛋白质、糖类、脂肪、维生素和矿物质等是人体生命中不可缺少的营养素,但是人类食物中含有的化学成分远远不止这几类必需营养素。近年来,随着营养流行病学、分析化学、生物化学、食品卫生学等领域的研究发展,为人们对食物中的其他成分的生理作用进行更深入的探讨提供了条件。

保健食品的功效成分又称为功能因子、活性成分、有效成分,是指能通过激活酶的活性或其他途径调节人体功能的物质。保健食品因为含有能产生保健作用的功效成分,才具有特定的保健功能,因此,功效成分是生产保健食品的关键。利用这些功效成分或含有这些成分的食物,以及人们熟知的蛋白质、脂类等各种必需营养素,经过适当的加工过程和科学评价可以得到调节生理功能或预防疾病的保健食品。目前,从天然物质中分离提取的功效成分有以下几类:

1）蛋白质、多肽和氨基酸

（1）超氧化物歧化酶（SOD）

超氧化物歧化酶属于金属酶,按照结合金属离子的种类不同,该酶有以下 3 种:含铜与锌超氧化物歧化酶（CuZn-SOD）、含锰超氧化物歧化酶（Mn-SOD）和含铁超氧化物歧化酶

（Fe-SOD）。超氧化物歧化酶的保健作用有以下几点：

①提高机体对疾病的抵抗力。SOD 通过清除人体内过多的有害氧自由基和降低脂质过氧化物的含量来预防或减轻多种疾病。目前，超氧化物歧化酶的应用主要集中在预防和减轻辐射损伤、炎症、关节病、氧中毒、老年性白内障、糖尿病等多种病症。

②抗衰老作用。年龄的增长和某些体外因素会造成机体和皮肤组织自由基产生超过机体正常清除自由基，导致衰老。SOD 能够清除自由基，因而可以延缓衰老。

在食物中，超氧化物歧化酶主要存在于肝脏等多种动物组织以及菠菜、银杏、番茄等植物中。目前已从细菌、藻类、真菌、昆虫、鱼类、高等植物和哺乳动物等生物体内分离得到超氧化物歧化酶。

（2）大豆多肽

大豆多肽是指大豆蛋白质经蛋白酶作用后，再经特殊处理而得到的蛋白质水解产物，通常由 3～6 个氨基酸组成。水解产物中还含有少量游离氨基酸、糖类和无机盐等成分。

大豆多肽不仅具有大豆蛋白质相同的必需氨基酸，而且其消化吸收性比蛋白质更佳。在特殊身体条件下，发挥有效作用，维持和改善蛋白质营养状态。因此大豆多肽可以作为肠道营养剂和流态食品应用于康复期患者、消化功能衰退的老年人以及消化功能未成熟的婴幼儿等。大豆多肽的生物学功能如下：

①增强肌肉运动力、加速肌红蛋白的恢复。要使运动员的肌肉有所增加，必须要有适当的运动刺激和充分的蛋白质补充。由于大豆多肽易于吸收，能迅速利用，因此抑制或缩短了体内"负氮平衡"的过程。

②促进脂肪代谢。大豆多肽可加速人体脂肪代谢，使之能量消耗更高，因此可以作为运动员增强体质、减轻体重的食品，同时又可作为肥胖患者减肥的良好食品。

③降低血清胆固醇。大豆多肽能阻碍肠道内胆固醇的再吸收，并能促使其排出体外。

④降低血压的作用。大豆多肽能抑制血管紧张素转换酶（ACE）活性，因而可防止血管末梢收缩，达到降血压作用。

（3）谷胱甘肽

谷胱甘肽是由谷氨酸、半胱氨酸和甘氨酸组成的三肽化合物，广泛存在于动植物中。在面包酵母、小麦胚芽和动物肝脏中含量较高。谷胱甘肽可从上述富含谷胱甘肽的天然产物中提取制备，也可通过生物技术途径获得。如选育富含谷胱甘肽的高产酵母菌株、绿藻等，经分离纯化制备。

谷胱甘肽能够有效地消除自由基，防止自由基对机体的侵害；预防因放射线、放射性药物或抗肿瘤药物引起的白细胞减少症；可防止皮肤老化及色素沉着，减少黑色素的形成；还能与进入机体的有毒化合物、重金属离子与致癌物质等结合，并促使其排出体外，起到中和解毒的作用。

（4）牛磺酸

牛磺酸是一种含硫氨基酸，广泛存在于生物体中，也是人体内一种具有特殊生理功能的机体内源性氨基酸。牛磺酸以游离氨基酸的形式普遍存在于动物体内各种组织中，海洋生物体内含量很高，其次是哺乳动物的神经、肌肉和腺体组织。牛磺酸在脑内的含量显著高于其他脏器组织。在坚果和豆科植物的籽实如黑豆、蚕豆、嫩豌豆、扁豆及南瓜子中也含有较多的牛磺酸。牛磺酸对维持人体正常生理功能有多方面的作用。

①促进脑细胞 DNA、RNA 的合成,增强学习记忆能力。

②改善视神经功能。牛磺酸占视网膜中氨基酸总量的 50%,是光感受器发育的重要营养因子。

③抗氧化作用。牛磺酸能增强机体对自由基的清除能力,保护组织细胞免受过氧化作用的损伤。

④增进消化能力。牛磺酸是人体肠道内双歧杆菌的促生长因子,能优化肠道菌群。

⑤强心和抗心律失常作用。

2）糖类

（1）膳食纤维

膳食纤维一般是指那些不被人体消化吸收的糖类,包括如阿拉伯胶、琼脂、果胶、树胶等可溶性膳食纤维（SDF）,以及如纤维素、部分半纤维素、木质素和植物蜡等不溶性膳食纤维（IDF）两大类。目前开发利用的有小麦纤维、燕麦纤维、玉米纤维、黑麦纤维及树胶和海藻多糖等。膳食纤维的生理功能如下:

①促进肠道蠕动和吸水膨胀的特性,预防便秘。

②调节肠内菌群和辅助抑制肿瘤作用。膳食纤维可改善肠内菌群,使双歧杆菌等有益菌活化、繁殖,从而抑制肠内有害菌的繁殖,并吸收有害菌所产生的二甲基联氨等致癌物质,使多种致癌物随粪便一起排出。

③减轻有害物质所导致的中毒和腹泻。膳食纤维可减缓许多有害物质对肠道的损害,从而减轻中毒程度。

④降低血浆胆固醇和降血脂的作用。各种纤维因可吸附胆汁酸、脂肪等而使吸收率下降,也可起到降血脂的作用。

⑤调节血糖。膳食纤维可延缓消化道对糖类的消化吸收,抑制餐后血糖值的上升,改善组织对胰岛素的敏感性。

⑥控制肥胖。膳食纤维能与部分脂肪酸结合,使脂肪酸的吸收减少。

（2）低聚糖

低聚糖又称寡糖,是由 2～10 个单糖通过糖苷键连接形成的直链或分支链的一类低度聚合糖。目前研究较多的功能性低聚糖有低聚果糖、大豆低聚糖、低聚半乳糖、低聚异麦芽糖、低聚木糖、低聚果糖等。不同类型的低聚糖在自然界存在的形式各异,可以用酶解或提取法从天然原料中得到。例如,低聚异麦芽糖极少以游离状态存在,目前的制备方法主要是以淀粉为原料用酶制取异麦芽低聚糖。低聚果糖普遍存在于高等植物中,尤其在芦笋、洋葱、牛蒡、香蕉等植物中含量较多。大豆低聚糖是以生产大豆蛋白时产生的大豆乳清为原料,经提取得到。甲壳低聚糖是甲壳素和壳聚糖经水解生成的一类低聚合物。低聚糖的主要生物学作用如下:

①低聚糖可通过增加免疫作用而抑制肿瘤的生长,此外,某些低聚糖对大肠杆菌有较强的抑菌作用,可阻碍病原菌的生长繁殖。

②低聚糖是双歧杆菌的增殖因子,可改善肠道微生态环境,加强胃肠道消化吸收功能,有

效排除体内毒素,增强机体的抗病能力。

③低聚糖不能被口腔病原菌分解而生成导致龋齿的酸性物质,因此,可以防止龋齿。

④低聚糖是一种低能量糖,作为一种新型的甜味剂,大豆低聚糖的热值仅为蔗糖的50%,可添加在糖尿病患者的专用食品中。

（3）活性多糖

活性多糖是指含有10个以上糖基的聚合物,包括植物多糖、动物多糖(海参多糖、壳聚糖、透明质酸)及微生物多糖。目前的研究多集中于食用菌的活性多糖上,例如茶多糖、枸杞多糖、魔芋甘露聚糖、银杏多糖、海藻多糖、香菇多糖、银耳多糖、灵芝多糖、黑木耳多糖、茯苓多糖等。活性多糖已经是国际公认的天然、安全、高效的天然免疫调节剂。活性多糖具有非常重要与特殊的生理活性。

①调节免疫功能。多糖可显著提高机体巨噬细胞的吞噬指数,并可刺激抗体的产生,从而增强人体的免疫功能。

②抑制肿瘤。例如,香菇多糖已作为原发性肝癌等恶性肿瘤的辅助治疗药物;海参多糖及壳聚糖可对抗多种动物肿瘤的生长。

③延缓衰老作用。金针菇多糖、银耳多糖等可显著降低机体心肌组织的脂褐素的含量,增加脑和肝脏组织的SOD酶活力,从而起到延缓机体衰老的作用;透明质酸具有保持皮肤弹性的功能,还能保留大量水分子,对皮肤具有保湿作用。

④降血糖。如壳聚糖可降低血清和肝脏组织中的胆固醇含量和脂肪水平。

⑤其他功能。一些多糖具有排除肠道毒素和降低重金属对人体的毒害、抗辐射、防龋齿等方面的保健作用。

3）功能性脂类成分

（1）大豆磷脂

大豆磷脂是一种混合磷脂,它是由卵磷脂、脑磷脂、肌醇磷脂等成分组成,常见的化合物为卵磷脂和脑磷脂。磷脂的保健作用如下:

①磷脂是构成生物膜的重要组成成分。生物膜的流动性主要取决于磷脂,由于磷脂的亲水性、亲油性,使得膜具有通透性,能够运输营养物质进入细胞,同时排出代谢废物。

②改善大脑功能,增强记忆力。磷脂和胆碱可促进大脑组织和神经系统的功能完善,改善或配合治疗各种神经官能症和神经性疾病,有助于癫痫和痴呆等病症的康复。适量补充磷脂,可以阻止脑细胞的死亡,促使脑神经突触发达起来。

③保护肝脏。磷脂是合成脂蛋白代谢脂肪的生物活性物质。适当补充磷脂既可以防止脂肪肝的形成,又可以促进肝细胞的再生,是防治肝硬化,恢复肝功能的重要功效成分。

④降低胆固醇,调节血脂。卵磷脂中含有多种不饱和脂肪酸,能与胆固醇酯化,生成胆固醇酯,使胆固醇不能沉积于血管壁上,减少了胆固醇的含量,起到了降血脂、预防心血管疾病的作用。

⑤延缓衰老。增加磷脂的摄入量,特别是像大豆磷脂这类富含不饱和脂肪酸的磷脂,能调整人体细胞中磷脂和胆固醇的比例,增加磷脂中脂肪酸的不饱和度,有效改善生物膜的功能,

提高人体的代谢能力和人体组织的再生能力,从根本上延缓人体的衰老。

此外,由于磷脂具有良好的乳化性能,因而能够降低血液黏度,促进血液循环,改善血液供氧循环,延长红细胞生存时间并增强造血功能。

（2）多不饱和脂肪酸

医学上重要的多不饱和脂肪酸主要包含 ω-3 和 ω-6 两个系列,包括二十碳五烯酸（EPA）、二十二碳六烯酸（DHA）、γ-亚麻酸、亚油酸、花生四烯酸（AA）等。γ-亚麻酸和亚油酸分别是 ω-3 和 ω-6 系列的母体,在生物组织细胞中经一系列的催化过程,可衍变成该系列其他种类的多不饱和脂肪酸。多不饱和脂肪酸的生理功能如下:

①增进神经系统功能,益智健脑,保护视力。DHA 和 EPA 不仅能促进胎儿脑部发育完善,提高脑神经机能,增强记忆、思考和学习能力,而且能保护视网膜,提高视网膜对光的敏感度,改善视力。

②抗凝血、降血脂、预防心脑血管疾病。多不饱和脂肪酸不仅抑制血小板凝集,减少血栓素形成,从而可预防心肌梗、脑梗的发生,还能降低血清胆固醇,抑制血液中的中性脂肪上升,调节血脂。

③抑制肿瘤生长。富含 EPA、DHA 的鱼油可抑制癌细胞的发生、转移,降低肿瘤生长速度。DHA 还可降低治疗胃癌、膀胱癌、子宫癌等抗肿瘤药物的耐药性。

④抗炎、抑制溃疡及胃出血作用。

⑤其他功能。亚麻酸还具有增强胰岛素活性、抗脂质过氧化、减肥等作用。

（3）植物甾醇

植物甾醇是广泛存在于生物体内的一种重要的天然活性物质,主要为谷甾醇、豆甾醇和菜油甾醇等。植物油、谷类、蔬菜、瓜果中都含有植物甾醇。

植物甾醇可以预防心血管系统疾病、抑制肿瘤细胞形成、抗炎、退热、维持皮肤柔软、保水和润滑的作用,还具有促进机体蛋白质合成和机体的生长等。目前应用较多的是大豆甾醇。

4）维生素和维生素类似物

目前作为保健食品中的功效因子,主要有维生素 C、维生素 A 和维生素 E 这 3 类维生素。它们除作为维生素表现其生理功能外,还有延缓衰老、防癌抗癌的功效,被广泛用于保健食品中。

维生素类似物是一类具有维生素的某些特性,但是它们对于机体不具备必需性。大多数维生素类似物在体内合成,通过体外补充这些物质,能观察到明显的生理功效。例如肌醇、肉碱、辅酶 Q10 等。

5）矿物质与微量元素

用于保健食品中的矿物质有钙、铁、锌、铜、硒、铬、有机锗等。如硒具有抗生物过氧化、减缓自由基对膜损害所产生的延缓衰老及扼制退行性与代谢性多种疾病的功用:铬、锌作为葡萄糖耐量因子（GTF）的组成成分而显示降低糖尿病人血糖水平的功能。

6）功能性植物化学物

（1）酚类化合物

酚类化合物包括了一类有益健康的化合物,具有较强的抗氧化功能。其与人体健康关系的研究多集中在黄酮类化合物和茶多酚的生物学作用方面。

黄酮类化合物包括黄酮、异黄酮、黄烷酮、双黄酮及其苷类,如芦丁、槲皮素、橙皮苷、杨梅黄酮等。黄酮类化合物具有降低血压的作用,可预防高血压及动脉硬化,且具有抗氧化性和清除自由基的作用和较强的抗肿瘤作用,部分黄酮类化合物尚有抗菌、抗病毒的作用。另外,研究发现黄酮类化合物还具有抗毒保肝、抗炎症等作用。黄酮类化合物质量分数丰富的食品包括花茎甘蓝、柑橘、柠檬、红橘、樱桃、葡萄、葡萄柚、青椒、木瓜、李子、杏、茶、咖啡、红葡萄酒、番茄等。

茶多酚大量存在于茶叶中,占干物质的20%～35%,是茶叶中30多种多酚类化合物的统称。绿茶的茶多酚质量分数最高,生理活性最强。茶多酚具有抗肿瘤、抗动脉硬化、延缓衰老、抗辐射、降血脂、降血压和胆固醇、防龋齿等功能,可添加到口香糖、软糖、夹心糖、水果糖等糖果以及饮料和酒类中食用。

(2)有机硫化合物

有机硫化合物指分子结构中含有硫元素的一类植物化学物,它们以不同的化学形式存在于蔬菜或水果中。例如存在于十字花科蔬菜中的异硫氰酸盐和葱蒜中的有机硫化合物。有机硫化合物的生物学作用主要是抑癌和杀菌。例如,异硫氰酸盐能阻止实验动物肺、乳腺、食管、肝、小肠、结肠和膀胱等组织癌症的发生。大蒜中的大蒜素可以阻断体内亚硝胺合成、抑制肿瘤细胞生长、增强机体免疫力,还具有消炎、杀菌、降低胆固醇、预防脑血栓及冠心病等多种功效。

(3)萜类化合物

皂苷是广泛存在于植物和某些海洋生物中的特殊苷类物质,近年来常利用人参、刺五加、绞股蓝、大豆、西洋参、黄芪等中草药中的皂苷作为保健食品的功效成分。皂苷具有抗菌、抗病毒、抗肿瘤的作用,具有免疫调节作用,并可降低血胆固醇,明显提高心血管、中枢神经系统的功能等。

(4)柠檬苦素类化合物

柠檬苦素类化合物是芸香科植物中一组三萜的衍生物,是柑橘汁苦味的成分之一。柠檬烯是一种重要的柠檬苦素类化合物,其对癌症具有预防和治疗作用。对实验动物喂饲柠檬烯,可显著降低乳腺癌的发生,并能显著减少致癌剂诱发的肿瘤,还可降低胃癌前病变和肺癌的发生。

(5)食物中的天然色素

天然食物中存在着许多色素,其中一些色素既可以作为食用色素,也可以作为营养功效成分。

①类胡萝卜素。类胡萝卜素广泛分布在自然界中,一般呈现黄色、橙色和红色。大多数水果和蔬菜都含有类胡萝卜素的混合物,现在已经确认了自然界中有600种不同的类胡萝卜素。

A.β-胡萝卜素。胡萝卜、西红柿、青椒、红薯、南瓜、橘子及绿色蔬菜中富含β-胡萝卜素。β-胡萝卜素是维生素A原,不仅能发挥与维生素A同样的提高免疫能力、治疗夜盲症和预防治疗干眼症的作用,而且它们是体内重要的脂溶性抗氧化物质,可清除体内自由基,提高机体的抗氧化能力。动物实验发现,β-胡萝卜素有抑制化学物致癌作用,有增强巨噬细胞功能及预防白内障发生等作用。

　　B. 番茄红素。番茄红素是膳食中的一种天然色素,广泛存在于自然界的植物中,成熟的红色植物果实中含量较高,其中,番茄、胡萝卜、西瓜、木瓜及番石榴等的果实中存在着较多的番茄红素。

　　番茄红素是有效的抗氧化剂,能预防脂类过氧化反应,保护生物膜免受自由基的损伤,在一定程度上起到延缓衰老作用。增加番茄红素的摄入量还可以降低食管癌、胃癌、结肠癌和直肠癌等消化道肿瘤的发病危险程度。番茄红素对晚期和浸润性前列腺癌也具有显著抑制作用。除了以上功效之外,番茄红素还能通过体内的抗氧化作用,阻止低密度脂蛋白胆固醇的氧化损伤,改善血脂代谢,减少动脉粥样硬化和冠心病的发生;当紫外线照射皮肤时,皮肤中的番茄红素首先被破坏,紫外线照射过的皮肤中的番茄红素的含量比未照射的皮肤减少31%～46%,因此,补充番茄红素可能减少紫外线对皮肤的过氧化损伤。

　　②花青素。花青素广泛存在于所有深红色、紫色或蓝色的蔬菜水果,比如黑枸杞、钙果、葡萄、黑莓、无花果、樱桃、甜菜根、茄子、紫甘薯、黑龙珠土豆、血橙、红球甘蓝、蓝莓、红莓、草莓、桑葚、山楂皮、紫苏、黑(红)米、黑豆等植物的组织中。

　　花青素是纯天然的抗衰老的营养补充剂,研究证明是当今人类发现最有效的抗氧化剂,它的抗氧化性能比维生素 E 高出 50 倍,比维生素 C 高出 20 倍。

　　7)益生菌类

　　益生菌是一类对人体健康带来有益作用的微生物,乳酸菌中的一部分是益生菌。常见的益生菌有歧杆菌、乳杆菌、益生链球菌等。益菌具有多种调节生理功能的作用。

　　(1)维持胃肠道菌群平衡、纠正肠道功能紊乱

　　益生菌能通过自身代谢产物以及与其他细菌间的相互作用,维持和保证肠道菌群最佳优势组合及稳定性。益生菌在人体内通过发酵糖类产生大量的小分子酸,抑制病原菌和腐败菌的生长繁殖。

　　(2)促进消化吸收

　　经乳酸菌发酵后可提高食物中钙、磷、铁的利用率,促进维生素 D 的吸收。益生菌及其代谢产物能促进宿主消化酶的分泌和肠道的蠕动,促进食物的消化吸收。

　　(3)防止便秘

　　双歧杆菌代谢产生的有机酸能促进胃肠道蠕动,同时,双歧杆菌的生长还可以使大便湿度提高,从而防止便秘。

　　(4)降低血清胆固醇

　　益生菌能降低血中胆固醇的水平,可预防高血脂导致的冠状动脉硬化以及冠心病。

　　(5)调节免疫、抑制肿瘤作用

　　乳杆菌、双歧杆菌等益生菌及其代谢产物,能诱导产生干扰素和促细胞分裂素,活化免疫细胞,增加免疫球蛋白的产生,提高机体免疫力及抑制肿瘤发生能力。

4.4.3　保健食品的功能原理

保健食品除应具有营养功能和感官享受功能外,还必须具有特殊的保健功能,即生理调节功能。保健食品应该由食品原料或其他符合国家规定的原料组成,可能含有人体需要的营养素,但又与普通食品不同,强调对人体生理功能的调节作用,不一定要求营养的全面和平衡。

1)保健食品改善生长发育的原理

目前用于改善儿童生长发育的保健食品主要有高蛋白食品、维生素强化食品、赖氨酸食品、补钙食品、补锌食品、补铁食品和磷脂食品、DHA 食品等。其作用原理可归纳为以下几个方面:

(1)促进骨骼生长

大量研究证实,补钙有益于骨骼生长和健康。有研究发现,在 2～5 岁时用高钙配方食品喂养儿童,其骨骼矿物质含量更高,骨量峰值增加。此外,磷、镁、锌、氟、维生素 D、维生素 K 等也是骨骼矿化过程中的重要营养素。

(2)影响细胞分化

胎儿、新生儿期的发育特点之一是多个器官的分化。大量研究表明,视黄酸可影响胎儿发育。维生素 A 或 β-胡萝卜素缺乏或过多,很可能对组织分化和胎儿发育有很大影响。此外,脂肪酸不仅能改变已分化的脂肪细胞的某些特定基因的转录速率,还可通过一种转录因子的作用诱导前脂肪细胞分化为新的脂肪细胞。

(3)促进细胞生长和器官发育

细胞的生长和器官的发育都需要多种营养素的参与。蛋白质、脂类、糖类、维生素 A、参与能量代谢的 B 族维生素以及锌、碘等元素,都是人体发育不可缺少的重要营养素。如果供应不足,就会影响组织的生长发育和功能的发挥。

2)保健食品增强免疫功能的原理

增强免疫功能的保健食品是指那些具有增强机体对疾病的抵抗力、抗感染以及维持自身生理平衡的食品。研究表明,蛋白质、脂类、维生素、微量元素等多种营养素,以及核酸类黄酮物质等某些活性成分具有免疫调节作用。保健食品因为含有以上营养素或活性成分才能够增强机体的免疫功能。

(1)参与构成免疫系统

蛋白质是人体免疫器官及抗体、补体等重要活性物质的构成成分。

(2)促进免疫器官的发育和免疫细胞的分化

研究发现,缺铁影响 T 淋巴细胞、吞噬细胞的增殖分化;锌可促进淋巴细胞有丝分裂,增加 T 细胞的数量和活力;维生素 A 通过增强重要免疫细胞的活力、生长和分化来提高机体免疫力。

(3)增强机体的细胞免疫和体液免疫功能

例如,维生素 E 作为一种强抗氧化剂和免疫刺激剂,可促进淋巴细胞的增殖,适量补充可提高人群和试验动物的体液和细胞介导免疫功能,增加吞噬细胞的吞噬效率。许多营养因子还能提高血清中免疫球蛋白的浓度,并促进免疫机能低下的老年人体内的抗体形成。

3)保健食品抗氧化与延缓衰老的原理

人体的抗氧化防御系统与衰老在正常发育中都会产生活性氧(ROS)。人类膳食中含有一系列具有抗氧化活性和有明显清除 ROS 能力的化合物。研究证实,维生素 E、类胡萝卜素、维生素 C、锌、硒、脂肪酸等多种营养素,以及茶多酚、多糖、葡萄籽原花青素、大豆异黄酮等食物成分均具有明显的抗氧化与延缓衰老功效。其原理主要包括:

(1)维持 DNA 的结构和功能

研究表明,维生素 C、维生素 E、类胡萝卜素和黄酮等具有抗 DNA 氧化损伤的作用,预防肿瘤、类风湿性关节炎、帕金森病等疾病的发生率。

(2)参与构成机体的抗氧化防御体系,提高抗氧化酶活性

硒、锌、铜、锰是构成谷胱甘肽过氧化物酶、超氧化物歧化酶等抗氧化酶的必需成分,而维生素 C、维生素 E、谷胱甘肽过氧化物酶、超氧化物歧化酶等一起构成体内的抗氧化系统。

(3)减缓衰老

细胞代谢产物的积累会危害细胞,引起衰老。补充维生素 E 可减少细胞中代谢产物的形成,保护细胞膜的完整性和稳定性,提高酶的活性,改善皮肤弹性,减缓衰老的进程。

4)保健食品改善学习记忆的原理

有研究表明,不吃早餐对反应时间、空间记忆和即时回忆能力有不良影响,尤其是对儿童和青少年。相反地,吃早餐或高能量早餐可改善持续注意力、反应时间或记忆力。食物中的多种营养素或成分在中枢神经系统的结构和功能中发挥着重要作用。有的参与神经细胞或髓鞘的构成;有的直接作为神经递质及其合成的前体物质;还有的与认知过程中新突触的产生或新蛋白的合成密切相关。例如蛋白质和氨基酸、糖类、脂肪酸、锌、铁、碘、维生素 C、维生素 E、B 族维生素,以及咖啡因、银杏叶提取物、某些蔬菜、水果中的植物化学物等。这些营养素或食物成分通过以下几方面来改善学习记忆。

(1)参与重要中枢神经递质的合成与释放

例如:色氨酸、维生素 B_6、烟酸及镁一起在大脑中产生作用,促进睡眠,改善大脑记忆功能;色氨酸是神经递质 5-羟色胺的前体;酪氨酸是去甲肾上腺素(NE)和多巴胺合成的前体;维生素 B_1、维生素 B_2 参与神经递质乙酰胆碱(Ach)的代谢和合成;维生素 B_6 参与 5-羟色胺的生物合成;维生素 B_{12} 促使乙酰胆碱生成,提高大脑的信息传递速度。

(2)影响脑中核酸的合成及基因的转录,维持中枢神经系统的完整性

锌可作为酶的活性中心组分参与基因表达,如 RNA 聚合酶Ⅰ、聚合酶Ⅱ、聚合酶Ⅲ为含锌金属酶,分别为合成 rRNA、tRNA 和 mRNA 所必需的。实验表明,缺锌使大白鼠脑中 DNA 和 RNA 合成减少;铜缺乏可引起神经元减少、脑萎缩等症状,导致神经系统功能异常。

(3)减轻氧化应激损伤

氧化应激和炎症过程均与痴呆时信号系统及行为学缺失有关。已进行的研究结果表明,洋葱、姜以及茶叶、银杏等草本植物通过其抗氧化活性改善动物认知功能的效用。

（4）对心脑血管病的影响

η-6 系列多不饱和脂肪酸与心血管病成负相关,可降低痴呆发生的危险性。鱼类中的二十碳五烯酸（EPA）和二十二碳六烯酸（DHA）可降低心脑血管病发生的危险性,因而可能与痴呆存在负相关。

5）保健食品降低血糖的原理

临床上常用的口服降糖药可引起消化系统的不良反应,有些还引起麻痹、贫血、白细胞和血小板减少症等。因此,人们越来越希望能开发出降低血糖的保健食品。其作用原理有以下几个方面:

（1）改善对胰岛素的敏感性

许多研究都观察到,对非胰岛素依赖型糖尿病病人用低血糖生成指数膳食时可改善其对血糖的控制,间接证明低糖膳食可以改善其对胰岛素的敏感性。

（2）延缓肠道对糖和脂类的吸收

膳食纤维延缓肠道对糖和脂类的吸收,从而调节血糖。另外,糖醇在人体代谢不会引起血糖值和血中胰岛素水平的波动,可用作糖尿病和肥胖病患者的特定食品。

（3）参与葡萄糖耐量因子的组成

三价铬是葡萄糖耐量因子的组成部分,增加机体对葡萄糖的耐受和利用。铬缺乏后可导致葡萄糖耐量降低,使葡萄糖不能充分利用,从而导致血糖升高。已证明低脂膳食可以改善糖尿病患者的葡萄糖耐量。

6）保健食品调节血脂的原理

血脂是血液中所含脂质的总称,主要包括胆固醇、甘油三酯、磷脂、胆固醇酯及游离脂肪酸等。除游离脂肪酸直接与血浆白蛋白结合运输外,其余脂质均以脂蛋白的形式而运转全身。肠道吸收的外源性脂类、肝脏合成内源性脂类和脂肪组织储存、脂肪动员都需要经过血液,因此,血脂水平可反映全身脂类代谢的状况。保健食品调节血脂的原理如下:

（1）降低血清胆固醇

膳食纤维不仅能降低血胆固醇,而且可吸收胆汁酸、脂肪,达到降血脂的作用。

（2）降低血浆甘油三酯

空腹甘油三酯浓度是餐后血脂反应的一个决定因素。膳食成分通过改变肝脏分泌极低密度脂蛋白-甘油三酯的速度影响空腹甘油三酯浓度。在降低空腹甘油三酯浓度的同时往往餐后血脂也会降低。研究证实,富含 η-3 系列多不饱和脂肪酸的膳食,常可降低空腹血浆甘油三酯浓度,并可降低餐后血脂水平。

7）保健食品辅助降血压的原理

通过低盐、低酒精、低脂肪摄入和低能量的膳食可以预防高血压。辅助降血压的保健食品可能的功能原理:

（1）不饱和脂肪酸的作用

一些流行病学研究表明膳食中补充 η-3 系列的多不饱和脂肪酸可降低高血压患者的血压。亚油酸和 η-3 系列长链多不饱和脂肪酸影响血压的原因在于这两种物质可改变细胞膜脂肪酸构成和(或)膜流动性,进而影响离子通道活性和前列腺素的合成。

(2)控制钠、增加钾的摄入量

试验表明,食盐的摄入量和高血压的发病率成明显的正相关,而钾的摄入量与血压成负相关。食用蔬菜和水果有助于预防高血压,其原因之一就是蔬菜和水果属于高钾、低钠食物。

8)保健食品改善胃肠功能的原理

近年来,人们十分重视肠道微生态。利用有益活菌制剂及其增殖促进因子可以保证或调整有益的肠道菌群构成,从而保障人体健康,是当前国内外保健食品开发的重要领域。目前,改善胃肠功能的保健食品主要包括调节胃肠道菌群的保健食品、润肠通便的保健食品、保护胃黏膜以及促进消化吸收的保健食品等。其作用原理如下:

(1)最佳肠道功能与粪便组成的调节

粪便的重量和稠度、排便频率和肠道总通过量等,是整个结肠功能的可靠标志。润肠通便的功能成分主要有膳食纤维、生物碱等。膳食纤维吸水膨胀,促进肠道蠕动,加速粪便排出,同时可促进肠道有益菌的增殖。因此,富含膳食纤维的食品是主要的润肠通便的保健食品,如美国 FDA 认可燕麦食品为保健食品。

(2)对结肠菌群组成的调节

结肠菌群是一个复杂的、相互作用的微生物群体,其功能是各种微生物相互作用的结果。双歧杆菌和乳酸杆菌是有利于促进健康的细菌。益生元(指不被消化的食物成分)有助于保持双歧杆菌和乳酸杆菌占优势。

(3)对肠道相关淋巴组织功能的调节

人类的肠道为机体中最大的淋巴组织。机体每天产生的免疫球蛋白中大约60%分泌到胃肠道,而结肠菌群是某些特殊免疫反应的主要抗原性刺激物。益生菌能刺激一些与肠道有关的淋巴组织的活性,如 IgA 抗体应答、产生细胞激素及降低轮状病毒感染的危险性。

(4)控制发酵产物

以丁酸、乙酸和丙酸等短链脂肪酸形式存在的发酵产物对结肠健康有重要的有益作用。例如:丁酸不仅对黏膜有营养作用,还是结肠上皮的重要能量来源。

9)保健食品增加骨密度的原理

(1)增加骨密度

适当补充各种钙剂、磷酸盐、维生素 D 等。可促进骨形成,抑制骨细胞的破坏,增加骨密度。

(2)调整内分泌而促进钙的吸收

降钙素可减少骨质吸收,降低血循环中的钙,增加骨质中的钙含量。降钙素由于可降低血钙,所以在用降钙素时应补足钙量,起到治疗骨质疏松的作用。研究发现,大豆中的某些成分,如大豆皂苷、大豆异黄酮等物质具有雌激素的作用,可与雌激素竞争受体,同时可避免雌激素的副作用。因此,中老年妇女经常摄入大豆及其制品可减缓骨丢失,防止骨质疏松。

10)保健食品减肥的原理

在减肥食品中,各种膳食纤维、低聚糖等都可作为减肥食品的原料。膳食中燕麦、螺旋藻、食用菌、魔芋粉、苦丁茶等都具有较好的减肥效果。

（1）调节脂类代谢

肽能够促进脂肪代谢,从而抑制体重的增加,有效防止肥胖的产生。有的物质能水解单宁类物质,在儿茶酚氧化酶的催化下形成邻醌类发酵聚合物和缩聚物,对甘油三酯和胆固醇有一定的结合能力,结合后随粪便排出。而当肠内甘油三酯不足时,就会动用体内脂肪和血脂经一系列变化而与之结合,从而达到减脂的目的。

（2）减少能量摄入

L-肉碱可促进脂肪酸的运输氧化,减少体内的脂肪积累,并使之转变成能量。膳食纤维由于不易消化吸收,可延缓胃排空时间,增加饱腹感,从而减少食物和能量的摄入量。人们还研制了很多宏量营养素的代用品,减少能量摄入,以降低体重或维持正常体重。

（3）促进能量消耗

咖啡因、茶碱、可可碱等甲基黄嘌呤类物质,以及生姜和香料中的辛辣组分均有生熟特性。含有这些天然食物组分的食品,可促进能量消耗、维持能量平衡、进而维持体重恒定的有效途径。

【情景回顾】

在客人用餐的同时,小蔡找到了经理,经理走到客人跟前,客人便很随和地跟经理聊天,说像我这样经常在外面出差的人其实是很辛苦的,人到中年,肠胃也不好,还有脂肪肝,想吃什么都不敢吃。听客人这么一说,经理马上推荐了有助消化的酸奶,告诉客人点心区有玉米、紫薯等,都是既健康又低脂的粗粮,吃水波蛋要放糖的话,桌上也有健怡糖。客人非常满意,表示晚上和客户的用餐确定选在该餐厅。

思考题

1. 什么是平衡膳食?

2. 简述膳食宝塔的结构。

3. 举例说明膳食结构的类型。

4. 简述食谱的评价方法。

5. 什么是食品营养强化和食品营养强化剂?

6. 食品营养强化有哪些具体要求?

7. 保健食品的概念是什么?

8. 保健食品中常用的功效成分有哪些?

单元5

食品污染及其预防

【情景引入】

2001年11月6日,广东省河源市肉联厂从不法商贩那里购得28头添加了"F89",俗称"瘦肉精"猪饲料喂养的生猪。次日,肉联厂对这批生猪进行了宰杀,并于同日在广东省河源市的部分市场上销售。结果猪肉卖出去不久,就陆续发生了人食用后不同程度的不适,并最终引发了有近500人为此而中毒住院的特大"瘦肉精"中毒事件。

类似的问题还有哪些?

请认真学习本单元,找到答案。

【能力目标】

能够运用卫生学知识分析食品污染的污染源和污染途径,并掌握预防食品污染的措施。

【知识目标】

1. 了解食品添加剂的种类、用途及相关规定。
2. 理解各类污染源的性质、特点以及污染食品的途径和渠道。
3. 掌握食品污染的定义、种类、危害以及食品污染的预防方法。

食品从种植、养殖到生产、加工、储存、运输、销售、烹调再到餐桌的整个过程中的每个环节,都有可能受到有毒有害物质的污染,对人体造成不同程度的危害,进而对整个社会产生重要影响。食品污染来源广泛,途径多样,并各有其毒性。

任务1 概 述

食品污染是指环境中有毒、有害物质进入正常食品的过程。食品污染的原因主要有两个:一是由于人的生产或生活活动使人类赖以生存的环境介质,即水体、大气、土壤受到不同程度和不同状况的污染,各种有害污染物被动植物吸收、富集、转移,造成食物或食品的污染;二是食物在生产、种植、包装、运输、储存、销售和加工烹调过程中造成的污染。污染后可能引起具有急性短期效应的食源性疾病或具有慢性长期效应的食源性危害。

按污染物的性质,食品污染可分为以下3类:

①生物性污染。食品的生物性污染包括微生物、寄生虫和昆虫的污染,其中以微生物的污染占有很大比重,危害也较大,主要有细菌毒素、霉菌与霉菌毒素。

食品中的细菌包括引起食物中毒、人畜共患传染病的致病菌和作为污染标志的非致病菌。寄生虫和虫卵主要由病人、病畜的粪便间接通过水体或土壤污染食品或直接污染食品,危害较大的有蛔虫、绦虫以及旋毛虫及虫卵。经常污染食品的昆虫有螨类、谷蛾、谷象虫等,这些昆虫均能降低食品质量。病毒除肝炎病毒及脊髓灰质炎病毒外,一般的病毒不容易在食物上繁殖,故很难通过食品传播疾病。

②化学性污染。食品的化学性污染涉及范围广,情况也较复杂。主要有以下几种:

A. 食品的药物污染。农药、兽药等使用不当,造成对食品的污染,并在食品中残留。

B. 有害金属污染。与食品相关的容器、包装材料、添加剂等使用不当,以及工业"三废"不经处理排入农田、大气中的有害金属污染食品。

C. 有害化合物污染。工业"三废"、包装材料以及食品在加工过程中产生有害化合物使食品受到污染。

③放射性污染。食品的放射性污染主要来自放射性物质的开采、冶炼、生产以及在生活中的应用与排放。特别是半衰期较长的放射性物质污染,在食品卫生管理中更为重要。

任务2 食品的生物污染及其预防

【案例导入】

一个因吃甘蔗而致残的女孩

一个7岁的女孩突然患上了一种罕见的怪病,抽筋抽搐、全身瘫痪、四肢弯曲变形、肌肉严重萎缩。女孩叫王爱武,1969年12月出生于湖北京山县,只读过半年小学,患病后她在床上

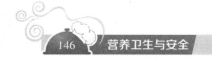

躺了 30 多年。原本是一个健康、快乐的小女孩,为何会变成这样? 原来是王爱武在 7 岁的时候吃了霉变的甘蔗而中毒,并引起瘫痪。

5.2.1　食品的细菌污染及其预防

食品的周围环境中,到处都有微生物的活动,食品在生产、加工、储藏、运输、销售、消费过程中,随时都有被微生物污染的可能。其中,细菌对食品的污染是最常见的生物性污染,是食品中最主要的卫生问题。食品中常见的细菌称为食品细菌,包括致病菌、条件致病菌和非致病菌。

1)细菌污染的途径

细菌污染的途径主要有以下 5 条:

(1)原材料受污染

食品原料在采集、加工时表面往往附着细菌,尤其在原料破损处有大量细菌聚集。此外,当使用任何未达到国家标准的水进行洗涤、烫漂、煮制等工艺处理时,均可引起加工食品的细菌污染。因此,不干净的生产用水也是微生物污染食品的主要途径及重要污染源。

(2)加工过程的污染

食品加工过程中受细菌污染的机会很多,主要有以下 3 种方式:

①环境污染。食品加工的环境不清洁,空气中的细菌会随灰尘沉降到食品、食品加工原料、半成品加工机械设备上而造成食品的污染。

②从业人员的污染。食品生产从业人员不注意个人卫生,不认真执行卫生操作规范,或从业人员患有传染性疾病,均可通过其手、衣服、呼吸道、头发等直接或间接造成食品的污染。

③加工中的交叉污染。尽管食品加工过程中的某些条件对微生物是不利的,特别是清洗、消毒和灭菌,可使食品中的微生物数量明显减少,但是如果加工过程中不合理的操作和管理,灭菌不彻底,加工用水、用具、设备和杂物不清洁以及加工过程原料、半成品、成品交叉污染,则食品中细菌的数量不但不能得到控制,还会因此而污染增多。

(3)储藏过程的污染

食品储藏的环境与条件是食品储藏过程中造成微生物污染的主要因素,不良的储藏环境会使细菌通过空气、鼠虫污染食品;不利的储藏条件会使残留在食品中的细菌生长繁殖,使细菌的数量上升。

(4)运输与销售过程的污染

食品运输的交通工具和容器具不符合卫生条件,可使食品在运输过程中再次受到污染;食品在销售过程中的污染往往被忽视,散装食品的销售用具、包装材料都可能成为污染源;销售人员不合理的操作也可能造成食品的污染。

(5)食品消费的污染

食品在消费过程中也可能被污染且更易被忽视。食品在购买后到消费这一段时间内的存放不合理,如生熟不分,或食品在冰箱中的存放时间过长,或烹调用具的不卫生等均可造成食品的污染。

2)细菌污染对人体的危害

(1)食物中毒

当人食用了含有大量细菌或细菌毒素的食品后,就会发生不同程度的中毒。目前,我国发生较多的细菌性食物中毒有沙门氏菌、副溶血性弧菌、变形杆菌、金黄色葡萄球菌、致病性大肠杆菌、肉毒杆菌等。

(2)传播人畜共患疾病

当食品经营管理不当,特别是对原料的卫生检验不严格时,销售和食用了污染病原菌的畜禽肉类,或由于加工、储藏、运输等卫生条件差,致使食品再次污染病原菌,可能造成人畜共患疾病的大量流行。如炭疽病、布鲁氏杆菌病、结核病、口蹄疫等。

3)食品细菌污染的指标与食品卫生学意义

反映食品卫生质量的细菌污染指标,主要有菌落总数和大肠菌群,细菌在培养基上的菌落分布如图 5-1 所示。

(1)菌落总数

菌落总数是指每克、每毫升或每平方厘米食品在严格规定的条件下(样品处理、培养基及其 pH 值、培养温度与时间、计数方法)培养,使适应这些条件的每一个活菌都生成一个肉眼可见的菌落,其结果称为该食品的菌落总数。以菌落形成单位表示。

我国及大多数国家食品卫生标准中,都采用这一项指标,并规定了各类食品菌落总数的最高允许限量。

食品菌落总数对食品具有两方面的卫生学意义。一方面是食品清洁状态的标志。因为食品中细菌污染数量

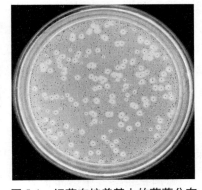

图 5-1　细菌在培养基上的菌落分布

不一定代表食品对人体健康的危害程度,但它却反映食品的卫生质量,以及食品在生产、储存、运输、销售过程中的卫生措施和管理情况。另一方面是作为评定食品腐败变质程度和新鲜度的指标。因为食品中细菌在繁殖过程中分解食品成分,所以食品中细菌数量越多越会加速食品腐败变质。如细菌数为 10^5/平方厘米的牛肉在 0 ℃时可保存 7 天,而当细菌数为 10^3/平方厘米时,同样条件下可保存 18 天。

(2)大肠菌群

大肠菌群系直接或间接来自人和温血动物的肠道,大肠杆菌已被许多国家用作食品生产中卫生质量鉴定的指标。

食品中检出大肠菌群的卫生意义如下:

①表示食品曾受到人与温血动物粪便的污染。其中,典型大肠杆菌说明近期的粪便污染,其他菌属可能为陈旧的粪便污染。

②作为肠道致病菌污染食品的指标菌。这是由于大肠菌群与肠道致病菌来源相同,而且

在一般条件下大肠菌群在外界生存的时间与主要肠道致病菌也是一致的。当然,食品中检出大肠菌群,只能说明肠道致病菌存在的可能,两者并非一定平行存在。

因为大肠菌群是嗜中温菌,在5 ℃以下的温度基本不能生长,所以一般不存在于低温的水产食品和冷冻食品中。

4)预防细菌污染的措施

①建立健全的卫生管理机构和管理制度,严格贯彻执行生产加工过程中的各项卫生制度和措施。

②提高原料的卫生质量。对原料要严格选择、妥善保存。禁止采购、使用腐烂变质的原料。

③遵守生产经营过程的卫生要求。在生产、销售过程中,做到内、外环境整洁;生产布局和工艺流程合理;使设备保持良好状态,并经常清洁和消毒;做到生、熟食品隔离,半成品、成品与原料分开,防止交叉污染;有防尘、防蝇、防鼠措施;采取冷藏、冷冻措施储藏食品。

④搞好从业人员个人卫生。从业人员必须经过健康检查方可上岗。传染病患者及病源携带者必须调离接触直接入口食品的工作岗位。从业人员应养成良好的个人卫生习惯,上班前、便后洗手消毒,工作时穿戴整洁的工作服,不戴首饰,不留长指甲。

⑤彻底杀灭食品中污染的细菌。在食品加工中,严格遵守杀菌规程,控制灭菌温度和时间。在烹调食物中,应做到烧熟煮透,烹调加工大块食物时,应注意使其内部温度达到杀灭细菌所需要的温度。烹调加工海鲜时不能只顾味道鲜嫩而缩短加热时间。烹调菜肴后存放一段时间后再食用时,必须再加热,并且至少需经过70 ℃以上2分钟处理。

5.2.2   食品的霉菌污染及预防

霉菌在自然界中分布极广,约有4.5万种。多数霉菌对人体有益,如发酵业、酿造业及抗生素的生产都离不开霉菌。但也有一些霉菌对人体有害,这主要是由于霉菌中的少数菌种或菌株能产生对人体有害的霉菌毒素。

霉菌毒素是霉菌在其所污染的食品中产生的有毒代谢产物。目前已知的霉菌毒素大约有200种,一般按产生毒素的主要霉菌名称来命名,与食品卫生关系密切的有黄曲霉毒素、杂色曲霉毒素、黄变米毒素等。

黄曲霉毒素是人们研究最多的真菌毒素,是由黄曲霉和寄生曲霉产生的一类代谢产物,具有极强的毒性和致癌性。1960年英国有10万只火鸡幼禽在食用了从非洲和南美洲进口的花生粉后全部死亡。人们从有毒饲料中分离出了黄曲霉及其产生的毒素,命名为黄曲霉毒素。

(1)化学性质

黄曲霉毒素耐热,一般在烹调加工的温度下很少被破坏。在280 ℃时发生裂变,其毒性才被破坏。黄曲霉毒素几乎不溶于水,但在氢氧化钠的碱性条件下,黄曲霉毒素可形成香豆素钠盐,该盐溶于水,因而可通过水洗去除,但加碱需达到足够的数量。黄曲霉毒素易溶于油和部分有机溶剂,如氯仿和甲醇。

（2）产毒条件

产生黄曲霉毒素的霉菌主要有黄曲霉和寄生曲霉。其产毒能力及产毒量，不同菌株的差异较大。除菌株本身的产毒能力以外，湿度（80%～90%）、温度（25～30 ℃）、氧气（1%以上）均是黄曲霉生长繁殖产毒所必要的条件。此外，天然基质培养基（大米、玉米、花生粉）比人工合成培养基产毒量高。在我国广西地区产毒的黄曲霉菌株最多，检出率达58%。

（3）对食品的污染

黄曲霉毒素对粮食食品的污染非常广泛，主要有花生及其制品、玉米污染严重，大米、小麦、面粉污染较轻，豆类很少受到污染。在我国，长江沿岸以及长江以南地区黄曲霉毒素污染严重，北方地区污染较轻。

世界各国的农产品中也普遍受到黄曲霉毒素的污染，一般来说，热带和亚热带地区食品污染严重，其中仍以花生和玉米的污染最为严重。目前有60多个国家制定了食品和饲料中的黄曲霉毒素限量标准和法规，并且不论我国还是世界各国，都重视逐渐降低食品中黄曲霉毒素的限量标准，使之达到尽可能低的水平，以保障人畜健康。

（4）毒性

黄曲霉毒素有很强的急性毒性，也有明显的慢性毒性与致癌性。

①急性毒性。黄曲霉毒素是一种毒性极强的剧毒物，其毒性为氰化钾的10倍，对鱼、鸡、鸭、大鼠、豚鼠、兔、猫、狗、猪、牛、猴及人均有强烈毒性。黄曲霉毒素属于肝脏毒，除抑制肝细菌DNA、RNA合成外，也抑制肝脏蛋白质的合成。大量口服后，可出现肝实质细胞坏死、胆管上皮细胞增生、肝脂肪浸润及肝出血等急性病变。少量持续摄入则引起肝脏纤维细胞增生，甚至肝硬化等慢性损伤。

黄曲霉毒素引起人类急性中毒，国内外都发生过，比如发生在非洲的霉木薯饼中毒，泰国的霉玉米中毒。在中毒事件中，以1974年印度两个邦的200个村庄暴发黄曲霉毒素中毒性肝炎最为严重。这些村庄的居民因食用霉变玉米导致中毒，中毒人数达300人。症状为发热、呕吐、厌食、黄疸，随后出现腹水、下肢浮肿，并很快死亡。

②慢性毒性。黄曲霉毒素持续摄入所造成的慢性毒性，其主要表现为动物生长障碍，肝脏出现亚急性或慢性损伤。其他症状还包括食物利用率下降、体重减轻、生长缓慢、母畜不孕或产仔少。

③致癌性。从亚非国家及我国流行病调查研究中发现，某些地区人群膳食中黄曲霉毒素水平与原发性肝癌的发生率成正相关。

（5）预防措施

防霉、去毒和限制食品中毒素残留是预防黄曲霉毒素危害的3个主要环节。

①防霉。防霉是预防食品被黄曲霉毒素及其他霉菌污染的最根本措施。食品霉变的条件有足够的湿度、温度和氧气，其中湿度尤其重要。因此，防霉的主要措施是控制食品中的水分。就粮食而言，从田间收获、脱粒、晾晒、运输至入库等过程中，都应注意防霉。

A. 在田间要防虫、防倒伏。

B. 收获时要及时清除霉变部分。

C. 脱粒后应及时晾晒，使水分降至安全水分以下。一般稻谷含水量应在13%以下，玉米含水量应低于 12.5% ,大豆含水量应低于 11% ,花生含水量在 8% 以下。

D. 在收获储运过程中,应保持谷粒、花生、豆类等外壳完整无破损。

E. 在保藏过程中应注意控制粮库的温度和湿度,使其相对湿度不超过 70% ,温度降至 10 ℃以下,还要注意通风;另外除氧充氮或用二氧化碳进行保藏,效果较好。

②去毒。主要采用以下几种方式去毒:

A. 挑选霉粒。国内曾在花生仁及玉米粒上试用,去毒效果好。

B. 碾轧加工法。一般适用于受污染的大米,精度碾轧加工可降低米中毒素含量。

C. 加碱去毒。黄曲霉毒素在碱性条件下,其结构发生变化,形成香豆素钠盐,溶于水,加碱后再用水洗,即可将毒素去除,适用于植物油。

D. 物理吸附法。含毒素的液体食物可加入活性白陶土或活性炭等吸附剂,然后搅拌、静置,毒素可被吸附而去毒,适宜于植物油,广西用此法处理花生油。

5.2.3　人畜共患传染病污染及预防

1)口蹄疫病毒对食品的污染及预防

口蹄疫病毒是引起偶蹄兽的一种接触性急性传染病的病原,多见于猪、牛、羊。病畜的唾液、粪尿、肉和乳汁中含有口蹄疫病毒。人因食用生乳或其他未消毒的畜产品,以及接触病畜而感染。人对口蹄疫病毒不易感染,但它在动物传染病中传播速度较快、发病率高,对畜牧业生产的危害最严重。

(1)传染源及传播途径

口蹄疫病毒能感染猪、牛、羊、驼和人等 30 多种动物。口蹄疫一年四季均可发生,但以冬、春、秋季气候比较寒冷时多发,尤其春秋两季最为流行。病畜、带毒畜是最主要的直接传染源,另外,病畜的尿、粪、呼出的气体、唾液、精液、毛、内脏等,以及被污染的圈舍、饲料、水源、用具等都可成为间接传染源,病毒可通过消化道、呼吸道、破损的皮肤、黏膜、眼结膜、人工授精、鼠类、鸟类、昆虫等途径传播。

(2)口蹄疫病畜的鉴定与处理

病畜体温升高,在蹄部、口腔黏膜、乳房、皮肤出现水疱,继而发生溃疡,形成黄色痂皮、严重者可造成蹄壳脱落,出现跛行。

根据症状及流行特点诊断,立即销毁;可能被感染的体温正常的同群牲畜,其尸体进行剔骨,然后和内脏一起经产酸处理后再出厂,如果不能进行产酸处理,就要高温处理后方可出厂。

(3)预防措施

首先封锁厂区,停止牲畜流动,然后报告当地有关部门采取防疫措施,并送检确诊;将同批牲畜当日全部屠宰;病畜的粪便、胃肠内容物、污物和污水经消毒后方可运出或排出,病畜停留过的场地、圈舍和车间进行消毒处理;所有设备、工具和工作人员的工作服、帽、靴应进行彻底消毒。

2)猪瘟病毒对食品的污染

猪瘟病毒是猪瘟的病原,传染性强,病死率高,严重威胁养猪业的发展。在自然情况下,除猪以外,对人和其他畜禽均无致病性,但在发病过程中,常有沙门氏菌及大肠杆菌继发感染。因此,未经适当处理的病猪肉及其副产品,除了散播病原外,还可能成为细菌性食物中毒的原因。

(1)传染源及传播途径

猪瘟病毒仅发生于家猪和野猪身上,病猪是主要传染源,由粪、尿和各种分泌物排出病毒,经肉品、废料和废水散播,经消化道、呼吸道、眼结膜及皮肤伤口等感染。

(2)猪瘟的鉴定及处理

病猪表现发热、食欲减退、皮肤有出血点、皮肤发紫、腹泻及便秘等症状。宰后常发现全身淋巴结肿大,边缘出血或网状出血呈大理石状,内脏器官广泛出血或坏死,脾边缘梗死。有明显病变者,其尸体、内脏和血液要销毁或作工业用途;有轻微病变者或慢性猪丹毒,可割除病变部分,在24小时内高温处理后出场,血液销毁或用于工业,猪皮消毒后出场,脂肪可炼制食用油。

(3)预防措施

加强猪瘟防治,建立健全肉品卫生检验和处理制度。

3)疯牛病

疯牛病是牛海绵状脑病的俗称,是一种慢性、传染性、致死性中枢神经系统的疾病。1985年4月首先发现于英国,至今全世界已发现18万头以上的病牛,其中90%的病牛在英国。疯牛病的流行给养牛业、饲料加工业、牛肉及其制品的贸易都造成了严重损失,同时也严重威胁着人类的生命和健康。

(1)传染源及传播途径

疯牛病病毒的自然感染和实验感染的宿主范围很广,如小白鼠、绵羊、山羊、猪、貂、猫、羚羊、金丝猴等动物皆可表现出典型的海绵状脑病变。乳牛的发病率明显高于肉牛。英国暴发的疯牛病是高蛋白补充饲料肉骨粉被疯牛病病毒污染所致。因此,肉骨粉是导致疯牛病流行的主要途径。

疯牛病和最近出现的人类新型克雅氏病存在必然联系,迄今为止有上百人因疯牛病的传染而患上新型克雅氏病。

(2)疯牛病的鉴定

疯牛病的症状表现为:牛的体质下降、产奶量减少、体温偏高、心搏缓慢、呼吸频率增加,但血液生化指标没有明显变化,很多病牛食欲仍然良好。精神上表现为恐惧、神经质、狂暴,具有攻击性;运动上表现为站立困难、步态不稳、头部和肩部肌肉震颤、后肢伸展过度;对声音、气味和触觉过度敏感。

(3)预防措施

目前尚无预防控制疯牛病的有效方法,一旦发现病牛、病羊、与其有过紧密接触的牛羊及其后代,都要迅速宰杀、焚烧;停喂带有疯牛病病毒的肉骨粉饲料,从而切断其传播途径。

任务3　食品的药物污染及预防

【案例导入】

毒韭菜

2004年春天,一则消息令人震惊,在市场上,看上去肥厚、叶子又长又宽、颜色鲜艳的都是用剧毒农药3911灌根(菜农给韭菜浇水采取漫灌方式,通过河渠和地垄直接把水漫进菜地里,在漫灌中,把3911直接或者通过水桶倒进水里,直接渗透到韭菜根部,俗称灌根)的。

5.3.1　农药的污染及预防

农药是指用于预防、消灭或者控制危害农业、林业的病、虫、草和其他有害生物以及有目的地调节植物、昆虫生长的化学合成的或者来源于生物、其他天然物质的一种物质或者几种物质的混合物及其制剂。

由于使用农药对食品造成的污染(包括农药本身及其有毒衍生物的污染)称为食品农药残留。农药残留以每千克食品中农药及其衍生物的毫克数表示。

农药按用途可以分为杀虫剂、杀菌剂、除草剂、杀线虫剂、杀螨剂、杀鼠剂、落叶剂和植物生长调节剂等。按化学组成及结构可将农药分为有机磷、有机氯、有机汞、有机砷、氨基甲酸酯、拟除虫菊酯等。

1)食品中农药残留的来源

进入环境中的农药,可通过多种途径污染食品。进入人体的农药约90%是通过食物摄入的。食品中农药残留的主要来源有:

(1)农田施用农药对农作物的直接污染

其污染程度主要取决于农药性质、剂型、施用方法、施药浓度、施药时间、施药次数、气象条件、农作物品种等。

(2)农作物从污染的环境中吸收农药

施用农药后,大量农药进入空气、水源和土壤中,成为环境污染物。农作物可长期从污染的环境中吸收农药,尤其是从土壤和灌溉水中吸收农药。

(3)通过食物链污染食品

动物食用被农药污染的饲料后,使肉、奶、蛋受到污染;江河湖海被含农药的工业废水污染后,使水产品受到污染等。一些理化性质比较稳定的农药,如有机氯、有机汞等,它们脂溶性强,可长期储存于脂肪组织中,通过食物链的作用逐步浓缩,使残留量增高。

(4)其他来源的污染

①粮库内使用熏蒸剂等对粮食造成污染。

②在畜禽饲养场所及畜禽身上施用农药对动物食品造成污染。

③用农药污染的容器、车、船等盛放粮食从而对粮食造成污染。

④事故性污染。如误食被农药污染的种子；误将农药加入或掺入食品中；施用时用错品种或剂量而使农药残留等。

2）食品中常见的农药残留及其对人体的危害

（1）有机磷

有机磷是目前使用量最大的杀虫剂，常用的有敌百虫、敌敌畏、乐果等。部分品种可用作杀菌剂或杀线虫剂。此类农药属于高效、低毒、低残留品种。有机磷属于神经毒剂，主要抑制生物体内胆碱酯酶活性，部分品种有迟发性神经毒作用。慢性中毒主要是使神经系统、血液系统和视觉受到损伤。因此，世界各国对这些剧毒农药已采取了限制和禁用的规定。多数有机磷农药无明显致癌、致畸、致突变作用。

（2）氨基甲酸酯

这类农药是20世纪40年代发展起来的，主要针对有机磷农药的缺点而研制出的一类农药，具有高效、低毒、低残留的特点，广泛用于杀虫、杀螨、杀线虫、杀菌和除草等方面。氨基甲酸酯农药易溶于有机溶剂，在酸性条件下较稳定，遇碱易分解失效。在环境和生物体内易分解，在土壤中的半衰期为8～14天。大多数氨基甲酸酯类农药对温血动物、鱼类和人的毒性较小。

氨基甲酸酯类农药不易在生物体内蓄积，在农作物中残留时间短，在谷类中的半衰期为3～4天，在畜禽肌肉和脂肪中残留量低，残留时间约为7天。尽管氨基甲酸酯类农药的残留比有机磷农药轻，但随其用量和使用范围的不断增大，食品中残留问题也逐渐突出，已导致多起食物中毒事件。

氨基甲酸酯类农药中毒机理和症状与有机磷农药基本类似，但它对胆碱酯酶的抑制作用是可逆的，水解后的酶活性可不同程度的恢复，且无迟发性神经毒性，故中毒恢复较快。急性中毒使患者出现精神沉郁、流泪、肌肉无力、震颤、痉挛、低血压、瞳孔缩小，甚至呼吸困难等症状，重者心功能障碍，甚至死亡。轻者表现为头痛、呕吐、腹痛、腹泻、视力模糊、抽搐、流涎、记忆力下降。

氨基甲酸酯类农药在环境中或动物胃内酸性条件下与亚硝酸盐反应易生成亚硝基化合物，致使氨基甲酸酯类农药具有潜在的致癌性、致突变性和致畸性。

（3）拟除虫菊酯

这是一类模拟天然除虫菊酯的化学结构而合成的杀虫剂和杀螨剂，具有高效、广谱、低毒、低残留的特点，广泛用于蔬菜、水果、粮食、棉花等农作物。目前常用的有20多个品种。

拟除虫菊酯农药不溶或微溶于水，易溶于有机溶剂，在酸性条件下稳定，遇碱易分解。在自然环境中降解快，不易在生物体内残留，在农作物中残留期通常为7～30天。农产品中的拟除虫菊酯农药主要来自喷施时直接污染，常残留于果皮。这类杀虫剂对水生生物毒性较大。

拟除虫菊酯属于中等或低毒类农药，在生物体内不产生蓄积效应，因其用量低，一般对人的毒性不强。这类农药主要作用于神经系统，使神经传导受阻，出现痉挛和共济失调等症状，但对胆碱酯酶无抑制作用。人急性中毒后表现为神经系统症状:流涎、多汗、运动障碍、言语不清、意识障碍、反应迟钝、视力模糊、肌肉震颤、呼吸困难,严重时抽搐、昏迷、心动过速、瞳孔缩小、对光反应消失、大小便失禁,甚至死亡。拟除虫菊酯农药对皮肤有刺激作用,可引起麻木、瘙痒等症状。

（4）有机氯

有机氯是早期使用的最主要的杀虫剂。主要有六六六和DDT,其化学性质稳定,不易分解,能在环境和食品中长期残留。如DDT在土壤中消失95%的时间为3~30年,平均为10年;六六六为3~10年,平均为6.5年。有机氯系脂溶性物质,通过食物链进入人体后,主要蓄积在脂肪组织中。

有机氯对动物的急性毒性多属于低等毒性和中等毒性。急性中毒时,主要表现在神经系统,如震颤、抽搐和瘫痪等。慢性中毒主要表现为肝脏病变、血液和神经系统损害。部分有机氯农药及其代谢产物有一定的致畸性。使用此类农药较多的地区畸胎率和死胎率比使用此类农药较少的地区高10倍左右。

由于有机氯农药易在环境中长期蓄积,并可通过食物链而逐级浓缩,还有一定的潜在危害,故在许多国家已停止使用。我国于1984年停止使用六六六和DDT等有机氯农药。

（5）混配农药的毒性

两种或两种以上农药的合理混配使用可提高其作用效果,并可延缓昆虫和杂草对其产生抗性,故近年来混配农药的生产和使用品种日益增多。多种农药混合或复配使用有时可增加其毒性,如有机磷可增加拟除虫菊酯农药的毒性;氨基甲酸酯和有机磷农药混配使用则对胆碱酯酶的抑制作用显著增强;有机磷农药之间亦常有明显的协同作用。

3）控制食品中农药残留的措施

（1）加强对农药生产和经营的管理

我国已颁布《农药登记毒理学试验方法》和《食品安全性毒理学评价程序》,对农药及食品农药残留的毒性实验方法和结果评价作了具体的规定和说明。

《国务院关于修改〈农药管理条例〉的决定》,同时也强调了对农药经营的管理。

（2）安全合理使用农药

我国已颁布《农药安全使用标准》和《农药合理使用准则》,对主要作物和常用农药规定了最高用药量和最低稀释倍数、最多使用次数和安全间隔期（最后一次施药距收获期的天数）,以保证食品中农药残留不致超过最大允许限量标准。同时也应注意对农民的宣传和指导,加强安全防护工作,防止农药污染环境和农药中毒事故。

（3）制定和严格执行食品中农药残留限量标准

到目前为止,我国已颁布了33个食品中79种农药的残留标准和24个相应的农药残留分析方法标准。

（4）发展高效低毒低残留的新农药

发展高效低毒和低残留的新农药,及时淘汰或停用高毒、高残留、长期污染环境的农药,是防止农药残留毒性的一项重要措施。

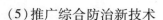

（5）推广综合防治新技术

综合防治包括化学防治、生物防治、物理防治,如增加生物农药（微生物、植物、抗生素、激素等）的使用,培育抗病虫害和抗除草剂的农作物品种,培育利用昆虫天敌,改善农作物栽培技术等。

5.3.2　兽药的污染及预防

兽药残留是指动物产品的任何可食部位所含兽药的母体化合物及其代谢产物,以及与兽药有关的杂质残留。所以,兽药残留既包括原药,也包括药物在体内的代谢产物。

1）食品中兽药污染的来源

（1）预防和治疗畜禽疾病用药

为预防和治疗畜禽疾病,通过口服、注射、局部用药等方法可使药物残留于动物体内而污染食品。

（2）饲料添加剂中兽药的使用

为了促进畜禽的生长或预防动物的某些疾病,在饲料中常添加一些药物。这样通过小剂量长时间地喂养,使药物残留在食用动物体内,从而引起食品的兽药残留污染。

（3）食品保鲜中引入药物

为食品保鲜有时加入某些抗生素等药物来抑制微生物的生长、繁殖,这样也会不同程度地造成食品的药物污染。

2）食品中兽药残留对人体的危害

人们食用残留兽药的动物性食品后,虽然大部分不表现为急性毒性作用,但如果经常摄入低剂量的兽药残留物,经过一段时间后,残留物可在人体内慢慢蓄积而导致各种器官的病变,对人体产生一些不良反应,主要表现在以下几个方面：

（1）毒性作用

人长期食用兽药残留超标的食品后,当体内蓄积的药物浓度达到一定量时会对人体产生多种急慢性中毒。目前,国内外已有多起有关人食用瘦肉精超标的猪肉而发生急性中毒事件的报道。人体对氯霉素的反应比动物更敏感,特别是婴幼儿的药物代谢功能尚不完善,氯霉素的超标可引起致命的"灰婴综合征",严重时还会造成人的再生障碍性贫血。四环素类药物能够与骨骼中的钙结合,抑制骨骼和牙齿的发育。红霉素可致急性肝中毒。庆大霉素能损害神经系统,导致眩晕和听力减退。磺胺类药物能够破坏人体造血机能。

（2）细菌耐药性

动物经常接触某一种抗菌药物后,其体内敏感菌株将受到选择性地抑制,从而使耐药菌株大量繁殖。由于细菌数量大、繁殖快、易变异,可使一种细菌产生多种耐药性。

（3）过敏反应和变态反应

多种抗菌药物能使部分人群发生过敏反应甚至休克,并在短时间内出现血压下降、皮疹、喉头水肿、呼吸困难等严重症状。青霉素类药物具有很强的致敏作用,轻者表现为接触性皮炎和皮肤反应,重者表现为致死的过敏性休克。四环素类药物可引起过敏和荨麻疹。磺胺类药物则表现为皮炎、白细胞减少、溶血性贫血。

（4）菌群失调

在正常条件下,人体肠道内的菌群由于在多年共同进化的过程中与人体能相互适应,对人体健康产生有益的作用,某些菌群能抑制有害菌群的过度繁殖;某些菌群能合成 B 族维生素和维生素 K。但过多摄入药物会使这种平衡发生紊乱,造成一些非致病菌的死亡,使菌群的平衡失调,从而导致长期的腹泻或某些维生素的缺乏,造成对人体的危害。

（5）"三致"作用

"三致"是指致畸、致癌、致突变。比如苯并咪唑类药物是兽医临床上常用的广谱抗蠕虫病的药物,可持久地残留于肝脏中,具有潜在的致畸性和致突变性。喹乙醇也报道有致突变作用。另外,残留于食品中的克球酚也有致癌作用。

（6）激素的副作用

人们长期食用含低剂量激素的动物性食品,由于积累效应,有可能干扰人体的激素分泌体系和身体正常机能,特别是类固醇类在体内不易代谢破坏,其残留对食品安全威胁很大。

美国和加拿大饲养家畜习惯使用人工生长激素,而欧盟认为含激素的牛肉对人体健康不安全,所以禁止从美国、加拿大进口含激素的牛肉已达 10 多年。

3）控制食品中兽药残留的措施

（1）加强药物的合理使用规范

合理配置用药,尽量不使用多种兽药,特殊情况下最多不超过三种抗菌药物同时使用。

（2）严格规定休药期和制订动物性食品中药物的最大残留限量

为保证给予动物内服或注射药物后药物在动物组织中残留浓度能降至安全范围,必须严格规定休药期,并制订最大残留限量（MRL）。

（3）加强监督检测工作

肉品检验部门、饲料监督检查部门以及技术监督部门应该加强动物饲料和动物性食品中药物残留的检测,建立并完善分析系统,以保证动物性食品的安全性,提高食品质量,减少因消费动物性食品而引起变态反应的危险。

另外,控制动物性食品中兽药残留,还可通过制备高效低毒化学药品和加强对新药进行安全性毒理学评价进行控制。

（4）合适的食用方式

通过烹调加工、冷藏加工等方法减少食品中的兽药残留。如四环素类兽药残留经加热烹调后,5～10 毫克/千克的残留量可降至 1 毫克/千克。氯霉素经煮沸 30 分钟后,85% 以上失去活性。

任务4　食品中有毒金属的污染及预防

【案例导入】

震惊世界的日本富山"痛痛病"事件

日本富山县有条神通川河,从1955年起,处于河下游的一些母亲患了一种全身各部位都觉得疼痛的病,腰痛、背痛、关节也痛。走路时弯腰拱背,严重时只能在地上爬。活动时常有细微的骨折,刺痛着神经,所以称为"痛痛病"。"痛痛病"的发生原因是当地居民长期食用镉污染的河水和稻米而引起的慢性镉中毒。

环境中80多种金属元素可以通过食物和饮水摄入,呼吸道吸入和皮肤接触等途径进入人体,其中一些金属元素在较低摄入量的情况下即可对人体产生明显的毒性作用,如镉、铅、汞、砷等,这些称为有毒金属。这些有毒元素进入食品的途径除自然环境因素外,还有人为造成的环境污染。

随食物进入人体的金属在人体的存在形式除了以原有形式为主外,还可以转变成具有高毒性的化合物形式。多数金属在体内有蓄积性,半衰期较长,能产生急性和慢性毒性反应,还可能产生致畸、致癌和致突变作用。

5.4.1　镉

1)食品中镉的来源

镉在工业上应用十分广泛,如化工、电镀、化肥、涂料等。镉矿的开采和冶炼,以及工业中含镉废水、烟尘和废渣的排放都可造成环境的污染。环境中的镉经水体和土壤而污染动植物。不同食物被镉污染的程度差异较大,海产品、动物内脏特别是肝、肾中镉含量较高;植物性食品中镉污染相对较小,其中谷类、根茎类、豆类等蔬菜污染较重,镉在烟草中的含量最高;含镉容器的迁移也是镉污染的来源之一。

被污染的水体中镉的含量增高可直接污染水生生物和土壤。水生生物能从水中浓缩镉,造成体内镉的富集。土壤中的镉主要经农作物吸收而污染植物性食品。

2)镉污染对人体的危害

镉不是人体必需的元素,它有较强的毒性,体内的镉是通过摄入含镉食物而逐渐蓄积的,在机体内的半衰期达10～35年。镉通过消化道吸收的仅为1%～6%,主要蓄积在肝和肾。

食品中含高浓度的镉或容器被镉污染,可导致人急性镉中毒,3～15分钟后引起呕吐、腹泻、头晕、多涎、意识丧失等症状;长期摄入含镉食物,可使肾脏发生慢性中毒,导致肾小管的重吸收发生障碍,可发生以肾小管性蛋白尿、氨基酸尿和糖尿;当镉进入人体后,由于镉离子取代了骨骼中的钙离子,从而妨碍钙在骨质上的正常沉积,同时也妨碍骨胶原的正常固化成熟,导致骨质疏松、多发性骨折为主要症状的慢性中毒。

镉还具有致突变和致癌作用,可引起肺、前列腺和睾丸的肿瘤,镉还可能与高血压、动脉粥样硬化的发病有关,因为高血压患者的肾镉含量和镉/锌比例均比其他疾病患者高得多。镉能引起贫血,一方面镉在肠道内可阻碍铁的吸收;另一方面当摄入大量镉后,可使尿中的铁排出增加,镉还能抑制骨髓血红蛋白的合成并具有免疫毒性。

5.4.2　铅

1)食品中铅的来源

铅是日常生活和工业生产中使用较广泛的有毒金属,铅在环境中分布很广,存在于土壤、水、空气和许多工业产品中。

食品中的铅污染主要来自人为污染,包括冶炼、蓄电池、含铅涂料等工业企业的"三废"污染,其中废旧蓄电池和含铅汽油是造成环境铅污染的重要途径,全世界每年铅的消耗量约为400万吨,其中约有40%用于制造蓄电池,25%以烷基铅的形式加入汽油中作为防爆剂,其他主要用于建筑材料、电缆外套、制造弹药等方面,这些铅约1/4被重新回收利用,其余大部分以各种形式排放到环境中造成污染,也引起食品的铅污染;使用含铅杀虫剂;使用铅合金、搪瓷、陶瓷、马口铁等食品容器均可能含铅,在存放酸性食品时,可溶出铅而污染食品,1960年英国报道了一起由于饮用储存在陶器中的家庭酿酒而引起铅中毒的事件,在南斯拉夫有40人以类似的方式中毒;此外,容器或管道的镀锡或焊锡不纯,含铅量过高,在与食品接触时,也会有大量的铅溶于食品中。一些食品添加剂如色素中也含有铅。通过全球膳食结构分析,人体每日摄入的铅主要来自饮水和饮料中,我国人民膳食中的铅主要来自谷物和蔬菜。

2)食品中铅污染对人体的危害

人体从各种途径吸收的铅,通过血液转运主要蓄积在骨骼中,铅在人体内的半衰期为4年。成人膳食中铅的吸收率在10%以下,3个月到8岁的儿童膳食中铅的吸收率最高可达50%,吸收部位主要在十二指肠。铅污染食品引起的慢性中毒主要表现为损害神经系统、造血器官和肾脏。铅中毒常见症状有食欲不振、肠胃炎、口腔金属味、失眠、头昏、肌肉关节疼痛、腹痛、便秘、腹泻、贫血、不孕、不育等,严重时可出现痉挛、抽搐、瘫痪等。慢性铅中毒因为影响凝血酶的活性,使凝血时间延长,后期出现急性腹痛或瘫痪。人体摄入大量的铅后可引起铅的急性中毒,通常表现为暴发性腹痛,然后出现厌食、消化不良和便秘等症状。

儿童对铅的吸收率较高,因而铅对儿童的危害也就较大。儿童的中枢神经系统对铅有高度的敏感性,铅进入大脑可使儿童出现智力发育迟缓、癫痫、脑性瘫痪和神经萎缩等永久性后遗症。人体吸收的铅不仅与食物的含铅量、食物的摄入量有关,而且还和食物的组成成分有很大关系,比如膳食中含有蛋白质、钙、铁、锌、硒和维生素C时,由于它们的影响,可使铅的毒性降低。

5.4.3　食品中汞的污染

汞是唯一在常温下呈液态的金属,俗称水银,是在自然界中分布广泛而且用途较广的一种有毒重金属。汞有金属汞、无机汞和有机汞等几种形式,大部分是与硫结合的硫化汞,广泛分布在地壳表层。汞与烷基化合物和卤素可以形成挥发性化合物,这些化合物具有很大的毒性。有机汞的毒性比无机汞大。汞在工农业生产方面具有广泛的用途,如用含汞农药浸种以防种子发霉,还可用于电气仪表、化工、制药、造纸、油漆颜料等工业领域,由于废电池液的排放,约有 50% 的汞进入环境,成为一个较大的污染源。

1)食品中汞的来源

食品中的汞以元素汞、二价汞的化合物和烷基汞 3 种形式存在。食品中的汞含量通常很少,但随着环境污染的加剧,食品中的汞的污染也越来越严重,部分食品的汞含量超过了限量标准。

进入人体的汞主要来自被污染的鱼类。汞经被动吸收作用渗透入浮游生物,鱼类通过摄食浮游生物和腮摄入汞,因此被污染的鱼和贝类是食品中汞的主要来源。由于食物链的生物富集和生物放大作用,鱼体中甲基汞的浓度可以达到很高的水平。烷基汞对食品的污染是较金属汞和二价汞化合物远为严重的问题。水中的污迹汞在重力的作用下沉降到海底的污泥中,在海中微生物的作用下,转变为甲基汞,并在鱼体中蓄积。震惊世界的"水俣病"即是因长期食用受甲基汞污染的鱼类引起的慢性甲基汞中毒。

植物本身含有微量汞,大多数植物汞的自然界含量为 1 ~ 100 微克/千克。禾本植物含汞量较高,为 16 ~ 140 微克/千克,其中,粮食作物为 1.0 ~ 8.2 微克/千克。蔬果类作物含汞量相对较低,其中以叶菜类最高,含汞量为 1.2 ~ 10.75 微克/千克。

2)食品中汞污染对人体的危害

微量汞在正常人体内一般不致引起危害,进入体内的汞可随尿、粪便、汗液排出体外,基本上是摄入量与排泄量平衡,但摄入量超过一定限度即有中毒的危险。

食品中金属汞几乎不被吸收,无机汞的吸收率也较低,有 90% 以上随粪便排出。而有机汞的消化道吸收率很高,甲基汞的人体吸收率可以达到 90% 以上。吸收的汞分布于全身组织中,但主要蓄积在肝和肾。有机汞引起的急性中毒,早期主要可造成肠胃系统的损害,引起肠道黏膜发炎,剧烈腹痛,腹泻和呕吐,甚至导致虚脱而死亡,经食物摄入甲基汞引起的中毒已有不少报道,如 1969 年在伊拉克,用经过甲基汞处理过的麦种做面包,引起中毒,致使多人死亡、多人残废。甲基汞的亲脂性以及与巯基的亲和力很强,可以通过血—脑屏障进入脑组织,通过胎盘屏障进入胎儿体内,并可引起胎儿先天畸形,严重者可造成流产,死产或使初生儿患先天性水俣病,表现为发育不良,智力减退,甚至发生脑麻痹而死亡。

甲基汞主要损害神经系统,特别是中枢神经系统,损害最严重的是小脑和大脑。慢性中毒开始时,感觉疲乏,头晕,失眠,肢体末端、嘴唇、舌和牙龈等麻木,有刺痛感。随后发展为运动失调,言语不清,耳聋,视力模糊,记忆力衰退。严重者可出现神经紊乱,进而疯狂、痉挛而死。

5.4.4　食品中砷的污染

砷广泛分布于自然环境中,几乎所有的土壤中都存在砷。砷是一种非金属元素,但由于其许多理化性质类似于金属,故常将其称为"类金属"。砷化合物包括有机砷和无机砷,最普通的两种含砷无机化合物是砒霜,一般三价砷毒性大于五价砷。砷化合物的毒性大小顺序为:砷无机物>有机砷>砷化氢。

1)食品中砷的来源

一般来说,来自天然污染源的砷不会对食品造成大的污染,食品中砷的污染主要来自砷在工农业生产中的应用。

(1)各种砷化合物的工业应用

含砷矿石的冶炼和煤的燃烧均可以产生废气、废水、废渣,直接和间接污染食品。

(2)含砷农药的使用

砷在农药中的使用所占比例最大。含砷农药主要有杀虫剂、杀菌剂、除草剂、脱叶剂和种子消毒剂。含砷农药的使用,可引起砷在土壤中的积累,从而直接影响粮食和蔬菜中砷的含量。

(3)畜牧业生产中含砷制剂的使用

一些五价砷常常作为鸡和猪生长促进剂添加到动物饲料中,以促进动物生长、提高饲料利用率和防止肠道感染。

(4)海洋生物尤其甲壳类生物

虾、蟹、贝类及某些海藻对砷有很强的富集能力,通过食物链可以富集 3 300 倍。但海洋生物中的砷大部分为有机砷,它是由海水中的无机砷合并经食物链逐渐转移到高层次的食物中。

(5)食品加工过程中原料、添加剂及容器和包装材料的污染

在日本森永奶粉砷中毒事件中,由于奶粉中添加的稳定剂磷酸氢二钠被砷污染,以致造成数万名婴儿中毒,死亡 130 名。英国也有报道使用砷污染的葡萄糖制啤酒,造成 7 000 人中毒、1 000 人死亡的案例。

2)砷污染对人体的危害

食品中砷的摄入量取决于膳食结构。食品的种类不同,人体摄入砷的量也不一样。通常在污染严重的地区。食品中砷的含量较高,摄入的砷量自然也就高。

食品和饮水中砷的经消化道吸收后,在血中主要与血红蛋白的珠蛋白结合,24 小时后可以分布全身组织,以肝、肾脾、肺、皮肤、毛发、指甲、骨骼等器官和组织中蓄积量最高。砷与毛发和指甲中的角质白巯基结构的酶(如胃蛋白、胰蛋白酶、丙酮酸氧化镁等)有很强的抑制作用,可使体内代谢障碍。同时,由于砷可导致毛细血管通透性增加,可引起多器官的广泛病变。砷慢性中毒是由于长期少量经口摄入食物引起。砷慢性中毒表现食欲下降,导致体重下降、胃肠障碍、末梢神经炎、结膜炎、角膜硬化和皮肤变黑。据报道,长期受砷的毒害,皮

肤的色泽会发生变化,如皮肤的黑色病变是砷毒害特征所在。我国某地井水的含砷量为 1.0～2.5 毫克/升,自 1930—1961 年发生过多起慢性砷中毒事件,症状表现为开始出现白斑,后逐渐变黑,角化增厚呈橡皮状,出现龟裂性溃疡。另外,摄入含砷量高的食物还会引起皮癌、肺癌。由于砷接触患者肿瘤的发病率和死亡率均明显高于对照组,因此,认为砷具有致癌性。

砷具有从 DNA 链上取代磷酸盐的能力而引起染色体畸变以及抑制 DNA 的正常修复过程,因此砷还是一种致癌物。

5.4.5 减少食品中的重金属污染的措施

化学元素造成的污染比较复杂,有毒元素污染食品后不容易去除。因此,为保障食品的安全性,防止食物中毒,应积极采取各种有效措施,防止其对食品的污染。

①积极治理工业"三废",减少环境污染。严格按照环境标准执行工业废气、废水、废渣的排放和处理,避免有毒化学元素污染农田、水源和食品。

②加强农用化学物质的管理,禁止使用含有毒重金属的农药、化肥等化学物质,如含汞、含砷制剂。严格管理和控制农药、化肥的使用剂量、使用范围、使用时间及允许使用农药的品种。食品生产加工过程中使用添加剂或者其他化学物质原料应遵守的食品卫生规定,禁止使用已经禁用的食品添加剂或其他化学物质。

③限制使用含砷、含铅等金属的食品加工用具、管道、容器和包装材料,以及含有此类重金属的添加剂和各种原材料。

④加强食品卫生监督管理。制定和完善食品化学元素允许限量标准;加强对食品卫生的监督检测工作;进行全膳食研究和食品安全性研究工作;进行生物检测和流行病学调查。

任务5 食品在储藏加工过程中形成的有害化合物的污染及预防

【案例导入】

吃皮蛋瘦肉粥 亚硝酸盐中毒

2017 年 7 月 25 日晚上,陈先生吃完晚饭后出门散步乘凉,大伙发现陈先生嘴唇特别紫,但是陈先生身体并无任何异样,也没在意。回到家中,陈先生发现自己不仅嘴唇发紫,连指甲也是紫的,虽然身体没有任何的不舒服,但为保险起见,他还是来到了医院急诊科。经诊断,陈先生为亚硝酸盐中毒。医生解释说,皮蛋瘦肉粥是一种常见的食物,一般情况下不会吃坏身体,但是皮蛋是腌制而成的食物,含有亚硝酸盐,在高温天气下,亚硝酸盐含量会更高。加上陈先生连续几天食用,所以才导致亚硝酸盐中毒。

食品经过油炸、烟熏、腌制、焙烤等储藏及加工技术处理,可极大地改善食品风味,丰富花色品种,促进食欲,延长保存期,钝化有毒物质,提高食品的可利用度。但随之也产生了一些有毒有害物质,如 N-亚硝基化合物、多环芳烃和杂环胺等,相应的食品存在着严重的安全性问题,对人体健康产生很大的危害。

5.5.1　N-亚硝基化合物

N-亚硝基化合物是一类具有亚硝基结构的有机化合物,按其化学结构可分为两大类,即 N-亚硝酸铵,对动物有较强的致癌作用,迄今为止,已发现的亚硝基化合物有 300 多种。大部分有致癌性。人们对亚硝基化合物的毒性,特别是致癌性的研究,是从 20 世纪 50 年代开始的。

1)食品中 N-亚硝基化合物的来源

N-亚硝基化合物是亚硝酸盐和胺类物质在一定条件下合成的。因此,亚硝酸盐与胺类物质可以看作是 N-亚硝基化合物的前体,由于硝酸盐可以在硝酸还原菌的作用的前体广泛存在于食品中,在食品加工过程中易转化成 N-亚硝基化合物。据目前已有的研究结果,鱼类、肉类、蔬菜类、啤酒类等含有较多的 N-亚硝基化合物。

(1)鱼类及肉制品中的 N-亚硝基化合物

硝酸盐和亚硝酸盐腌制鱼、肉等动物性食品是许多国家和地区的一种古老和传统的方法,硝酸盐和亚硝酸盐对肉毒杆菌有很强的抑制作用,可以有效防止肉类腐败变质。此外,亚硝酸盐还是一种发色剂,亚硝酸盐和肉类的肌红蛋白反应,可使腌肉、腌鱼等保持稳定的红色。亚硝酸盐还赋予香肠、火腿和其他肉制品一种诱人的腌肉风味。所以,硝酸盐和亚硝酸盐是鱼肉类中常用的防腐剂和发色剂。

鱼和肉类食物腌制和烘烤加工过程中,加入的硝酸盐和亚硝酸盐可与蛋白质分解产生的胺反应,形成 N-亚硝基化合物。尤其是腐烂变质的鱼和肉类,可分解产生大量的胺类,其中包括二甲胺、三甲胺、脯氨酸、腐胺、吡咯烷等。这些化合物与添加的亚硝酸盐及食盐中存在的亚硝酸盐等作用生成 N-亚硝基化合物。腌制食品如果再用烟熏,则 N-亚硝基化合物的含量将会更高。

(2)蔬菜瓜果中的 N-亚硝基化合物

土壤和肥料中的氮在微生物(硝酸盐生成菌)的作用下可转化为硝酸盐。施用硝酸盐化肥可使蔬菜瓜果中含有较多的硝酸盐,在对蔬菜等进行加工处理和储藏过程中,硝酸盐在硝酸盐还原酶的作用下,转化为亚硝酸盐,亚硝酸盐在适宜条件下,可与食品蛋白质的分解产生胺反应,生成 N-亚硝基化合物。

(3)啤酒中的 N-亚硝基化合物

在啤酒酿制过程中,大麦芽在窖内加热干燥时,产生二甲基亚硝胺。生成二甲基亚硝胺的前体有二甲胺、三甲胺及生物碱 3 级铵盐,在干燥过程中与空气的氮氧化合物发生亚硝化反应可生成 N-亚硝基化合物。虽然啤酒中检出二甲基亚硝胺的量不大,但啤酒的应用量大,故其

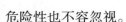

危险性也不容忽视。

（4）霉变食品

霉变食品中也有亚硝基化合物的存在，某些霉菌可引起霉变粮食及其制品中亚硝酸盐及胺类物质的增高，为亚硝酸化合物的合成创造了物质条件。

2）N-亚硝基化合物的毒性

N-亚硝基化合物是一种很强的致癌物质，目前尚未发现哪一种动物能耐受 N-亚硝基化合物的攻击而不致癌的。目前，科学家已对 300 多种 N-亚硝基化合物进行了研究，有 90% 以上可使动物致突变、致畸形和致癌。N-亚硝基化合物可诱发各种部位发生癌症，一次给予大剂量或长期小剂量均可导致癌变。亚硝胺的一个显著特点是它们具有对任何器官诱发肿瘤的能力，其致癌性存在着器官特异性，并与其化学性结构有关。

动物在胚胎期对 N-亚硝酸致癌作用的敏感性明显高于成年阶段。

亚硝胺与亚硝酸在致癌机制上是不同的，亚硝胺不是终末致癌物，需要在体内代谢活化，而亚硝酸是终末致癌物，无须在体内活化就有致癌作用。

目前缺少 N-亚硝基化合物对人类直接致癌的研究资料，尽管如此，国内外大多数学者都认为，N-亚硝基化合物是人类最主要的致癌物。例如，智利盛产硝石，食品中亚硝酸盐含量较高，其胃癌造成的死亡率也居世界首位。日本人爱吃咸鱼和咸菜，其胃癌高发。对我国林州市等食管癌高发区、江苏省启东市等肝癌高发区、广东省西北部鼻咽癌高发区的居民进行的食品调查发现，上述地区居民的膳食中含 N-亚硝基化合物的食品种类较多，N-亚硝基化合物的检出率高达 23.3%，而另一低发区仅为 1.2%。

3）预防亚硝基化合物污染食品的措施

人体亚硝基化合物的来源有两种：一是由食物摄入；二是体内合成。无论是食物中的亚硝胺，还是体内合成的亚硝胺，其合成的前体物质都离不开亚硝酸盐和胺类。因此，减少亚硝酸盐的摄入是预防亚硝基化合物危害的有效措施。

（1）防止食物霉变及其他微生物的污染

食品发生霉变或其他微生物污染时，可将硝酸盐还原成亚硝酸盐；霉变或其他微生物污染时可发生食品蛋白质的分解，产生胺类物质。为此，在食品加工时，应保证食品新鲜，防止微生物污染。

（2）控制食品加工中硝酸盐及亚硝酸盐的使用量

这样可以减少亚硝基化合物前体的量，在加工工艺可行的情况下，尽量使用亚硝酸盐及硝酸盐的替代品，如在肉制品生产中用维生素 C 作为发色剂等。

（3）使用钼肥

使用钼肥可以降低硝酸盐含量。钼在植物中的作用主要是固氮和还原硝酸盐。植物缺钼，则硝酸盐含量增加。例如，白萝卜和大白菜使用钼肥后，亚硝酸盐含量平均下降 26.5%。

（4）食用新鲜蔬菜水果

新鲜蔬菜水果不仅亚硝酸盐含量低，而且维生素 C 含量高，维生素 C 已被证明能阻断体内外亚硝酸盐的合成。

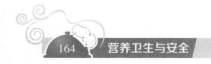

（5）提倡食用其他能降低亚硝胺危害的食物成分

大蒜中的大蒜素有抑菌作用,能抑制硝酸还原菌的生长,减少硝酸盐在胃内转化为亚硝酸盐,从而减少亚硝胺在胃内的合成;茶叶、猕猴桃、沙棘等含有大量的维生素 C、黄酮是天然抗氧化剂,能阻断亚硝胺的合成,还具有消灭自由基,降低癌症发生的作用。

（6）阻断体内亚硝胺的合成

注意口腔卫生,维持胃酸的分泌量,防止泌尿系统的感染等,可降低这些部位亚硝胺的合成。

（7）增加维生素 C 的摄入量

维生素 C 除可阻断亚硝胺的合成外,还有中和体内已形成的亚硝胺的作用,降低亚硝胺的危害。

5.5.2　食品中的多环芳香烃污染

多环芳烃（PAH）是指含有两个以上苯环的化合物,环与环之间的链接方式有两种:一种是烯环化合物,如联苯;另一种是稠环化合物,如苯萘、苯并芘。多环芳烃是一类非常重要的环境污染物和化学致癌物。煤、石油、煤焦油、烟草和一些有机化合物的热解或不完全燃烧,会产生一系列多环芳烃化合物,长期接触这类物质可能诱发皮肤癌、阴囊癌、肺癌等。

1）食品中的 PAH 的污染

（1）污染来源

食品中的多环芳烃来源于环境的污染和食品中的大分子物质发生裂解、热聚所形成。

①环境污染。在工业生产和其他人类活动中,由于有机物不完全燃烧,产生大量 PAH 并排放到环境中,再通过空气、接触等途径污染食品。

②加工过程中形成。食品成分在加热加工时受高温的影响发生裂解与热聚等反应,形成多环芳烃化合物。

③加工过程受污染。食品机械所用的润滑油含有 PAH,食品加工过程中若受到润滑油的污染,可造成食品的 PAH 污染;石油产品如沥青含有 PAH,若在沥青铺成的柏油马路上晾晒粮食,可造成粮食的 PAH 污染。

④水产品的污染。水体受 PAH 污染后,水产品可以通过生物放大作用富集 PAH。

⑤植物及微生物合成。某些植物与微生物可合成微量的 PAH。

（2）食品污染情况

①肉及肉制品。肉类在烤、烧、煎、熏、炸过程中可形成 PAH。直接用烘烤比间接烘烤产生的 PAH 多;脂肪含量高的食品比脂肪含量低的食品产生的 PAH 多;烟熏是肉肠加工过程产生 PAH 的主要环节。

②蔬菜水果。蔬菜水果中的 PAH 来源于环境污染,如靠近高速公路生长的莴苣可检出高浓度 PAH,其 PAH 浓度与污染空气的 PAH 浓度一致,表明大气的飘尘是污染的主要来源,而与汽车尾气的污染关系不大。蔬菜受空气污染,一般洗涤不能由叶子表面中将 PAH 去掉。

③粮谷类。粮谷类食品的 PAH 来源于空气污染及不适合的干燥过程,生长在靠近工业区的麦子、玉米、燕麦和大麦比远离工业区含有较高浓度的 PAH;在柏油马路上晾晒粮食与用燃气干燥谷物均可使 PAH 污染粮食。

2)食品中 PAH 对人体健康的影响

由于 PAH 多属于低毒和中等毒,如萘的口腹致死剂量成人为 5 000~15 000 毫克,儿童为 2 000 毫克。而环境中 PAH 含量不足以造成 PAH 的急性中毒,因此 PAH 对健康的影响多是慢性接触的结果。试验中观察到的对动物的慢性损伤是引起动物肿瘤,其中 26 个 PAH 具有致癌性或可疑致癌性,3,4-苯并芘是常见的多环芳烃类典型代表,其污染普遍、致癌性最强。

如匈牙利西部一地区胃癌明显高发,调查认为与此地区居民经常吃家庭自制含苯并芘较高的熏肉有关;拉脱维亚两个沿海地区胃癌明显高发,据认为其原因是吃熏鱼较多所致。

3)预防 PAH 污染食品的措施

①改进食品加工烹调方法,熏制、烘干粮食应改进燃烧过程,改良食品烟熏剂,不使食品直接接触炭火熏制、烘烤,使用熏烟洗净器或冷熏液。

②加强环境治理,减少工业"三废"对食品的污染。

③减少油炸食品(图 5-2)的食用量,尽量避免油脂的反复加热使用。

④粮食、油料种子不在柏油马路上晾晒,以防沥青污染。

⑤机械化生产食品要防止润滑油污染食品,或改用食用油作润滑剂。

⑥采取措施。对污染的食品进行去毒处理,如油脂可用活性炭吸附去毒,粮谷可用日光或紫外线照射,以降低食品中的 PAH 含量。

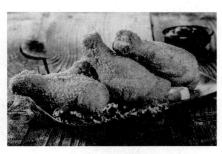

图 5-2　油炸食品

5.5.3　食品中的杂环胺类化合物污染

杂环胺是从食品烧焦的部分中发现的具有致突变性的成分,在食品加工中,烹调过程中由蛋白质、氨基酸热解产生的一类化合物,其化学结构是带有杂环的伯胺,所以称为杂环胺。目前已发现有 20 多种杂环胺。杂环胺具有较强的致突变性,而且大多数已被证明可诱发实验动物多种组织肿瘤。所以,杂环胺对食品的污染以及所造成的健康危害已经成为食品安全领域关注的热点问题之一。

1)食品中杂环胺的污染

食品中的杂环胺来源于蛋白质的热解。所以,烹调的鱼和肉类食品是膳食杂环胺的主要来源,几乎所有经过高温烹调的肉类食品都有致突变性,而不含蛋白质的食品致突变性很低或完全没有致突变性。

杂环胺的合成主要受前体物含量,加工温度和时间的影响。一般而言,蛋白质含量较高的食物生产杂环胺较多,而蛋白质的氨基酸构成则直接影响所产生的杂环胺种类。在食品加工过程中,加热温度和时间对杂环胺形成影响很大。实验显示,煎、炸、烤产生的杂环胺多,而水煮则不产生或产生很少;油煎猪肉时将温度从 200 ℃提高到 300 ℃,致突变性可增加约 5 倍;肉类在 200 ℃油煎时,杂环胺产量在最初的 5 分钟就已很高,但随着烹调时间延长,肉中杂环胺含量有下降的趋势,这可能是部分前体物和形成的杂环胺随肉中的脂肪和水分迁移到锅底残留物中的缘故。如将锅底残留物作为勾芡汤汁食用,那么杂环胺的摄入量将成倍增加。

除了肉类食品外,葡萄酒和啤酒也含有杂环胺。香烟也存在各种杂环胺。

2)杂环胺对人体健康的危害

杂环胺普遍存在于肉类食品中,它们与人类癌症病因的关系不容忽视。而且这类食品除在烹调过程中形成杂环胺外,还可能产生其他可能的致癌物质如亚硝基化合物、多环芳烃等,这些致癌物共同作用就有可能导致人类患肿瘤。因此,即便膳食中的杂环胺含量不足以造成人类肿瘤的发生,但有可能对癌症的发生起推波助澜的作用。

3)预防杂环胺污染的措施

(1)减少膳食中杂环胺的摄入量

①应尽量避免高温过度烹煮肉和鱼,尤其是要避免表面烧焦。

②不要吃烘焦的食品,或者将烧焦部分去除后再吃。

③肉类在烹调之前可先用微波炉预热,以降低致突变性和杂环胺的含量。

④尽量避免过多采用煎、炸、烤的方法烹调食品(图 5-3),若采用烧烤时应注意不要将食品与明火直接接触,可用铝箔包裹后烧烤以防止烧焦,从而减少杂环胺的形成。

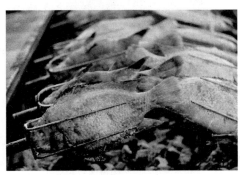

图 5-3　烤鱼

(2)增加蔬菜水果的摄入量

膳食纤维有吸附杂环胺化合物并降低其生物活性的作用,某些蔬菜、水果中的一些成分又有抑制杂环胺化合物致突变的作用。

(3)制定食品容许限量标准

应建立和完善杂环胺的检测方法,深入开展杂环胺的体内代谢状况、毒害作用的阈剂量等方面的研究,尽早制订食品中的允许含量标准。

5.5.4　食品中的二噁英污染

二噁英是多氯二苯-对-二噁英和氯代二苯呋喃类物质的总称,属于氯代含氧三环芳烃类化合物,是广泛存在于环境中的超限量的有机污染物。二噁英最早发现于美国在越战中使用的一种落叶剂,由于发现能导致人类的胚胎畸形,于 1970 年禁止用于军事。1998—1999 年西欧一些国家相继发生了肉制品和乳制品中二噁英严重污染的事件。近年来,二噁英已成为国内外研究的热点。

1）环境和食品中二噁英的污染来源

（1）环境污染来源

二噁英是氯元素与有机物一起加热时的产物，其产生是个非常普遍的化学过程。

①垃圾焚烧。如城市垃圾焚烧,医院废弃物、煤炭、燃油、木柴、香烟等的燃烧,以及汽车尾气都可产生。固体废弃物,尤其是含有 PVC 塑料的垃圾焚烧,由于不完全燃烧而造成大量二噁英释放到环境中。

②含氯化合物的使用。曾大量用作除草剂和落叶剂的 2,4,5,-T 和 2,4,-二氯酚中,含有较多的二噁英。自 20 世纪 50 年代以来,氯酚作为杀虫剂、杀菌剂、防霉剂和消毒剂得到广泛应用,其二噁英含量可达 130 毫克/千克。我国用于防治血吸虫病、消灭钉螺的五氯酚钠,就是采用六六六无效体热解→三氯苯→氯化生成六氯苯,最后碱解形成。六六六热解生成多氯苯的残渣中含有大量的二噁英,约占总量的 40%。

③其他。世界各地广泛存在含二噁英较多的工业废油,使得二噁英释放到环境中;从造纸厂的废水、废气及污泥中,都能检测出二噁英,且以污泥中的含量最高。此外,火山爆发、森林大火及含多氯联苯的设备事故等,均可使二噁英释放到环境中。

（2）食品污染的来源

人类通过不同途径接触二噁英,包括空气直接吸入或皮肤接触,食物摄入等。一般人群接触二噁英,有 90% 以上来自膳食,而动物性食品又是其主要来源。

①食物链的生物富集。鉴于二噁英的高度亲脂性和稳定性,水体中的水生生物通过食物链,在鱼体及家禽及其蛋中富集;同时环境中大气流动,飘尘中的二噁英沉降至地面植物上,污染蔬菜、粮食及饲料,使之在动物体内蓄积;因此,鱼、家禽及其蛋类、肉类等动物性食品成为主要被污染的食品。

②由纸包装材料向食品的转移。伴随着工业化进程,食品包装材料也发生了改变,许多软饮料及奶制品采用纸盒包装,由于纸张在漂白过程中产生二噁英,造成饮料或牛奶中二噁英的污染。

2）食品中二噁英对人体健康的危害

二噁英属剧毒物质,其毒性作用比氰化钾大 1 000 倍,但由于含量甚微,迄今未见因二噁英中毒而死亡的报道。二噁英对人类的危害主要是摄入超限量时引起的慢性危害。

①一般毒性。二噁英大多具有较强的毒性,不同种属的动物敏感性有较大差异。动物急性中毒主要表现为体重极度减少,并伴有肌肉和脂肪组织的急剧减少（废物综合征）。此外,还可引起实验动物胸腺萎缩,伴随着胸腺萎缩及废物综合征出现的另一毒性特征是氯痤疮,主要表现为皮肤过度角化或色素沉着,出现痤疮,即多汗症和弹性组织变性等;可以发生在人、猴、裸鼠、兔,经皮及全身染毒均可发生。

②肝毒性。二噁英可引起多种动物肝脏损伤,以肝脏肿大、实质细胞增生与肥大为特征。在越战落叶剂喷洒人员和米糠油事故受害者中肝脏损害是比较常见的表现。

③胸腺萎缩。二噁英可引起实验动物的胸腺萎缩,主要以胸腺皮质中淋巴细胞减少为主。

④免疫毒性。二噁英对体液免疫与细胞免疫均有抑制作用。免疫抑制可以导致传染病的

易感性与发病率增加,并使疾病加重。

⑤生殖毒性。二噁英可引起男性精子数量的减少、性功能降低、雄性激素水平的下降及行为的女性化反应等;对女性,可引起月经不调、受孕率下降、流产等。

⑥致畸性。二噁英对多种动物具有致畸性,以小鼠对致畸性最敏感,给予低剂量二噁英不产生母体毒性,却可以使胎鼠产生腭裂和肾盂积水。

⑦致癌性。二噁英对多种动物有较强的致癌性,尤以啮齿类最为敏感。

3)预防二噁英污染的措施

人体中的二噁英95%是通过饮食渠道摄入的,所以,应加强对二噁英污染源的治理,减少其对食品安全的威胁。

①应限制含氯化学品(塑料、涂料、填充剂、阻燃剂等)的使用,开发替代产品。

②控制焚烧化学品。因为木、棉、煤等的成分都含有木质素和纤维素以及高分子聚合物,由多个苯环聚合而成,焚烧时如果有氯,就会聚合成二噁英化合物。垃圾中的塑料、发泡苯乙烯、聚氯乙烯类也可聚合成二噁英化合物。燃烧温度偏低(低于10 000 ℃)或空气供给不足,燃烧不完全,易生成二噁英类化合物。为了使垃圾焚烧完全,应该采用新的焚烧技术,或利用微生物酶来降解垃圾。

③食物多样化,最好不要只吃同种类食物,应选择不同种类的食物,以减少吃进过量单一杀虫剂而致癌的危险性;多吃凉拌菜,膳食纤维和叶绿素在人体内可吸纳二噁英,使其同粪便一起排出体外。

④发展实用的二噁英检测方法,加强环境和食品中的二噁英含量的检测,并制定食品中允许限量标准,从而对防止二噁英的危害起到积极作用。

任务6 食品的放射性污染及预防

【案例导入】

2011 年日本福岛核事故致放射性污染威胁水和食品安全

2011 年3月11日,日本特大震灾和海啸导致东京电力公司福岛第一核电站4台沸水堆机组相继出现问题,其中3台机组发生氢气爆炸,大量放射性物质释放到环境中;核泄漏产生的大量放射性物质不仅使公众直接受到辐射危害,而且通过污染周边的空气、水体、土壤和动植物,使饮用水和食物也受到污染。

食品的放射性污染主要是指地壳中的放射性物质以及来自核武器试验或和平利用放射能过程中的泄漏事故所造成的污染。放射性污染以其特有的来源、危害性质、检测手段和控制措施,构成了一类新的食品污染因素。

5.6.1 食品受放射性污染的途径

1)核爆炸试验

一次空中的核爆炸可产生数百种放射性物质,其中颗粒较大的可在短期内沉降于爆炸区附近地面,形成局部放射性污染;而颗粒较小者可进入对流层和平流层向大范围扩散,数月或数年内逐渐沉降于地面,产生全球性污染,通过污染空气、土壤和水,进一步使动植物食品遭受污染。

2)核废物排放不当

如果储藏核废物的钢罐、钢筋混凝土箱包装不严或者出现破裂,都可以造成对环境乃至食品的污染。

3)意外事故核泄漏

如原子反应堆事故,可使大量放射性核素污染环境,影响到食用作物及牛奶。

5.6.2 食品受放射性污染对人体的危害

食品放射性污染对人体的危害在于长时期体内小剂量的内照射作用。放射性物质对人体内各种组织,器官和细胞产生的低剂量长期内照射效应,主要表现为对免疫系统和生殖系统的损伤和致癌、致畸、致突变作用。

5.6.3 食品受放射性污染的预防措施

1)加强对污染源的监管工作

应对核设施、核技术应用、轴矿和伴生矿开发以及放射性废物管理等方面的污染防治作出具体规定,确立核设施的许可证、环境影响评价、辐射环境检测、核事故应急等管理制度,对放射性污染防治实行全过程管理。

2)加强卫生防护和食品卫生监督

食品加工厂和食品仓库应建在从事放射性工作单位的防护检测区以外的地方,对产生放射性废物和废水的单位应加强监督,对其周围的农、牧、水产品等应定期进行放射性物质的检测。定期进行食品卫生检测,严格执行国家卫生标准,使食品中放射性物质的含量控制在允许的范围之内。

任务7 食品的其他污染及预防

【案例导入】

微波炉加热塑料餐具致中毒

2009年10月9日,上海某医院急诊部接连收治十余名患者,他们症状极为相似,皆出现头晕、呕吐、恶心、腹胀等。个别病情严重的表现为缺氧、轻微呼吸困难。经公安等部门共同协作,医院初步排除了食物中毒、煤气中毒可能性,诊断为微波炉加热聚苯乙烯塑料饭盒产生苯乙烯气体,导致集体中毒。

5.7.1 食品容器和包装材料对食品的污染

食品在生产加工、储运和销售过程中,要使用各种工具、设备、容器、包装材料及内壁涂料,食品容器和包装材料在与食品的接触中就可能会有有害成分转移到食品中,造成食品的污染。随着化学工业与食品工业的发展,新的包装材料越来越多,在与食品接触时,某些材料的成分有可能迁移到食品中,造成食品的化学污染,给人体带来危害,因此,食品容器、包装材料的卫生问题历来备受关注。

1) 塑料的卫生问题

塑料是由大量小分子的单体通过共价键聚合的一类以高分子树脂为基础,添加适量的增塑剂、稳定剂、抗氧剂等助剂,在一定条件下塑化而成的。根据受热后的性能变化,分为热塑性和热固性。前者受热软化,可反复塑制;后者成型后受热不能软化,不能反复塑制。

(1) 常用塑料制品的卫生问题

①聚乙烯和聚丙烯塑料。两者均为饱和的聚烯烃,故和其他元素的相容性很差,因此这两类塑料能够加入的添加剂包括色料种类很少。这两类塑料加工品有两种类型,一类为薄膜,另一类为固体成型品。由于聚乙烯、聚丙烯的相容范围很窄,因此薄膜和成型品都难以印刷鲜艳的图案。由于C:H为1:2,因此燃烧时不冒黑烟,而且密度小。二者的差别是聚丙烯多用于生产固体成型品,而聚乙烯多用于生产薄膜。

②聚苯乙烯。也属于聚烯烃,密度较大,燃烧时冒烟。聚苯乙烯塑料制品一般有透明聚苯乙烯和泡沫聚苯乙烯两个品种。属于氢饱和的烃,因而相容性较差,使用的添加剂种类很少。其主要卫生问题有单体乙烯及甲苯、乙苯、异丙苯有一定的毒性。

③聚氯乙烯。是氯乙烯的多聚物,透明度高,但易分解老化。由于分子中含有氯,故有以下特性:

A. 氯在高温下容易发生分子内元素的重新排列而产生氯化氢从而使该树脂劣化,因而要在热加工时加入稳定剂。

B. 氯的比重大,因而聚氯乙烯比前几种塑料的密度都大。

C. 聚氯乙烯塑料的相容性很广泛,可以加入多种添加剂。

D. 聚偏二氯乙烯:密度很大,难燃烧,其制品只有聚缩二氯乙烯薄膜。目前我国还不能生产也无卫生标准。

E. 聚对苯二甲酸乙醇酯:简称聚酯塑料,主要用于生产1.25升的饮料瓶。在聚合中使用含锑、锗、钴、锰的催化剂。因此,应防止这些催化剂的残留。

F. 三聚氰胺甲醛塑料:又名密胺塑料,属于热固性塑料,由于聚合时有可能有未充分参与聚合反应的游离甲醛,因此,卫生学上的问题仍是游离甲醛含量的问题。

（2）塑料添加剂

添加剂种类繁多,对保证塑料制品的质量非常重要,但有些添加剂对人体可能有毒害作用,必须加以注意。

①增塑剂的卫生问题。增塑剂是添加塑料制品的可塑性,使其能在较低温度下加工的物质,一般多采用化学性质稳定,在常温下为液态并易与树脂混合的有机化合物。如邻苯二甲酸酯类是应用最为广泛的一种,其毒性较低。其中二丁酯、二辛酯在很多国家都允许使用。磷酸酯类增塑剂中的磷酸二苯一辛酯耐浸泡和耐低温性较好,毒性也较低。另外,脂肪族二元酸酯类的己二酸二辛酯也是一种常用的增塑剂,耐低温性也较好。

②稳定剂。稳定剂是为防止塑料制品在空气中长期受光的作用,或长期在较高温度下降解的一类物质。大多数为金属盐类,如三盐基硫酸铅、二盐基硫酸铅或硬脂酸铅盐、钡盐、锌盐及铬盐,其中铅盐耐热性强。但铅盐、钡盐和铬盐对人体危害较大,一般不用于食品加工用具和容器。锌盐稳定剂在许多国家均允许使用,其规定用量为1%～3%。有机锡稳定剂工艺性能较好,毒性较低(除二丁基锡外),一般二烷基锡碳链越长,毒性越小,二辛基锡可以认为经口无毒。

③其他。塑料中的其他添加剂还有抗氧化剂、抗静电剂、润滑剂、着色剂等,多数毒性较低,但应注意着色剂对食品的污染。

2）橡胶制品的卫生问题

橡胶系高分子化合物,有天然与合成两种。橡胶制品是以橡胶基料为主要原料,加入一定量的助剂加工合成。橡胶在食品容器及包装材料方面的应用范围非常广泛,如婴儿奶瓶用的奶嘴,各种瓶盖密封圈、垫片、高压锅圈、输送管道及传送带等。橡胶长期与食品接触,特别是在高温、水蒸气、酸性、油脂存在的情况下,其中的化学物质有可能向食品中渗透,造成食品的污染。橡胶中的毒性物质来源于橡胶基料和添加助剂。

（1）橡胶基料的卫生问题

①天然橡胶,是由橡胶树流出的乳胶,经过凝固、干燥等工艺加工而成的弹性固形物。它是以异戊二烯为主要成分的不饱和态的直链高分子化合物,由于不被消化酶分解,也不被人体吸收,所以,一般认为本身无毒。

②合成橡胶,是高分子聚合体,大多是由二烯烃类单体聚合而成,单体因橡胶种类的不同而异,主要有丁橡胶、丁苯胶、乙丙橡胶、丁腈胶、氯丁胶等。硅橡胶的化学成分为聚二甲基硅

烷,毒性很小,化学性质稳定,可以用于食品工业(或作为人体内脏一些器官的代用品);丁橡胶、乙丙橡胶可用于制作食品用橡胶制品;丁苯胶是丁二烯和苯乙烯的共聚物,本身无毒,但丙烯腈单体的毒性较大,可引起流血,并有致畸、致癌作用,故一般不得用于制作食品用橡胶制品。

(2)橡胶助剂的卫生问题

橡胶加工成型时,往往需要加入大量助剂,即添加剂,使用量达50%以上。主要的添加剂有促进剂、防老剂以及填充剂,这些添加剂在接触食品特别是酸性液食品的过程中可溶出到食品中,有的能对人体造成伤害。因而,橡胶助剂具有一定的毒性。

3)纸和纸板包装材料的卫生问题

纸、纸板及其制品的包装材料在某些发达国家占整个包装材料总量的40%～50%,在我国约占40%。造纸的原料主要有木浆、棉浆、草浆和废纸,使用的化学辅助原料有硫酸铝、纯碱、亚硫酸钠、次氯酸钠、松香和滑石粉等。由于造纸的原材料受到污染,或经过加工处理,纸和纸板中通常会有一些杂质,细菌和某些化学残留物。如挥发性物质、农药残留、纸浆用的化学残留物、重金属、荧光物质等,从而影响包装食品的安全性。

目前,食品包装用纸的食品安全问题主要是:

①纸原料不清洁,有污染,甚至霉变,使成品染上大量霉菌。

②用荧光增白剂处理纸张,使包装纸和原料纸中含有荧光化学污染物。

③包装纸涂蜡,使其含有过高的多环芳香烃化合物。

④彩色颜料污染,如糖果所使用的彩色包装纸,涂彩层接触糖果造成污染。

4)其他包装材料的卫生问题

(1)陶瓷和搪瓷的卫生问题

陶瓷容器的主要危害来源于制作过程中在坯体上涂的陶釉、瓷釉、彩釉等。釉是一种玻璃态物质,釉料的化学成分和玻璃相似,主要是由某些金属氧化物硅酸盐和非金属氧化物盐类的溶液组成,搪瓷容器的危害是其瓷釉中的金属物质。釉料中含有铅、锌、镉、锑、钡、钛等多种金属氧化物硅酸盐和金属盐类,它们多为有害物质。当使用陶瓷容器或搪瓷容器盛装酸性食品(如醋、果汁)和酒时,这些物质容易溶出而迁移入食品中,甚至引起中毒。

(2)玻璃包装材料的卫生问题

玻璃是由硅酸盐、碱性成分(纯碱、石灰石、硼砂等)、金属氧化物等为原料,高温下熔融而成的固体物质。玻璃包装容器的主要优点是无毒无味,化学稳定性好,卫生清洁和耐气候性好。玻璃是一种惰性材料,一般认为玻璃对绝大多数内容物不发生化学反应而析出有害物质。

玻璃的食品卫生问题主要是从玻璃中溶出迁移物,主要迁移物质是无机盐或离子,从玻璃中溶出的主要物质毫无疑问是二氧化硅(SiO_2)。另外,在高档玻璃器皿中,如高脚酒杯往往添加铅化合物,一般可高达玻璃的30%,有可能迁移到酒或饮料中,对人体造成危害。

5.7.2　食品添加剂的合理使用

食品添加剂是指为了改善食品品质和色、香、味以及为防腐和加工工艺的需要而加入食品中的化学物质或天然物质。当前,食品添加剂总的发展趋势是向天然物或人工合成天然类似物及天然,营养和具有生理活性物质的多功能的方向发展,对一些毒性较大的食品添加剂将逐步予以淘汰。由于食品添加剂在现代食品工业中发挥着巨大作用,各国的食品企业与研究机构不断推出新的食品添加剂。

1)人体摄入的食品添加剂

食品添加剂的绝对用量虽然只占食品的千分之几或万分之几,但添加剂的种类在日益增多,使用范围也越来越广。在日常生活中我们每天都要吃饭、喝饮料、吃零食等,人们正是在日常消费大量食品的同时也摄入了多种食品添加剂,这已是一个无法逃避的现实,应引起人们的充分注意。

2)食品添加剂的毒性

(1)急慢性中毒

食品添加剂的过量使用或有害杂质含量高时能引起人类的急慢性中毒,如肉类制品中亚硝酸盐过量可导致人体血红蛋白的改变,其携氧能力下降,出现缺氧症状。

(2)过敏反应

有些食品添加剂是大分子物质,这些食品添加剂可能会引起变态反应。近年来,这类报道日益增多,如有报道糖精可引起皮肤瘙痒及日光性过敏皮肤炎;许多香料引起支气管哮喘、荨麻疹等。

(3)致癌、致畸与致突变

食品添加剂的致癌、致畸与致突变作用一直是研究的热点,尽管尚未发现人类肿瘤的发生和食品添加剂有关的直接证据,但许多动物实验已证实大剂量的食品添加剂能诱使动物发生肿瘤。

3)食品添加剂的安全管理

①我国对食品添加剂的生产和使用陆续制定或修订了一系列的法规和标准。1986年12月国家标准局颁布《中华人民共和国国家标准食品添加剂使用卫生标准》(GB 2760—86)和《食品添加剂使用卫生管理办法》,1986年11月卫生部(现国家卫生健康委员会)颁布《食品营养强化剂使用卫生标准(试行)》和《食品营养强化剂管理办法》,1997年卫生部颁布《食品添加剂使用卫生标准》(GB 2760—1996)。

②食品添加剂的生产要执行严格的审批程序。未列入《食品添加剂使用卫生标准》的新品种如需生产和使用时,要对其安全性进行评价,按规定的审批程序经批准后才能生产、使用。

③我国有关部门根据《食品卫生法》及相关法规对食品添加剂的生产和使用进行安全卫生监督管理。

4)食品添加剂的使用原则

(1)食品添加剂使用的基本要求

①不应对人体产生任何危害。

②不应掩盖食品本身或加工过程中的质量缺陷。

③不应掩盖食品腐败变质或掺杂、掺假、伪造目的而使用食品添加剂。

④不应降低食品本身的营养价值。

⑤在达到预期的效果下尽量降低在食品中的用量。

⑥食品工业用加工助剂一般应在制成最后成品之前除去,有规定食品中残留的除外。

（2）可以使用食品添加剂的情况

在下列情况下可使用食品添加剂：

①保持食品本身的营养价值。

②作为某些特殊膳食用食品的必要配料或成分。

③提高食品的质量和稳定性,改进其感官特性。

④便于食品的生产、加工、包装、运输或者储藏。

（3）质量标准

食品添加剂的食品工业用加工助剂质量标准按照 GB 2760—2014 使用的食品添加剂和食品工业用加工助剂应当符合相应的质量标准。

（4）带入原则

除了直接添加外,在下列情况下食品添加剂可以通过食品配料带入食品中：

①根据 GB 2760,食品配料允许使用该食品添加剂；

②食品配料中该添加剂的用量不应超过允许的最大使用量；

③应在正常生产工艺条件下使用这些配料,并且食品中该添加剂的含量不应超过由配料带入的水平；

④由配料带入食品中的该添加剂的含量应明显低于直接将其添加到该食品中通常所需要的水平。

5.7.3　人为因素对食品的污染

1）常见的食品人为污染物质

常见的食品人为污染物质有以下几种：

①粮食及其制品。面粉、挂面掺吊白块、滑石粉、大白粉、荧光增白剂和石膏,小米掺色素,粉条掺塑料,面包掺液体石蜡,大米掺矿物油等。

②食用油脂。植物油掺矿物油、酸败油、非食用抗氧化剂等。

③乳及乳制品。牛乳掺水、食盐、中和剂、尿素、洗衣粉、米汤、豆浆、防腐剂、人尿、石灰水等。

④肉及肉制品。牛肉、猪肉注水、注盐、加色素、滥用硝酸盐和亚硝酸盐等。

⑤饮料。伪造果汁、咖啡等,饮料掺非食用色素、防腐剂、漂白粉、洗衣粉等。

⑥水果、蔬菜。掺入防霉剂、防腐剂、催熟剂、膨大剂、西瓜注水、色素、糖精等。

⑦酒。工业酒精兑制酒,伪造啤酒、白酒加糖、兑水等。

⑧蜂蜜。掺蔗糖、饴糖、淀粉、食盐、化肥、发酵蜜等。

⑨干菜类。掺盐卤、硫酸镁、食盐、化肥、明矾、淀粉、沥青、伪造发菜等。

⑩水产品。注水、注盐、加色素、水发加碱、掺琼脂、伪造海蜇、虾酱等。

⑪糖及糖制品。掺非食用色素、甜味剂、非使用防腐剂等。

⑫糕点。掺非食用色素、甜味剂、酸败油,凉糕用滑石粉防黏合、假绿豆糕等。

⑬小食品。伪造果冻、山楂糕,山楂片中掺非食用色素、防腐剂、抗氧化剂等。

⑭添加剂。使用已禁用的添加剂、假甜蜜素、伪发酵粉、糖精掺石膏等。

2）食品人为污染的危害

被人为污染的食品,有的使人致癌、致畸、致突变,甚至引起人的死亡,严重影响了食品的安全性,对人民群众的健康构成了很大的威胁。

【情景回顾】

"瘦肉精",其化学名称为"盐酸克仑特罗",曾用于治疗支气管哮喘,对心脏的副作用大,故已弃用。它可明显增加瘦肉率,一些养猪户掺入饲料中使猪不长膘。"瘦肉精"是我国已经明令禁止使用的一种饲料添加剂。但许多商贩与养猪业户为了达到使猪肉增加精肉的目的,竟违背国家的有关规定,因此造成了中毒事件的发生。

人食用含有"瘦肉精"的猪肉会出现头晕、恶心、手脚颤抖、心跳,甚至心脏骤停至昏迷死亡。"瘦肉精"特别对心律失常、高血压、青光眼、糖尿病和甲状腺功能亢进等患者有极大危害,因此全球禁用作饲料添加剂。

思考题

1. 解释下列名词:食品污染、食品农药残留、兽药残留。

2. 简述细菌性污染的来源及对人体的危害。

3. 霉菌的污染途径有哪些?

4. 食品中农药的残留及对人体的来源、危害和控制措施有哪些?

5. 怎样预防食品中细菌的污染?

6. 反映食品卫生质量的细菌和霉菌污染的指标有哪些? 各有何卫生意义?

7. 请举例人畜共患传染病有哪些,其预防措施有哪些?

单元 6
食源性疾病及其预防

【情景导入】

　　2015 年,天津某旅行社接待了一个从山西来的 30 个人的旅游团。在游览天津蓟县的过程中,导游告诉游客山上有很多野果可以食用,如果游客愿意,可以随便摘着吃。有一个游客吃了一种野果后,便觉得不舒服,回来途中即发高烧,经诊断是轻度中毒。和他在一起的其他游客也吃了这种果子,却都安然无恙。后来,该游客投诉了旅行社,并要求赔偿。经交涉,旅行社赔偿其医药费 3 000 元。

　　导游应如何防止游客食物中毒? 一旦游客发生食物中毒,导游将如何处理?

　　请认真学习本单元,找到答案。

【能力目标】

　　1. 学会分辨食物中毒的类型。

　　2. 合理应用食物中毒预防手段。

【知识目标】

　　1. 了解食源性疾病的概念及预防。

　　2. 理解食物中毒的特点和分类。

　　3. 掌握细菌性食物中毒、真菌性食物中毒、有毒动植物性食物中毒的种类、特点及预防措施。

食源性疾病是当今世界上分布最广泛、最常见的疾病之一,是一项重要的公共卫生问题。由于生物性、化学性、物理性致病因子从食品生产到消费的任何阶段均可进入食物和饮水中,因此,食物中的致病因子广泛存在,食源性疾病发病频繁,且波及面广人多,对人体健康和社会经济产生重大影响。

任务1 认识食源性疾病

【案例导入】

2017年9月5日晚上,南昌100多名幼儿出现了疑似食物中毒的情况。据南昌市卫计委统计,截至9月6日下午4点,共有121名幼儿出现疑似食物中毒的症状,并在江西省儿童医院接受治疗。其中有32名幼儿在住院治疗,1名留院观察,其余幼儿均已离院,目前没有重症患儿。

据了解,这些幼儿分别来自南昌市的红谷滩协和双语幼儿园红谷凯旋分园、世纪剑桥幼儿园及青山湖区爱丁堡幼儿园三家幼儿园。事件发生后,当地相关部门立即启动应急预案进行处置。经南昌市食品药品监督管理局调查,目前初步判断事件原因为食用了问题食品。问题食品为南昌一家名为吉利蛋糕店生产的草莓蛋卷。这一家蛋糕店并未获得食品生产经营许可或登记。而这一批问题食品的生产日期为9月4日,并于9月5日上午,全部配送到涉事的3家幼儿园,并未流入其他渠道。

6.1.1 食源性疾病

1)食源性疾病的概念

食源性疾病的概念(1984年WHO的定义):凡是通过摄食而进入人体的病原体,使人体患感染性或中毒性疾病,统称为食源性疾病。

常见的食源性疾患有细菌性疾病、寄生虫病、病毒性疾病、真菌毒素中毒、有毒动植物中毒等。

根据这一定义,食源性疾病已不仅包括传统的食物中毒,而且包括经食物传播的各种感染性疾病。最为人们所熟悉的食源性疾患是食物中毒(急性、慢性)、肠道传染病(甲型肝、伤寒、痢疾等)。

食源性疾病有暴发和散发两种形式,食物中毒是食源性疾病暴发的形式;大量的食源性疾病是以散发的形式出现的,不被人们所重视。食源性疾病的3个基本要素(基本特征):食物是传播疾病的媒介;致病因子来源于食物;临床特征为急性中毒性或感染性表现。

2)食源性疾病的预防

食源性疾病是因进食食物而起,如果食物无毒无害,就不会发生食源性疾病。因此,提高食品的卫生质量,保证食品安全无害是防止食源性疾病的关键:从食品的生产、销售、储存、运输、加工等环节进行全面的卫生监督管理,推广实施食品企业的危害分析与关键控制环节(HACCP)管理模式,预防和控制各种有害因素对食品的污染以保证食品卫生安全,是防止食源性疾病发生的根本措施。

WHO发布了安全制备食品的十大原则,这十大原就是预防食物中毒的黄金指南。

①选择安全处理过的食品,食品要新鲜。有固定包装的食品要在保质期内,不要购买和食用来历不明的食品。

②彻底加热食品。许多生的食品,特别是家禽、肉类及未消毒的牛奶常被病原体污染,彻底加热可杀灭病原体,防止外熟里生。

③立即吃掉做熟的食品。做熟的食品放置时间越长,危险性越大。

④妥善储存熟食。

⑤彻底再加热熟食品。

⑥避免生食与熟食接触。

⑦反复洗手。

⑧必须精心保持厨房所有表面的清洁。

⑨避免昆虫、鼠类和其他动物接触食品。

⑩使用符合卫生要求的饮用水。

6.1.2　食物中毒

1)食物中毒的定义

食物中毒指摄入了含有生物性、化学性有毒有害物质的食品或把有毒有害物质当作食品摄入后所出现的非传染性急性、亚急性疾病。

食物中毒是食源性疾病中最为常见的疾病。食物中毒既不包括因暴饮暴食而引起的急性胃肠炎、食源性肠道传染病和寄生虫病,也不包括因一次大量或长期少量摄入某些有毒、有害物质而引起的以慢性毒害为主要特征(如致癌、致畸、致突变)的疾病。

2)引起食物中毒的原因

误食食物中毒也是引起中毒原因之一,能够引起食物中毒的食品包括被致病菌和/或毒素污染的食品;被已达中毒剂量的有毒化学物质污染的食品;外观与食物相似而本身含有有害成分的物质;本身含有有毒物质,加工、烹调未能除去的食品;储存条件不当,食物发生了生物性或物理化学变化而产生或增加了有毒物质。

引起食物中毒的原因除了食物被致病因素污染或自身存在的致病因素外,另外的主要原因就是这些被污染的或自身具有致病因素的食物没有经过适当的加工方法进行加工。因此,所有预防食物中毒的措施都是从如何减少食品污染和如何正确加工食品这两个方面来进行的,一般常说的不正确加工包含两个方面的含义,一方面是食物在加工过程中没有将原来本身含有的有毒有害物质去除。例如,受病菌污染的生肉在加热过程中没有达到足够的温度,致使病原菌继续残存,这些残存的病原体在适当的温度和时间下就会进一步繁殖或进一步产生毒

素使食用者发生食物中毒;另一方面是食物在加工过程中被污染。后一种情况常见于以下几个方面:

①在食品加工过程中误用了有毒有害物质。

②交叉污染。细菌从已受到污染的食物或器具传播到其他已彻底处理过的食物上去。

③不良卫生习惯。人体本身容易携带某些致病微生物,尤其是在鼻腔、口腔、手、耳朵、伤口等地方,不良的个人卫生习惯会把致病菌从人体带到食物上去。

④不正确的储存方式。这是引起大量食物中毒的常见原因。在室温条件下微生物容易生长、繁殖并产毒,其结果是一方面加快食物的腐败变质;另一方面大量繁殖或产毒的致病微生物容易造成食物中毒。

3)食物中毒的特点

(1)食物中毒的流行病学特点

①发病的季节性特点:细菌性食物中毒主要发生在5—10月,化学性食物中毒全年均可发生。

②中毒地区性特点:东南沿海多发生副溶血性弧菌食物中毒,肉毒中毒主要发生在新疆地区,霉变甘蔗和发酵米面中毒多发生在北方地区。

③食物中毒原因分布特点:微生物引起的食物中毒最常见,其次为化学性食物中毒。

④食物中毒病死率特点:病死率较低。

⑤食物中毒发生场所分布特点:集体食堂发生的食物中毒人数最多,饮食服务单位次之,家庭占第三位,但家庭引起的食物中毒报告次数和死亡的人数均最多。

⑥引起食物中毒的食品种类分布特点:以动物性食品为主。

(2)食物中毒的发病特点

①潜伏期短,来势急剧,具有暴发性,短时间内可有多数人发病,发病曲线呈突然上升趋势。

②发病与食物有关,病人有食用同一污染食物史,流行波及范围与污染食物供应范围相一致,停止污染食物供应后,流行即告结束,发病曲线无余波。

③中毒病人临床表现基本相似,以胃肠道症状为主。

④人与人之间无直接传染性。

有的食物中毒具有明显的地区性和季节性,例如,我国肉毒梭菌毒素中毒90%以上发生在新疆地区;副溶血性弧菌食物中毒多发生在沿海各省;而霉变甘蔗和发酵米面食物中毒多发生在北方。食物中毒全年皆可发生,但第二、第三季度是食物中毒的高发季节,尤其是第三季度。

在我国引起食物中毒的各类食物中,动物性食品引起的食物中毒较为常见,占50%以上。其中肉及肉制品引起的食物中毒居首位。

4)食物中毒的种类

中毒性疾病就是我们常说的食物中毒。食源性疾病主要可以分为以下几类:

(1)细菌性食物中毒

它是指人们摄入含有细菌和细菌毒素的食品而引起的食物中毒。其中最主要、最常见的原因是食物被细菌污染。多发生在气候炎热的季节,临床表现为头晕、发热、恶心、腹泻等。据我国近五年食物中毒统计资料表明,细菌性食物中毒占食物中总数的50%左右,而动物性食品是引起细菌性食物中毒的主要食品,其中肉类及熟肉制品居首位,其次有变质禽肉、病死畜肉以及鱼、奶、剩饭等。

细菌性食物中毒通常有明显的季节性,多发生于气候炎热的季节,一般以5—10月最多。一方面由于较高的气温为细菌繁殖创造了有利条件;另一方面,这一时期内人体防御能力有所降低,易感性增高,因而常发生食物中毒。多数是动物性食品,如肉、鱼、奶和蛋类等,少数是植物性食品,如剩饭、糯米凉糕、面类发酵食品等。抵抗力低的人,如病弱者、老人和儿童易发生细菌性食物中毒,发病率较高,急性胃肠类症状较严重,但此类食物中毒病死率较低,预后良好。

（2）真菌及其毒素食物中毒

真菌在谷物或其他食品中生长繁殖产生有毒的代谢产物,人和动物食入这种毒性物质发生的中毒,称为真菌毒素食物中毒。中毒来源主要通过被真菌污染的食品,用一般的烹调方法加热处理不能破坏食品中的真菌毒素。

霉菌毒素中毒具有以下特点:其中毒的来源主要通过被霉菌污染的食物;被霉菌毒素污染的食品和粮食用一般烹调方法加热处理不能将其破坏去除;没有污染性免疫,霉菌毒素一般都是小分子化合物,机体对霉菌毒素不产生抗体;霉菌生长繁殖和产生毒素需要一定的温度和湿度,因此中毒往往有明显的季节性和地区性。

（3）动植物性食物中毒

食入动物性中毒食品引起的食物中毒即为动物性食物中毒。动物性中毒食品主要是将天然含有毒成分的动物或动物的某一部分当作食品,误食引起中毒反应,在一定条件下产生了大量的有毒成分的可食的动物性食品,如食用鱼等也可引起中毒。近年,我国发生的动物性食物中毒主要是河鲀鱼中毒,其次是鱼胆中毒。

因误食有毒植物或有毒的植物种子,或烹调加工方法不当,没有把植物中的有毒物质去掉而引起植物性食物中毒。最常见的植物性食物中毒为霉变的豆类中毒、毒蘑菇中毒、木薯中毒;可引起死亡的有毒蘑菇、马铃薯、银杏、苦杏仁、桐油等。中毒形式主要有3种:

①将天然含有有毒成分的植物或其加工制品当作食品,如桐油、大麻油等引起的食物中毒;大麻油由大麻子加工而成,其毒性成分主要是大麻树脂,大麻树脂有麻醉作用和较强的毒性,损伤神经系统,临床表现为口麻、咽干、哭笑无常、四肢麻木、视物不清等。

②在食品的加工过程中,把未能破坏或除去有毒成分的植物当作食品食用,如木薯、苦杏仁等。

③在一定条件下,不当食用大量有毒成分的植物性食品,食用鲜黄花菜、发芽马铃薯、未腌制好的咸菜或未烧熟的扁豆等造成中毒。

此类食物中毒的特征主要有:季节性和地区性较明显,这与有毒动物和植物的分布、生长成熟、采摘或捕捉、饮食习惯等有关;散发性发生,偶然性大;潜伏期较短,发病率和病死率较高,但因有毒动物和植物种类的不同而有所差异。

（4）化学性食物中毒

食入化学性中毒食品引起的食物中毒即为化学性食物中毒。化学性食物中毒发病特点：发病与进食时间、食用量有关。一般进食后不久发病，具有群体性特征，剩余食品、呕吐物、血和尿等样品中可测出有关化学毒物。病人有相同的临床表现，亚硝酸盐中毒的特征性是高铁血红蛋白血症引起的紫绀，有头痛、心悸、口苦、指甲及全身皮肤、黏膜紫绀等症状体征。

任务2　细菌性食物中毒

【案例导入】

食用海鲜大餐应警惕副溶血性弧菌食物中毒

夏秋交替，天气转凉，又到了海鲜（图6-1）新鲜肥美上市的季节。芝罘区食源性疾病暴发监测结果显示，截至2017年8月，涉及病病人数2人及以上的食源性疾病暴发事件中，确定为副溶血性弧菌食物中毒的共有8起，副溶血性弧菌实验室检出率位居首位。芝罘区疾控中心发出健康提示：广大市民在食用海鲜大餐的同时，应警惕副溶血性弧菌食物中毒。

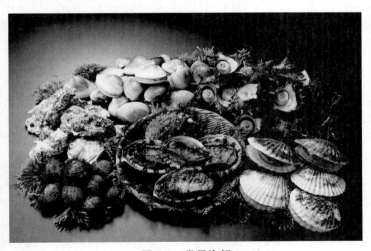

图6-1　常见海鲜

一些市民认为海鲜鲜活就不会发生食物中毒，只有腐败变质的海产品才能引发食物中毒，这种观念是错误的。副溶血性弧菌广泛存在于海产品中，且生命力顽强，在抹布和砧板上也能生存1个月以上，带有少量该菌的食物，在适宜的温度下，经3～4小时细菌即可急剧增加至中毒数量。

6.2.1　细菌性食物中毒的类型

细菌性食物中毒是由于吃了大量含有细菌或细菌毒素的食物而引起的中毒，是食物中毒中最常见的一类。由活菌引起的食物中毒称感染型,由菌体产生的毒素引起的食物中毒称毒素型。有的食物中毒既有感染型,又有毒素型。

细菌性食物中毒全年皆可发生,但在夏秋季节生较多,引起细菌性食物中毒的食物主要为动物性食品。一般病程短、恢复快、预后良好,对抵抗力弱的人群,如老人、儿童、病人和身体衰弱者,发病症状常较为严重。细菌性食物中毒按发病机制可分为3种类型。

1)感染型

病原菌随食物进入肠道,在肠道内继续生长繁殖、附于肠黏膜或侵入黏膜及黏膜下层,引起肠黏膜充血、白细胞浸润、水肿,渗出等炎性病理变化。某些病原菌进入黏膜固有层后可被吞噬细胞吞噬或杀灭,死亡的病原菌(如沙门氏菌)可释放出内毒素,内毒素可作为致热源刺激体温调节中枢引起体温升高,亦可协同致病菌作用于肠黏膜,使机体产生胃肠道症状。

2)毒素型

某些病原菌(如葡萄球菌)污染食品后,在食物中大量生长繁殖并引起急性肠胃炎反应的肠毒素(外毒素)。多数病原菌产生的肠毒素为蛋白质,对酸有一定的抵抗力,随食物进入肠道后主要作用于小肠黏膜细胞膜上的腺苷酸环化酶或鸟苷酸环化酶使其活性增强,在该酶的作用下细胞内三磷酸腺苷(ATP)或三磷酸鸟苷(GTP)脱去两个磷酸并环化为环磷酸腺苷(cAMP)或环磷酸鸟苷(cGMP)。细胞内 cAMP 或 cGMP 为刺激分泌的第二信使,其浓度升高可致使分泌功能改变,对 Na^+ 和水的吸收抑制而对 Cl^- 的分泌亢进使 Na^+、Cl^-、水在肠腔潴留而导致腹泻。

3)混合型

某些病原菌(如副溶血性弧菌)侵入肠道除引起肠黏膜的炎性反应外,还会产生引起急性胃肠道症状的肠毒素。这类病原菌引起的食物中毒是致病菌对肠道的侵入及其产生的肠毒素的协同作用。

6.2.2　细菌性食物中毒发生的原因及预防

细菌性食物中毒发生的基本条件是:①细菌污染食物;②在适宜的温度、水分、pH 值及营养条件下,细菌急剧大量繁殖或产毒;③进食前食物加热不充分,未能杀灭细菌或破坏其毒素。

1)细菌性食物中毒发生的原因

细菌性食物中毒发生的原因可能是食物在宰杀或收割、运输、储存、销售等过程中受到病菌的污染,被致病菌污染的食物在较高的温度下存放,食品中充足的水分、适宜的 pH 值及营养条件使致病菌大量繁殖或产生毒素;食品在食用前未烧熟煮透或熟食受到生食交叉污染,或食品受到从业人员中带菌者的污染。

细菌性食物中毒的诊断,一般根据临床症状和流行病学特点即可作出临床诊断,病因诊断需进行细菌学检查和血清学鉴定。

2）细菌性食物中毒的防治原则

（1）预防措施

①加强卫生宣传教育：改变生食等不良习惯；严格遵守牲畜屠宰前、屠宰中和屠宰后的卫生要求，防止污染；食品加工、储存和销售过程严格遵守卫生制度，做好食具、容器和工具的消毒，避免生熟交叉污染；食品在食用前加热充分，以杀灭病原菌和破坏毒素；在低温或通风阴凉处存放食品，控制细菌的繁殖和毒素形成；食品加工人员、医院、托幼机构人员和炊事人员应认真执行就业前的体检和录用后定期查体的制度，经常接受食品卫生教育，养成良好的个人卫生。

②加强食品卫生质量检查和监督管理：食品卫生监督部门应加强对食堂、食品餐点、食品加工厂等相关部门的卫生检验检疫工作。

③采用快速可靠的病原菌检测技术

（2）处理原则

①对食品中毒的病人停止食用可疑食物，并对病人分泌物取样送到卫生检疫部门进行检验，采用物理或者化学方法是病人排出体内剩余的有毒物质，同时进行对症治疗。

②对导致中毒的可疑食品进行封存，同时对食品取样送检，追回已销售或生产的可疑食品进行集中有效的处理。

6.2.3　沙门氏菌食物中毒

1）病原及流行病学

沙门氏菌属（图6-2）是引起沙门氏菌属食物中毒的病原菌。沙门菌为 G⁻ 菌，生长繁殖的最适温度为 20～37 ℃，它们在普通水中可生存 2～3 周，在粪便和冰水中可生存 1～2 个月。沙门氏菌属在自然环境中分布很广，人和动物均可带菌。主要污染源是人和动物肠道的排泄物。正常人体肠道带菌在 1% 以下，肉食生产者带菌可高达 10% 以上。

沙门氏菌食品中毒全年均可发生，但以 6—9 月夏秋季节多见。引起中毒的食品主要是动物性食品，如各种肉类、蛋类、家禽、水产类以及乳类等。其中以肉、蛋类最易受到沙门氏菌污染，其带菌率远远高于其他食品。

患沙门氏菌感染而患病的人及动物或其带菌者的排泄物可直接污染食品，这是食品被污染的主要原因。

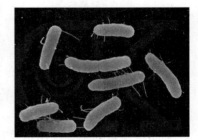

图6-2　沙门氏菌

沙门氏菌食物中毒发生原因多为食品被沙门氏菌污染并在适宜条件下大量繁殖，在食品加工中加热处理不彻底，未杀灭细菌；或已灭菌的熟食再次污染并生长，食用前未加热或加热不彻底等因素均可导致中毒的发生。

2）发病机制及中毒表现

沙门氏菌食物中毒是由于大量活菌进入消化道，附着于肠黏膜上生长繁殖并释放内毒素引起的以急性胃肠炎等症状为主的中毒性疾病。一般病程为 3 ~ 5 天,预后良好,严重者尤其是儿童、老人及病弱者如不及时救治,可导致死亡。

沙门氏菌随同食物进入机体。在肠道内繁殖,破坏肠黏膜,并通过淋巴系统进入血液,出现菌血症,引起全身感染;释放出毒力较强的内毒素,内毒素和活菌共同侵害肠黏膜,继续引起炎症,临床上期初为全身症状,如头痛、恶心、食欲不振、恶心、呕吐、腹痛、腹泻(水样便)。发烧 38 ~ 40 ℃ 或更高。按临床特点分为胃肠炎型、类霍乱型、类伤寒型、类感冒型和败血症型,以胃肠炎型最为常见。

3)预防措施

①防止污染,不食用病死牲畜肉,加工冷荤熟肉一定要生熟分开。要采取积极措施控制感染沙门氏菌的病畜肉类流入市场。

②高温杀灭细菌(如烹饪时肉块不宜过大),禽蛋煮沸 8 分钟以上等。

③控制繁衍沙门氏菌繁衍的最适温度为 37 ℃,但在 20 ℃ 以上即能大量繁殖,因此低温储存食品是一项重要预防措施。冷藏食品如果控制在 5 ℃ 以下,并做到避光、断氧,则效果更佳。

6.2.4 葡萄球菌食物中毒

葡萄球菌(图 6-3)在空气、土壤、水、粪便、污水及食物中广泛存在,主要来源于动物及人的鼻腔、咽喉、皮肤、头发及化脓型病灶。葡萄球菌可产生多种毒素(A、B、C、D、E 型)和酶类。引起食物中毒的主要是能产生肠毒素的葡萄球菌,其中以金黄色葡萄球菌致病力最强。此菌耐热性不强,最适生长温度为 37 ℃,最适 pH 值为 7.4,50% 以上的金黄色葡萄球菌菌株可在实验室条件下产生两种或两种以上的葡萄球菌肠毒素。食物中的肠毒素耐热性较强,一般烹调温度不能将其破坏,218 ~ 248 ℃ 油温下经 30 分钟才能被破坏。

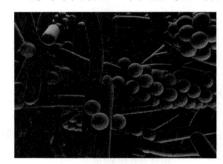

图 6-3 葡萄球菌

1)病原及流行病学

葡萄球菌分布广,但其传染源是人和动物,一般有 30% ~ 50% 的人鼻咽腔带有此菌。金黄色葡萄球菌感染的患者其鼻腔带菌率达 80% 以上,人手上可有 14% ~ 44% 的带菌率。患有化脓性病灶的乳牛,则奶中带菌率非常高。引起中毒的食物以剩饭、凉糕、奶油糕点、牛奶及其制品、鱼虾、熟肉制品为主。葡萄球菌食物中毒以夏秋季多见,其他季节亦可发生。

食品被金黄色葡萄球菌污染后,在适宜的条件下细菌迅速繁殖,产生大量的肠毒素。产毒的时间长短与温度和食品种类有关。一般 37 ℃ 需 12 小时或者 18 ℃3 天才能产生足够中毒量的肠毒素而引起食物中毒。在 20% ~ 30% 的 CO_2 环境中和有糖类、蛋白质、水分的存在下,有利于肠毒素的产生。肠毒素耐热性强,带有肠毒素的食物煮沸 120 分钟才能被破坏,所以在一般的烹调加热中不能被完全破坏。一旦食物中有葡萄球菌肠毒素生物存在,就容易发生食物中毒。

2）发病机制及中毒表现

葡萄球菌肠毒素引起食物中毒的机制目前尚未全部阐明。有研究认为，葡萄球菌肠毒素对小肠黏膜细胞无直接破坏作用，而完整的分子经消化道吸收入血，到达中枢神经后刺激呕吐中枢去治病。

金黄色葡萄球菌是人类化脓感染中最常见的病原菌，可引起局部化脓感染，也可引起肺炎、急性胃肠炎、心包炎等，甚至引起败血症、脓毒症等全身感染。金黄色葡萄球菌的致病力强弱主要取决于其产生的毒素和侵袭性酶，可产生溶血毒素、沙白细胞素、血浆凝固酶、脱氧核糖核酸酶，导致以呕吐为主要症状的食物中毒。

葡萄球菌食物中毒起病急，潜伏期短，一般在2～3小时，多在4小时内，最短1小时，最长不超过10小时。中毒表现为典型的胃肠道症状，表现为恶心、剧烈而频繁地呕吐（严重者可呈喷射状，呕吐物中常有胆汁、黏液和血）、腹痛、腹泻（水样便）等。年龄越小对本葡萄球菌肠毒素的敏感性越强，因此儿童发病较多，病情较成人严重。病程较短，一般在1～2天痊愈，很少死亡。

3）预防措施

金黄色葡萄球菌的控制应主要包括两个方面。

（1）防止金黄色葡萄球菌污染食品

防止带菌人群对各种食物的污染，定期对生产加工人员进行健康检查，局部化脓性感染、上呼吸道感染的人员暂时停止其工作或调换岗位；防止金黄色葡萄球菌对奶及其制品的污染，如牛奶厂要定期检查奶牛的乳房，不要挤用患化脓性腺炎的牛的奶。奶挤出后，要迅速冷至−10 ℃以下，以防细菌繁衍。奶制品要以消毒牛奶为原料，注意低温保存；对肉制品加工厂，局部化脓感染的禽、畜尸体应除去病变部位，经高温或其他适当方式处理后进行加工生产。

（2）防止金黄色葡萄球菌肠毒素的生长

应在低温和通风良好的条件下储藏食物，以防肠毒素形成；在气温高的春夏季，食物置冷藏或通风阴凉地方也不应超过6小时，并且食用前要彻底加热。

6.2.5　肉毒梭菌食物中毒

肉毒梭菌是一种革兰阳性厌氧菌，具有芽孢，主要存在于土壤、江河湖海的淤泥及人畜粪便中。食物中毒是由肉毒梭菌产生的外毒素及肉毒毒素所致。

1）病原及流行病学

肉毒毒素食物中毒又称肉毒中毒，是由肉毒梭菌产生的外毒素即肉毒毒素引起的一种严重的食物中毒。自1986年首次报道荷兰暴发因火腿引起肉毒中毒的事件以来，世界各地陆续报道过肉毒中毒事件，我国1958年报道新疆某地发生肉毒中毒后，也陆续有过几次报道。2003年4月在陕西发生一起家庭自制豆类发酵食品引起的肉毒中毒，这在我国还比较少见。

肉毒梭菌广泛分布于土壤、江河湖海淤泥沉积物、尘土及动物粪便中，并可借助食品、农作物、水果、海产品、昆虫、家禽、鸟类等传播到各处。在我国肉毒中毒多发区的土壤、粮谷、豆类及发酵制品中,肉毒梭菌的检出率分别为22.2%、12.6%和4.88%。

肉毒梭菌中毒一年四季均可发生,尤以冬春季节最多,引起中毒的食物多为家庭自制谷类或豆类发酵制品,如臭豆腐、豆酱、面酱、豆豉等。据新疆统计,由豆类发酵食品引起的中毒占80%以上。在日本90%以上由家庭自制鱼类罐头食品或其他鱼类制品引起。美国72%为家庭自制鱼类罐头、水产品以及肉奶制品。

食物中肉毒梭菌主要来源于带菌的土壤、尘埃及动物粪便。尤其是带菌的土壤可污染各类食品原料。用这些原料自制发酵制品、罐头食品或其他加工性食品时,加热的温度不能杀死肉毒梭菌的芽孢,并为其提供芽孢发育及产生毒素的条件。食品制成后一般食用时不经加热,其毒素随食物进入人体引起中毒。肉毒中毒属于神经型食物中毒,死亡率较高。

2)发病机制及中毒表现

随食物进入肠道的肉毒毒素在小肠内被胰蛋白酶活化并释放出神经毒素,后者被小肠黏膜细胞吸收入血液,作用于周围神经与肌肉接头处、自主神经末梢及颅神经核,可阻止胆碱能神经末梢释放乙酰胆碱,使神经冲动的传递受阻,终致肌肉麻痹和瘫痪。重症者可见脑神经核及脑及脑膜出血、水肿及血栓。

肉毒梭菌食物中毒潜伏期数小时至数天不等,一般为12~48小时,最短者6小时,长者可达8~10天。中毒主要表现为眼部功能障碍及延髓麻痹,起初眼肌及调节功能麻痹,视力模糊、眼睑下垂、复视、斜视、眼球震颤、瞳孔散大。随后咽部肌肉麻痹,致吞咽困难,咀嚼无力,语言不清,声音嘶哑,颈肌无力,头下垂,最后可发展为呼吸肌麻痹,呼吸衰竭,死亡。婴儿肉毒中毒多由食用蜂蜜引起,主要症状为便秘,头颈部肌肉软弱,吮无力,吞咽困难。眼睑下垂,肌张力降低。病人症状轻重程度可有所不同,病死率极高。

3)预防措施

预防措施最根本的预防方法是加强食品卫生管理,改进食品的加工、调制及储存方法,改善饮食习惯。对某些水产品的加工可采取事先取内脏,并通过保持盐水浓度为10%的腌制方法,分活度低于0.85或pH值4.6以下。对在常温储存的真空包装食品采取高压杀菌等措施,以抑制肉毒梭菌产生毒素,杜绝肉毒毒素中毒病例的发生。自制发酵酱时,原料应清洁新鲜,腌前必须充分冷却,盐量要达到14%以上,并提高发酵温度。要经常日晒,充分搅拌,使氧气供应充足。不吃生酱。肉毒梭菌不耐热,加热80℃经30分钟或100℃经10~20分钟,可使各型毒素破坏,所以对可疑食品进行彻底加热是破坏毒素预防肉毒梭菌毒素中毒的可靠措施。

6.2.6 副溶血性弧菌食物中毒

1)病原及流行病学

副溶血性弧菌食物中毒是我国沿海地区夏秋季节最为常见的一种食物中毒。副溶血性弧菌广泛存在于温热带地区的近海海水、海底沉积物和鱼贝类等海产品中。由此菌引起的食物中毒的季节性很强,大多发生于夏秋季节,引起中毒的食物主要是海产食品和盐渍食品,如海产鱼、虾、蟹、贝、咸肉、禽、蛋类以及咸菜或凉拌菜等。据报道,海产鱼虾的平均带菌率为

45%~49%，夏季达90%以上。

食品中副溶血性弧菌主要来自近海海水及海底沉积物对海产品及海域附近塘、河水的污染，使该区域生活的淡水产品也受到污染；沿海地区的渔民、饮食从业人员、健康人群都有一定的带菌率，有肠道病史的带菌可达32%~35%。带菌人群可污染各类食品。食物容器、砧板、菜刀等加工食物的工具生熟不分时，常引起生熟交叉污染的发生。

副溶血性弧菌污染的食物，在较高温度下存放，食前不加热或加热不彻底，或熟制品受到带菌者污染，或生熟交叉污染，副溶血性弧菌随污染食物进入人体肠道并生长繁殖，当达到一定量时即可引发食物中毒。

2）发病机制及中毒表现

副溶血性弧菌中毒发病主要是副溶血弧菌的活菌所致。人体摄入致病活菌 10^6 个以上，几小时后即可发生肠胃炎。细菌在胃肠道繁殖，引起组织病变，并可产生耐热溶血毒素对肠道的共同作用。

中毒潜伏期一般在2~40小时。初期多以剧烈腹痛开始，上腹部、脐周呈阵发性绞痛；为水样便或黏液便或脓血便，少数出现洗肉水样血水便；部分病人出现呕吐，且多在腹泻之后出现，呕吐次数一般1~5次/天，不如葡萄球菌食物中毒呕吐剧烈；约半数出现发热，体温不太高37~38 ℃，一般不超过39 ℃，并且比沙门氏菌食物中毒出现晚，一般在吐、泄之后出现。

3）预防措施

副溶血性弧菌食物中毒主要来源于近海海水及海底沉积物中副溶血性弧菌对海产品的污染，人群带菌对各种食品的污染，通过食物加工器具引起的间接污染，因此预防措施应从防止污染、控制繁殖和杀灭病原菌3个环节来进行。其中控制繁殖和杀灭病原菌尤为重要，应在低温下储藏各种食品，对海产品应烧熟煮透，蒸煮时需加热至100 ℃并持续30分钟，对凉拌菜要洗净后置食醋中浸泡10分钟或100%沸水中漂烫数分钟以杀灭副溶血性弧菌。

6.2.7 致病性大肠杆菌食物中毒

埃希菌属，俗称大肠杆菌属，为革兰氏阴性杆菌，多不致病。但少数菌株能直接引起肠道感染，称为致病性大肠埃希菌，也称致泄性大肠埃细菌。致病性大肠埃希菌共有四种；肠产毒性大肠埃希菌（ETEC）、肠侵袭性大肠埃希菌、肠致病性大肠埃希菌、肠出血性大肠埃希菌。①肠产毒性大肠埃希菌：是散发性或暴发性腹泻、婴儿和旅游者腹泻的病原菌；分为热肠毒素（L）和耐热肠毒素（ST）两种；热肠毒素经加热60 ℃、30分钟破坏，耐热肠毒素经加热100 ℃、30分钟破坏。其毒力因子包括菌毛和毒素。②肠侵袭性大肠埃希菌（EIEC）：较少见，主要侵犯儿童和成人。细菌性痢疾，又称志贺样大肠杆菌，不产生肠毒素，无菌毛。③肠致病性大肠埃希菌（EPEC）：是流行性婴儿腹泻的主要病原菌。产生肠毒素，可产生志贺样毒素。④肠出血性大肠埃希菌（EHEC）：主要感染儿童及老年人。主要血清型是O157：H7和O26：H1，可产生志贺样毒素，有极强的致病性，主要感染5岁以下儿童，临床特征是出血性结肠炎，剧烈的腹痛和便血，严重者出现溶血性尿毒症。

1）病原及流行病学

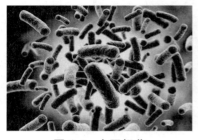

大肠杆菌（图6-4）为 G⁻ 短小杆菌，主要存在于人和动物的肠道，随粪便分布于自然界中。大肠杆菌在自然界生存活力较强，在土壤、水中可存活数月。普通大肠杆菌是肠道正常菌，不仅无害，还能合成维生素 B、维生素 K 及叶酸供给人体，它产生的大肠杆菌素可抑制某些病原微生物在肠道的繁殖。在大肠杆菌菌属中的致病性大肠杆菌，在人体抵抗力降低时，或食入大量活的致病性大肠杆菌污染的食物时，可引起食物中毒。

图6-4　大肠杆菌

致病性大肠杆菌存在人畜肠道中，随粪便污染水源、土壤。受污染的水、土壤、带菌者的手、污染的餐具等均可污染或交叉污染食物。流行地区以欧美日等发达地区多见，北方较南方多见，感染流行与饮食习惯有关。病菌基本上是通过食品和饮品传播，且多以暴发形式流行，尤以食源性暴发更多见。受污染的食品多为动物性食品，如肉、奶等，也可污染果汁、蔬菜、面包。此病全年可发生，以 5—10 月多见。

2）发病机制及中毒表现

不同的致病性埃希菌，其致病机制不同。肠出血性大肠埃希菌、肠产毒性大肠埃希菌引起毒素型中毒；肠致病性大肠埃希菌、肠侵袭性大肠埃希菌引起感染型中毒。

中毒起病急骤，潜伏期为 2～9 天，最快仅 5 小时。中毒表现主要为突发性的腹部痉挛，有时为类似于阑尾炎的疼痛。有些病人仅为轻度腹泻，有些有水样便，继而转为血性腹泻，腹泻次数有时可达每天 10 余次，低热或不发热；许多病人同时有呼吸道症状。严重者可造成溶血性尿毒综合征、血栓性血小板减少性紫癜、脑神经障碍等多器官损害，危及生命，老人和儿童患者死亡率较高。

3）预防措施

停止食用可疑中毒食品。不吃生的或加热不彻底的牛奶、肉等动物性食品。不吃不干净的水果、蔬菜。剩余饭菜食用前要彻底加热。防止食品生熟交叉污染。养成良好的个人卫生习惯，饭前便后洗手。避免与患者密切接触，在接触时应特别注意个人卫生食品生产、加工企业尤其是餐饮业应严格保证食品的安全性。

 任务3　真菌性食物中毒

【案例导入】

民间有"清明甘蔗毒过蛇"的说法。王女士 3 天前食用隔夜的甘蔗后出现腹痛、恶心呕吐等不适，继而神志不清、晕厥、大小便失禁。幸亏家属及时发现，送到医院抢救才转危为安。无独有偶，宋女士 2 天前吃了存放数日的甘蔗后出现恶心呕吐、腹痛等情况，因原有肾脏病，误以为是肾病所致,送到医院,医师询问病史才知道也是变质甘蔗惹的祸。

6.3.1　霉变甘蔗中毒

1)病原学

霉变甘蔗是受真菌污染所致,其中毒的病原菌是节菱孢霉,其产生的毒素为耐热的 3-硝基丙酸(3-NPA)。节菱孢霉占检出霉菌总数的 26% 左右,长期储藏的变质甘蔗是节菱孢霉发育、繁殖、产毒的良好培养基。节菱孢霉最适宜的产毒条件是 15~18 ℃,pH 值 5.5,培养基含糖量为 2%~10%。节菱孢霉产生 3-硝基丙酸,其产毒量约占 50%,3-NPA 是引起变质甘蔗中毒的主要物质。3-NPA 的排泄较慢,具有很强的嗜神经性,主要损害中枢神经,也累及消化系统,食后短时间内可发病,毒力强而稳定,加热和消毒剂处理后毒力不减,且没有免疫性,一旦发生神经系统损害,恢复的程度与中毒轻重与毒素含量多少及个体差异,能否及早诊断、洗胃减少毒素吸收等有关,一般难以完全恢复。

霉变甘蔗中毒在我国流行已有 38 年的历史,首次报告是 1972 年 3 月发生于河南郑州的食用变质甘蔗中毒,共计 36 人中毒,重症 27 人,死亡 3 人,病死率为 8.33%。霉变甘毒多发生于北方地区,以河北、河南最多,其次是山东、辽宁、山西、内蒙古、陕西。发病季节多在 2—4 月。因甘蔗主要是秋季收获,从南方运到北方,需长时间储存,在这个过程中极易被箱菌污染,如果是还未完全成熟的甘蔗,因其含糖量和渗透压低,则更利于霉菌的生长。运到北方后,遇到寒冷天气而受冻,待初春天气回暖,也到了细菌、霉菌等微生物生长繁殖的理想时期,甘蔗中的霉菌就会大量产生节菱孢霉,被污染后的甘蔗在 2~3 周内即可产生毒素。发病年龄多为 3~10 岁儿童,且重症病人亡者多为儿童。但也有大年龄组发病和死亡者。发病特点多为散发。

霉变甘蔗质地较软,一般呈浅棕色,闻起来有霉坏味或酒糟呛辣味,截面和尖端有白色絮状或绒毛状霉菌菌丝体,组织结构发达,若切成薄片在显微镜下观察,便可见到有大量真菌菌丝的侵染。

2)中毒表现

霉变甘蔗中毒的潜伏期较短,多在 10 分钟~17 小时,一般为 2~8 小时,而最短仅十几分钟即可发病。症状出现越早,提示病情越重,预后越不良。中毒症状最初表现为暂时性的消化道功能紊乱,如恶心、呕吐、腹痛、腹泻等,随后出现神经系统症状如头晕、头痛、复视或幻视、眩晕至不能睁眼或无法站立。24 小时后恢复健康,不留后遗症。较重者呕吐频繁、剧烈,有黑便、血尿及神志恍惚、阵发性抽搐、两眼球偏向一侧凝视(大多向上),瞳孔散大,手呈鸡爪状,四肢强直,牙关紧闭,出汗流涎,意识丧失,进而昏迷不醒。其他如体温、心肺肝、眼底检查、血、尿、大便常规化验、脑脊液化验均未见异常。严重者可在 1~3 天内死于呼吸衰竭,病死率一般在 10% 以下,高者达 50%~100%。患重症者及死亡者多为儿童。重症幸存者中则多留有严重的神经系统后遗症,如瘫痪,语言障碍,吞咽困难,眼睛同向偏视、身体蜷曲状、四肢强直等,少有恢复而导致终身残疾。

3）预防

①甘蔗成熟后再收割，收割后防冻。

②储存及运输过程中要防冻、防伤，防止霉菌污染繁殖；储存期不宜太长，而且要定期对甘蔗进行检查，发现霉变甘蔗立即销毁。

③加强食品卫生监督检查，严禁出售霉变甘蔗，亦不能将霉变甘蔗加工成鲜蔗汁出售。

④食品卫生监督机构、甘蔗经营者和广大消费者应会辨认变质甘蔗。

⑤食用甘蔗前仔细检查其质量。

⑥宣传变质甘蔗中毒的有关知识，使广大消费者提高警惕，以减少或杜绝中毒发生。

⑦幼儿应在家长的监护下食用甘蔗。

6.3.2 赤霉病麦

感染赤霉病的小麦即赤霉病麦，亦称昏迷麦。麦类、玉米等谷物被镰刀菌菌种侵染引起的世界性病害，谷物赤霉病的流行除造成严重减产外，谷物中存留的镰刀菌的有毒代谢产物，可引起人畜中毒。麦类赤霉病每年都会发生，我国麦类赤霉病每隔 3～4 年就有一次大流行，每流行一次，就发生一次人畜食物中毒，一般多发生于麦收以后吃了受病害的新麦，也有因误食库存的赤霉病麦或霉玉米引起中毒的。

1）病原学

赤霉病麦的病原菌属是镰刀菌属，据国外报道，主要有禾谷镰刀菌、黄色镰刀菌、雪腐镰刀菌、燕麦镰刀菌、串珠镰刀菌等，而国内报道的主要是禾谷镰刀菌，占 94.5%。

禾谷镰刀菌在气温 16～24 摄氏度、湿度 85% 时最适宜在谷物中繁殖。小麦、大麦、燕麦等在田间抽穗灌浆时，如条件合适即可发生赤霉病，玉米、稻谷、甘薯等作物也可发生。另外，谷物在生长过程中虽未受到镰刀菌的感染，但在收获后若保存不当，遇有禾谷镰刀菌等也可引起感染、繁殖和产毒。

发生赤霉病的病麦在外表上与正常麦粒不同，呈灰白色且无光泽，颗粒不饱满，易碎成粉；受害麦粒也可出现浅粉红色或深粉红色，也有形成红色斑点状的。当赤霉病麦检出率在3%～6%时，人食用后就容易发生食物中毒。用赤霉病麦制成的面粉，只要其中毒素达一定数量，无论制成何种面制品，也无论用何种烹调方法，食后都可发生食物中毒。

赤霉病麦食物中毒一年四季均可发生，麦收季节多见。我国长江中下游、华南冬麦区及东北春麦区东部发病严重，常年病害造成产量损失达 10%～15%，流行年份减产近 50%。近年来，黄淮麦区赤霉病的发生也日趋严重。目前小麦赤霉病发病面积已达全国小麦种植总面积的1/4。陕西省自 20 世纪 70 年代以来发生多次中度以上流行。赤霉病不仅造成大幅度减产，而且由于病粒中含有脱氧雪腐镰刀菌烯醇、雪腐镰刀菌烯醇多种毒素，会造成人畜伤害，使小麦丧失食用价值。

2）中毒表现

赤霉病麦食物中毒的特点：起病急、症状轻、病程短，可自愈。潜伏期短者为 10～15 分钟，长者 4 ~ 7 小时,一般为 0.5 ~ 1 小时。主要症状:起初胃部不适,恶心,然后有明显的呕吐、头晕、头痛、无力、腹胀、腹痛、腹泻等症状。中毒轻者一般在呕吐过后 2 小时左右恢复正常,但仍有全身不适、乏力之感。老、幼、体弱者或进食量大者,症状较重,可有四肢酸软、心悸、呼吸加快、颜面潮红、步态不稳,形似醉酒,俗称"醉谷病"。部分病人体温、脉搏略有升高。症状一般在 1 周左右,慢的一周左右自行消失,预后良好。死亡病例尚未发现。一般无须治疗即可自愈,呕吐严重者可补液。本中毒的发病率为 33% ~ 79%。

3)预防

预防赤霉病麦中毒的关键在于防止麦类、玉米等谷物受到霉菌的侵染和产毒。主要措施有:

(1)防止污染

加强田间和储藏期的防菌措施,包括选用抗霉品种:降低田间水位,改善田间小气候;使用高效、低毒、低残留的杀菌剂,及时脱粒、晾晒,降低谷物水分含量至安全水分,储存的粮食要勤翻晒,注意通风。

推广抗赤霉病的谷物品种,收获后及时脱水,采用分离法,将好麦与病麦分离,病麦集中焚毁,好麦晒干,使水分控制在 11% ~ 13%,防止继续霉变、相互感染,必须保证病粒率降至 1% 以下方可食用。

(2)降低或除去赤霉病麦粒及毒素

①分离病麦:由于病麦较轻,可用风选和水选的方法将病麦与正常麦粒分开。

②稀释处理:将正常麦粒与病麦混合,使病麦稀释,降低病麦比例。病麦检出率下降至 1% 以下才安全。

③适当碾轧:病麦毒素多集中于麦粒外层,经适当加工磨去部分外层,可降低毒素含量。

④改变食品加工方法:赤霉病麦毒素对热稳定,一般的加工方法不能使其破坏,可将病麦做成发酵食品,如醋、酱油。感染严重的病麦可做工业淀粉或工业酒精,但不能做饲料。

⑤凡发生了赤霉病的小麦皆暂停食用,禁止粮食部门收购入仓。

(3)向民众普及相关知识

制定粮食中赤霉病麦毒素的限量标准,加强粮食卫生管理。由于部分民众的卫生保健意识淡薄,有不良的饮食习惯,明知霉变却不作处理,盲目食用,是造成长时间、大面积的食物中毒原因之一。人群分布上的差异主要与进食量有关,由于青少年生长发育的需要,新陈代谢旺盛,比中老年相对摄入的量大,加之男性比女性进食量大,因此中毒出现了儿童、青少年重于老年、男性高于女性的分布差异。

6.3.3　霉变甘薯中毒（黑斑病甘薯中毒）

1)病原学

甘薯(又称白薯、地瓜)。黑斑病是由甘薯长喙壳菌或茄病镰刀菌所引起。它们多寄生在甘薯的伤口、破皮、裂口处。被侵害部位呈淡黄色,与空气接触后即变成褐色或黑色,病变部位较坚硬,表面稍凹陷,食之味苦。人或牲畜食后可引起中毒。

霉变甘薯中毒主要发生在农村地区。甘薯在收获、运输和储藏过程中擦伤、摔伤的薯体部分,易于被霉菌污染。储藏于温度和湿度较高的条件下,霉菌容易生长繁殖并产生毒素。引起霉变甘薯中毒的毒素有甘薯黑斑霉酮(甘薯酮)、甘薯霉斑醇(甘薯醇)、甘薯霉斑二醇(甘薯宁),4-薯醇等。毒素的耐热性强,无论生食或熟食均可引起中毒。毒素在中性环境下很稳定,但遇酸、碱均能被破坏。

2)中毒表现

霉变甘薯中毒的潜伏期较长,一般在食后24小时发病。潜伏期为1～24小时,主要表现为头痛、恶心、呕吐、腹痛、腹泻;重者除上述症状外,同时会有多次呕吐、腹泻,并有发热、肌肉颤抖、心悸、呼吸困难、视物模糊、瞳孔扩大,甚至可有休克、昏迷、瘫痪乃至死亡。初期呼吸快而浅,以后频率降低但加深,出现呼吸困难。肺泡内残留气体相对增多,肺泡破裂,气体窜入肺间质,造成肺间质气肿,并造成肺肿大、肺间质增宽、小叶间质及肺黏膜下充满气体;心脏冠状沟有点状出血;胃肠黏膜出血、坏死;肝脏肿大,肝部出血。

霉变甘薯中毒没有特殊疗法,治疗原则是采取急救措施和对症治疗。急救措施是催吐、洗胃、导泻,以减少毒素的吸收。对症治疗主要是补液,纠正胃肠炎症状和神经系统症状。

3)预防

根据甘薯黑斑病的发病条件及传播途径,应采取以清除初侵染来源为前提、精选无病种薯为基础、培育无病壮苗为中心、安全储藏为保证,实行以农业防治为主、药剂防治为辅的综合防治措施。主要是防止甘薯被霉菌污染,在收获、运输和储存过程中防止薯体受伤,在储存过程中要保持较低的温度和湿度。要会识别并且不食用霉变甘薯。霉变甘薯的表面有圆形或不规则的黑褐色斑块,薯肉变硬,具有苦味、药味。霉变甘薯不论生吃、熟食还是做成薯干食用均可造成中毒。只有轻微霉变的甘薯可去掉霉变部分的薯皮、薯肉,浸泡煮熟后可少量食用。

任务4　有毒动植物性食物中毒

【案例导入】

4名小孩因喝蟾蜍汤全部死亡

2003年8月31日下午6时左右,江门台山市北陡镇寨门圩容家煮蟾蜍汤给4名小孩(7～11岁)食用,约10分钟后,4人陆续出现口舌麻痹、头痛、腹痛等症状,由于中毒严重,经抢救无效,4名小孩于次日全部死亡。

6.4.1　植物性食物中毒

1）毒蕈中毒

毒蕈(图6-5)又称毒蘑菇,是指食后可引起中毒的蕈类。在我国目前已鉴定的蕈类中,可食用蕈有300种,有毒蕈类约有100种,可致人死亡的至少有10种,它们是褐鳞小伞、肉褐鳞小伞、白毒伞、毒伞、残托斑毒伞、毒粉褶草、秋生盔孢伞、包脚黑褶伞、鹿花车。由于生长条件的差异,不同地区发现的毒蕈种类、大小、形态不同,所含毒素亦不一样。

毒蕈的有毒成分十分复杂,一种毒蕈可以含有几种毒素,而一种毒素又可存在于数种毒蕈之中。毒蕈中毒全国各地均有发生,集中发生在高温多雨的夏秋季节,多是由于个人采集野生鲜蕈,误食而引起。预防毒蕈中毒最根本的办法是切勿采摘自己不认识的蘑菇,绝不吃没吃过的野生蘑菇。

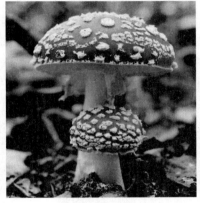

图6-5　毒蕈

(1)中毒表现

毒蕈中毒的临床表现复杂多样,因毒蕈种类不同,其有毒成分、临床表现也不同。目前,一般将毒蕈中毒临床表现分为5种类型。

①胃肠炎型。引起该型中毒的毒蕈多见于红菇属、乳菇属、粉褶蕈属、黑伞蕈属、白菇属和牛肝蕈属中的一些毒蕈,其中以红菇属国内报道最多。

甲醛类的化合物,对胃肠道有刺激作用,潜伏期一般为0.5～6小时,多在食用2小时左右发病,最短仅10分钟。主要症状为剧烈恶心、呕吐,阵发性腹痛,有的呈绞痛,以上腹部和脐部为主,剧烈腹泻,水样便,每日可多达10余次,不发热。该型中毒病程较短,经过适当对症处理可迅速恢复,病程一般为2～3天,预后良好,死亡率低。

②神经精神型。引起该型中毒的毒蕈约有30种,所含毒性成分多种多样,多为混合并存,目前尚在研究之中。潜伏期一般为0.5～4小时,最短仅10分钟。临床表现最为复杂多变,以精神兴奋、精神抑制、精神错乱、幻觉或以上表现交互出现为特点。病人常狂笑、手舞足蹈、行动不稳、共济失调,可出现"小人国幻觉症",闭眼时幻觉更明显,还可有迫害妄想,类似精神分裂症。重症病人出现谵妄、精神错乱、抽搐、昏迷等。可有副交感神经兴奋症状,如流涎、流泪、大量出汗、瞳孔缩小、脉缓、血压下降等。也可引起交感神经兴奋,如瞳孔散大、心跳加快、血压上升、颜面潮红。部分病人有消化道症状。病程1～2天,病死率低。

③溶血型。引起该型中毒的多为鹿花蕈(又为马鞍蕈)、褐鹿花蕈、赭鹿花蕈等。潜伏期6～12小时,最长可达2天,初始表现为恶心、呕吐、腹泻等胃肠道症状,发病3～4天后出现溶血性黄疸、肝脾肿大、肝部疼痛,少数病人出现血红蛋白尿。严重者出现心律不齐、谵妄、抽搐或昏迷。也可引起急性肾功能衰竭,导致预后不良。给予肾上腺皮质激素治疗可很快控制病

情,病程 2~6 天,死亡率一般不高。

④脏器损害型。此型中毒最为严重,病情凶险,如不及时抢救,死亡率极高。毒素主要成分为毒肽类和毒伞肽类,存在于毒伞属(如毒伞、白毒伞、鳞柄白毒伞)、褐鳞小伞。按病情发展可分为 5 期,但有时分期并不明显。潜伏期一般为 10~24 分钟,最短可为 6~7 分钟;胃肠炎期,恶心、呕吐、脐周腹痛、水样便腹泻,每日十余次,甚至更多,一般多在持续 1~2 天后逐渐缓解,部分严重病人继胃肠炎后病情迅速恶化,出现休克、昏迷、抽搐、惊厥、全身广泛出血,呼吸衰竭,在短时间内死亡。假愈期,病人症状暂时缓解或消失,持续 1~2 天。此期毒素由肠道吸收,通过血液进入脏器与靶细胞结合,逐渐侵害实质脏器。轻度中毒病人肝损害不严重,可由此期进入恢复期。对假愈期的病人,一定要注意观察,提高警惕,以免误诊误治;脏器损害期,病人突然出现肝、肾、心、脑等脏器损害,出现肝脏肿大、黄疸、肝功能异常,甚至发生急性肝坏死、肝昏迷。也可出现弥漫性血管内凝血(DIC),表现有呕吐、咯血、鼻出血、皮下和黏膜下出血。肾脏受损,尿中出现蛋白、红细胞,个别病人出现少尿、尿闭或血尿,甚至尿毒症、肾功能衰竭。此期还可出现内出血和血压下降。患者烦躁不安、淡漠、嗜睡,甚至惊厥、昏迷、死亡。病死率一般为 60%~80%。部分病人出现精神障碍,如时哭时笑等;恢复期,经积极治疗,一般在 2~3 周后进入恢复期,中毒症状消失、肝功能好转,也有的病人 6 周以后才可痊愈。

⑤日光性皮炎型。引起该型中毒的毒蕈是胶陀螺(猪嘴蘑),潜伏期一般为 24 小时左右、刚开始表现为颜面肌肉震颤,继之手指和脚趾疼痛,上肢和面部可出现皮疹,常见于暴露于日光下的皮肤。可出现肿胀,指甲部剧痛、指甲根部出血,病人的嘴唇肿胀外翻、形似猪嘴。少有胃肠炎症状。

(2)预防措施

毒蘑菇中毒的原因主要是误食,由于毒蘑菇难以鉴别,预防毒蕈中毒最根本的办法是切勿采摘自己不认识的蘑菇,绝不吃未吃过的野生蘑菇。

关于毒蕈与食用蕈的鉴别,目前尚缺乏简单可靠的方法,一般认为毒蕈有如下一些特征可供参考:颜色奇异鲜艳,形态特殊,蕈盖有斑点、疮点,损伤后流浆、发黏,蕈柄上有蕈环、蕈托,气味恶劣,不长蛆,不生虫,破碎后易变色,煮时能使银器变色、大蒜变黑等。

2)含氰苷类植物中毒

引起食物中毒的往往是一些核仁和木薯。苦杏仁中含有苦杏仁苷,木薯和亚麻籽中含有亚麻苦苷。此外苦杏仁、枇杷仁、李子仁、樱桃仁也都含有毒成分氰苷。氰苷可在酶或酸的作用下释放出氢氰酸。含氰苷类植物中毒以散发为主。

(1)中毒表现

苦杏仁中毒潜伏期为半小时至数小时,一般为 1~2 小时。主要症状为口内苦涩、头晕、头痛、恶心、呕吐、心慌、脉搏过快、四肢无力,继而出现胸闷、不同程度的呼吸困难,有时候呼出气可闻到苦杏仁味,严重者意识不清、呼吸微弱、四肢冰冷、昏迷,常发出尖叫。继之意识丧失,瞳孔放大,对光反射消失,牙关紧闭,全身阵发性痉挛,最后因呼吸麻痹或心跳停止而死亡。空腹、年幼及体弱者中毒症状重,病死率高。

（2）预防措施

不生吃各种苦味果仁，也不能食用炒过的苦杏仁。若食用果仁，必须用清水充分浸泡，再上锅蒸煮，使氢氰酸挥发掉。不吃生木薯，食用时必须将木薯去皮，加水浸泡2天，再上锅蒸煮后食用。

3）龙葵碱中毒

龙葵碱又名茄碱、龙葵毒素、马铃薯毒素，是由葡萄糖残基和茄啶组成的一种弱碱性糖苷。土豆中含有龙葵碱，其含量为0.005%～0.01%，当土豆发芽后如图6-6所示，其幼芽和芽眼部分的龙葵碱含量可高达0.3%～0.5%。当其含量达到0.2%以上时，就有发生中毒的可能。

（1）中毒表现

龙葵碱对胃肠道黏膜有较强的刺激性和腐蚀性，对中枢神经有麻痹作用，尤其对呼吸和运动中枢作用显著。对红细胞有溶血作用，可引起急性脑水肿、胃肠炎等。中毒的主要症状为胃痛加剧，恶心、呕吐、呼吸困难、急促，伴随全身虚弱和衰竭，严重者可导致死亡。龙葵碱主要是通过抑制胆碱醋酶的活性造成乙酰胆碱不能被清除而引起中毒的。

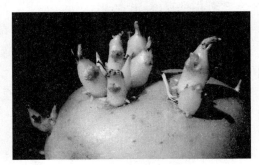

图6-6　发芽的土豆

（2）预防措施

首先是将马铃薯储存在低温、无直射阳光照射的地方，防止发芽。不吃生芽过多、有黑绿色皮的马铃薯。轻度发芽的马铃薯在食用时应彻底挖去芽和芽眼，并充分削去芽眼周围的表皮，以免食入毒素而引起中毒。

6.4.2　动物性食物中毒

食入动物性中毒食品引起的食物中毒即为动物性食物中毒。动物性中毒食品主要有两种：一是将天然含有有毒成分的动物或动物的某一部分当作食品；二是摄入在一定条件下产生了大量的有毒成分的可食的动物性食品。

我国发生的动物性食物中毒，主要是河鲀鱼中毒，其次是鱼胆中毒。动物性食物中毒的发病率和病死率因动物性中毒食品不同而有所差异，有一定的地区性。河鲀鱼中毒、鱼胆中毒的病死率都比较高。河鲀鱼中毒多发生在沿海各省（市），鱼胆中毒多发生在南方各省（市）。河鲀鱼中毒、鱼胆中毒多是以家庭为主的散在性发生，因而加大了其防治难度。在动物性食物中毒中，除含高组胺鱼类中毒外，尚无解毒治疗方法，仅仅是对症治疗和支持疗法。

1）河鲀中毒

河鲀或称腊头鱼、街鱼、乖鱼、龟鱼等，是一种味道鲜美但含有剧毒物质的无鳞鱼类（图6-7），在海水、淡水里都能生活。河鲀所含的有毒成分为河鲀毒，对热稳定，煮沸、盐腌、日晒均不会被破坏，主要存在于卵巢中，其次肝脏中也存有较多的毒素。多数新鲜、洗净鱼肉不含有

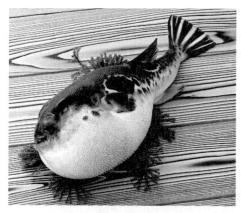

图6-7 河鲀

毒素,但如果鱼死后较久,毒素可从内脏渗入肌肉中。每年的春季2—5月为河鲀的产卵生殖期,此时含毒最多;6—7月产卵后,卵巢萎缩,毒性减弱。河鲀中毒多发于春季。

河鲀中毒是世界上最严重的动物性食物中毒。河鲀所含的有毒成分为河鲀毒素,河鲀的肝、脾、肾、卵巢和卵、皮肤和血液都含有毒素。在每年的生殖产卵期含毒素最多,极易发生中毒。0.5毫克河鲀毒素就可以毒死一个体重70千克的人。河鲀毒素是一种很强的神经毒,主要作用于神经系统,阻断神经肌肉的传导,可引起呼吸中枢和血管运动中枢麻痹而死亡。

造成中毒的主要原因是不会识别而误食,也有少数人因喜爱河鲀的鲜美,但未将毒素去除干净而引起。

(1)中毒表现

河鲀中毒发病急,潜伏期一般为10~45分钟,长者达3小时。先感觉手指、口唇、舌尖麻木或有刺痛感,然后出现恶心、呕吐、腹痛、腹泻等胃肠道症状,并有四肢无力、口唇、舌尖及肢端麻痹,进而四肢肌肉麻痹,以至身体摇摆、行走困难,甚至全身麻痹成瘫痪状。严重者眼球运动迟缓,瞳孔放大,对光反射消失,然后言语不清、青紫、血压和体温下降,呼吸先迟缓、浅表,而后呼吸困难,最后呼吸衰竭死亡。

(2)预防措施

预防中毒的方法就是将河鲀集中处理,严禁出售鲜河鲀。加工盐腌制品时,必须严格按操作规程操作,解腹去内脏、去头,反复冲洗,完全去除血污,不新鲜的鱼不得加工。出售干制品时,必须经过检测证明无毒后方可出售。同时,还要大力宣传教育,让人们了解河鲀有毒并能识别其性状,以防误食中毒。

2)鱼类组胺中毒

含高组胺鱼类中毒是由于食用含有一定数量组胺的某些鱼类而引起的过敏性食物中毒。引起此种过敏性食物中毒的鱼类主要是海产鱼中的青皮红肉鱼。青皮红肉鱼类引起过敏性食物中毒主要是因此鱼类有较高含量的组胺酸。主要是海产鱼中的青皮红肉鱼类(图6-8),如金枪鱼、秋刀鱼、竹荚鱼、沙丁鱼、青鳞鱼、金线鱼、鲐鱼等。当鱼不新鲜或腐败时,鱼体中游离组胺酸经脱羧酶作用产生组胺。当组胺积蓄至一定量的时候,食后便可引起中毒。

组胺是氨基酸的分解产物,故组胺的产生与鱼类所含组胺酸的多少直接有关。一般引起人体中毒

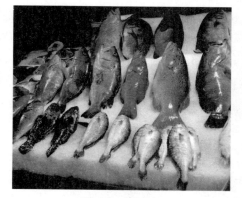

图6-8 海产鱼

的组胺摄入量为 1.5 毫克/千克·体重,但与个体对组胺的敏感性关系很大。鱼类产生大量组胺受下列因素影响:①与细菌污染程度有关,尤其是对与富含脱羧酶细菌(如组胺无色杆菌、变形杆菌等)有关,此类细菌污染越严重,鱼体腐败产生的组胺就越多。②与环境温度有关,当环境温度在 10 ~ 30 ℃时最易产生组胺。③与鱼体盐分浓度有关,鱼体盐分浓度在 3% ~ 5%时最易产生组胺。故组胺中毒多见于海产鱼类。④与氢离子浓度有关,以 pH 值为 6.0 ~ 6.2的弱酸性环境最易产生。

(1)中毒表现

中毒潜伏期一般为 0.5 ~ 1 小时,最短可为 5 分钟,最长达 4 小时,以局部或全身毛细血管扩张、通透性增强、支气管收缩为主,主要症状为脸红、头晕、头痛、心慌、脉速、胸闷和呼吸窘迫等,部分病人出现结膜充血、瞳孔放大、视物迷糊、脸发胀、唇水肿、口和舌及四肢发麻、恶心、呕吐、腹痛、荨麻疹、全身潮红、血压下降等,中毒特点是发病快、病状轻、恢复迅速,偶有死亡病例报道。

(2)预防措施

搞好鱼类原料的储藏保鲜、防止鱼类腐败变质;对易产生组胺的鱼类,烹调前可在冷水或盐水中浸泡,以减少组胺量;应选用加热充分的烹调方法,不宜油煎或油炸。组胺为碱性物质,烹调时加少许食醋,可降低组胺毒性;对体弱、过敏体质的人及患有慢性气管炎、哮喘、心脏病等病人最好不食用或少食用青皮红肉鱼类。

3)鱼胆中毒

人们常吃的青鱼、草鱼、鲤鱼、鲢鱼等,其鱼胆都有一定的毒性。有的人因不了解这一点,常服用鱼胆来治病,易造成鱼胆中毒。鱼胆的毒性主要为胆汁成分对人体细胞的损害作用及所含组胺类物质的致敏作用。鱼胆不论生食或熟食,都可以引起中毒,中毒量与鱼胆的胆汁多少有关。

鱼胆中毒发病快,病情险恶,病死率高,中毒的潜伏期很短,一般在食用后 30 分钟发病,临床表现有恶心、上腹部不适,剧烈呕吐、腹痛、腹泻、偶有黑便等胃肠道症状。中毒较重的,可出现肝大、黄疸、肝区压痛、颜面浮肿,还有少尿、蛋白尿、血尿和无尿、腰痛等泌尿系统症状。有的还有心肌损害,出现心率快、心力衰竭。部分病人烦躁不安、抽搐、昏迷。对鱼胆中毒目前尚无特效药治疗,只能进行催吐、洗胃、导泻,保护肝肾功能等对症治疗,口服或静脉注射葡萄糖、肝泰乐及大量维生素 C 等保肝药物。若出现休克,应让其伏卧,头微低,并急送医院救治。

4)动物甲状腺中毒

动物甲状腺中毒是因吃未摘除甲状腺的动物血脖肉、喉头气管,混有甲状腺的修割碎肉,或误将药用的甲状腺当肉吃而引起的。甲状腺的主要成分是甲状腺激素,化学物理性质比较稳定,要加热到 600 ℃以上才能被破坏。因此,一般烹调方法很难将其破坏。食入动物的甲状腺后,突然大量外来的甲状腺激素扰乱了人体正常的内分泌活动,特别是严重影响了下丘脑功能,而造成一系列神经症状。甲状腺中毒的中毒量不同,有食入甲状腺 3 克而发生中毒的,也有只喝一羹匙含甲状腺的炖汤而出现中毒症状的。最少的只食入 1.8 克甲状腺就发生中毒。

中毒的主要临床表现:潜伏期最短为 1 小时,一般多在 12 ~ 24 小时,主要表现为头痛、心慌、气短、烦躁、全身无力、四肢酸痛（尤以腓肠肌为显）、心律失常、抽搐、食欲减退或亢进、恶心、呕吐、腹痛、腹泻、便秘、失眠、多汗、发热、视物不清、脱发、昏迷等。其中最多见的是头晕、头痛；脱发也较常见，重者可大片脱落，形成局部秃头；孕妇中毒后引起流产或早产；乳母食甲状腺中毒后，婴儿吃母乳亦能引起中毒。治疗以催吐、洗胃、导泻为主，并应及时就医对症治疗。

中毒的主要预防措施为禁止食用动物甲状腺，屠宰家畜时应严格摘除甲状腺并妥善处理，防止在修割的碎肉中混进甲状腺，向广大群众宣传甲状腺中毒危害，预防误食。

任务5 食物中毒的调查与处理

【案例导入】

开展食物中毒应急演练

为加强食品安全突发事件的应急处置能力，高效、有序地应对和控制食物中毒事件及其危害，确保餐饮业、单位食堂等环节食品安全，5月23日下午，某地开展食物中毒应急演练。

演练根据应急预案组建应急分队，设计应急值守、处置响应、应急措施、处置程序和要求、后勤保障等多个环节，对企业食堂发生食物中毒事件后，企业如何进行现场处置，如何启动应急预案，组织应急分队进行事态控制，市场监管部门如何介入调查等环节进行了全程模拟演练。演练中各工作组配合默契、处置有序，达到了食品安全应急演练的预期目标和效果。

食物中毒是最常见的食品安全事故之一。按《中华人民共和国食品安全法》的定义，食品安全事故指食物中毒、食源性疾病、食品污染等源于食品，对人体健康有危害或者可能有危害的事故。因此，食物中毒的调查处理，应按《中华人民共和国突发事件应对法》《中华人民共和国食品安全法》《中华人民共和国食品安全法实施条例》《突发公共卫生事件应急条例》《国家突发公共事件总体应急预案》《国家食品安全事故应急预案》等的要求进行。

6.5.1 做好食物中毒调查处理的经常性准备

1) 明确职责，建立协调机制

（1）明确职责

各级卫生行政部门应根据卫生监督、疾病预防控制、食品药品监督管理部门和医疗机构等各自的工作领域，建立协调机制，调动各相关机构在食物中毒调查处理中的主动性，充分发挥其职能。

卫生监督机构的职责是对接到的疑似食物中毒事件的情况进行记录、核实和报告会同疾病预防控制机构和食品药品监管部门开展调查取证；对可疑食品、工具及场所采取控制措施；

根据责任单位违法事实提出处罚建议,监督责任单位进行整改;责令生产经营者追回已售出的造成食物中毒的食品;执行同级卫生行政部门的处罚决定等。

疾病预防控制机构负责食物中毒事件的卫生学和流行病学调查;进行实验室检验,调查诊断中毒原因;填报食物中毒登记报告表,写出技术性总结报告并承担日常的技术培训工作等。

食品药品监管部门应主动配合对涉及餐饮服务环节的食物中毒事件的相关调查和处理工作。

医疗机构负责中毒患者的救治并做好相关样品的采集和保存工作;配合卫生监督机构和疾病预防控制机构进行食物中毒事件的调查取证。

(2)制定食物中毒应急预防

食物中毒属于食品安全事故。《中华人民共和国食品安全法》规定,由国务院组织制订国家食品安全事故应急预案。

县级以上地方人民政府应当根据有关法律、法规的规定和上级人民政府的食品安全事故应急预案以及本地区的实际情况,制定本行政区城的食品安全事故应急预案,并报上一级人民政府备案。

食品生产经营企业和餐饮业应当制定食品安全事故处置方案,定期检查各项食品安全防范措施的落实情况,及时消除食品安全事故隐患。

(3)开展食物中毒调查处理的监测和培训工作

①省级卫生行政部门应建立由流行病学、病原微生物、分析化学、毒理学、卫生监督及临床医学等相关专业技术人员组成的常设专家小组,有计划地开展食物中毒流行病学监测和常见食物中毒的病原学研究。

②经常开展培训工作。卫生行政部门和其他相关部门应经常对有关人员进行食物中毒报告及处理的技术培训,提高对食物中毒的诊断、抢救和控制水平。

③卫生监督机构应定期向食品经营单位和个人宣传食物中毒的防控知识,并使其掌握食物中毒发生后的报告和应急处理方法。

2)保障经费和所需物资设备

各级政府部门应充分满足食物中毒和相关突发事件调查处理的人力、物资和经费需求疾病预防控制机构应配备常用的食物中毒诊断试剂和调查处理所需的工具器材;医疗机构应配备食物中毒特效治疗药物,并定期更新、补充。

6.5.2 落实食物中毒报告制度

1)一般报告制度

①农业行政、质量监督、工商行政管理、食品药品监督管理部门在日常监督管理中发现食物中毒事件,或接到疑似食物中毒的举报,应当立即向卫生行政部门通报。报告内容应包括发生食物中毒事故的单位、地址、时间、中毒人数、可疑食物、发生的原因及已采取的措施、需要解

决的问题和要求等有关内容。

②县级以上地方人民政府卫生行政部门接到食物中毒或者疑似食物中毒事故的报告,应当及时填写"食物中毒报告登记表",并报告同级人民政府和上级卫生行政部门。

③每起食物中毒都应在接到报告后一个月内填报"食物中毒调查报告表",分别上报上级、省级卫生行政部门和卫生部指定机构。一个月内未调查终结者要继续进行补报。

2)紧急报告制度

县级以上地方人民政府卫生行政部门对发生在管辖范围内的下列食物中毒或者疑似食物中毒事故,实施紧急报告制度:

①中毒人数超过30人的,应当于6小时内报告同级人民政府和上级人民政府卫生行政部门。

②中毒人数超过100或者死亡1人以上的。应当于6小时内上报卫生部,并同时报告同级人民政府和上级人民政府卫生行政部门。

③中毒事故发生在学校、地区性或者全国性重要活动期间的应当于6小时内上报卫生部,并同时报告同级人民政府和上级人民政府卫生行政部门。

④其他需要实施紧急报告制度的食物中毒事故。

3)报告时限和程序

我国《突发公共卫生事件应急条例》要求:

①发生或者可能发生重大食物中毒事件的省、自治区、直辖市人民政府应当在接到报告1小时内,向国务院卫生行政部门报告。

②突发事件监测机构、医疗工卫生机构和有关单位发生重大食物中毒事件,应在2小时内向所在地县级人民政府卫生行政部门报告;接到报告的卫生行政部门应在2小时内向本级人民政府报告,并同时向上级人民政府卫生行政部门和国务院卫生行政部门报告。

③县级人民政府应当在接到报告后2小时内向上一级人民政府报告;设区的市级人民政府应当在接到报告后2小时内向省、自治区、直辖市人民政府报告。

4)食物中毒报告的管理

①县级以上地方各级人民政府卫生行政部门接到跨辖区的食物中毒事故报告,应当通知有关辖区的卫生行政部门,并同时向共同的上级人民政府卫生行政部门报告。

②县级以上地方人民政府卫生行政部门应当在每季度末,汇总和分析本地区食物中毒事故发生情况和处理结果,并及时向社会公布。

③省级人民政府卫生行政部门负责汇总分析本地区全年度食物中毒事故发生情况,并于每年11月10日前上报卫生部及其指定的机构。

④地方各级人民政府卫生行政部门应定期向有关部门通报食物中毒事故发生情况。

⑤任何单位和个人不得干涉食物中毒或者疑似食物中毒事故的报告。任何单位或者个人不得对食品安全事故隐瞒、谎报、缓报、不得毁灭有关证据。

6.5.3　食物中毒诊断标准及技术处理总则

1)食物中毒诊断标准总则

食物中毒诊断标准主要以流行病学调查资料及病人的潜伏期和中毒的特有表现为依据,实验室诊断则是针对中毒的病因而进行的。

①中毒病人在相近的时间内均食用过某种中毒食品,未食用者不中毒。停止食用中毒食品后,发病很快停止。

②潜伏期较短,发病急剧,病程亦较短。

③所有中毒病人的临床表现基本相似。

④一般无人与人之间的传染。

⑤食物中毒的确定应尽可能有实验室诊断资料,但由于采样不及时或已用药或其他技术、学术上的原因而未能取得实验室诊断资料时,可判定为原因不明食物中毒,必要时可由3名副主任医师以上的食品卫生专家进行评定。

⑥食物中毒患者的诊断由食品卫生医师以上(含食品卫生医师)诊断确定。

⑦食物中毒事件的确定由食品卫生监督检验机构根据食物中毒诊断标准及技术处理总则确定。

2)食物中毒技术处理总则

(1)对病人采取紧急处理措施,并及时报告当地食品卫生监督检验所

①停止食用中毒食品。

②采集病人标本,以备送检。

③对病人的急救治疗:包括急救(催吐、洗胃、清肠);对症治疗和特殊治疗。

(2)对中毒食品控制处理

①保护现场,封存中毒食品或疑似中毒食品。

②追回已售出的中毒食品或疑似中毒食品。

③对中毒食品进行无害化处理或销毁。

(3)对中毒场所采取消毒处理

根据不同的中毒食品,对中毒场所采取相应的消毒处理措施。

6.5.4　食物中毒调查处理程序与方法

发生食物中毒或疑似食物中毒事故时,卫生行政部门应按照《食物中毒事故处理办法》《食物中毒诊断标准及技术处理总则》《食品安全事故流行病学调查工作规范》等的要求,及时组织和开展对患者的紧急抢救、现场调查和对可疑食品的控制、处理等工作,同时注意收集与食物中毒事故有关的证据。

1）食物中毒现场调查处理的主要目的

①查明食物中毒暴发事件的原因，确定是否为食物中毒及中毒性质，确定是否为食物中毒。根据病例查明中毒食品，确定食物中毒致病因子，查明致病因子的致病途径。

②查清食物中毒发生的原因和条件，并采取相应的控制措施防止蔓延。

③为病人的急救治疗提供依据，并对已采取的急救措施给予补充或纠正。

④收集食物中毒资料，分析中毒发生的特点、规律，制订有效措施以减少和控制类似食物中毒事件发生。

⑤收集对违法者实施处罚的证据。

2）报告登记

各地卫生行政部门接到食物中毒或疑似食物中毒事故的报告时，应使用统一的食物中毒报告登记表，登记食物中毒事故的有关内容，尽可能包括发生食物中毒的单位、地点、时间、可疑及中毒病人的人数、进食人数、可疑中毒食品、临床症状及体征、病人就诊地点、诊断及抢救和治疗情况等。同时应通知报告人采取保护现场、留存病人呕吐物及可疑中毒食物等措施，以备后续的取样和送检。

3）食物中毒的调查

接到食物中毒报告后，应立即指派2名以上食品卫生专业人员赴现场调查，对涉及面广、事故等级较高的食物中毒，应成立由3名以上调查员组成的流行病学调查组。调查员应携带采样工具、无毒容器、生理盐水和试管、棉拭子等；以及卫生监督笔录、采样记录，卫生监督意见书、卫生行政控制书等法律文书取证工具、录音机、摄像机、照相机等；食物中毒快速救治箱、各类食物的特效解毒药、记号笔、白大衣、帽及口罩等。

（1）现场卫生学和流行病学调查

现场卫生学和流行病学包括对病人、同餐进食者的调查，对可疑食品加工现场的卫生调查。应尽可能进行现场采样并快速检验，根据初步调查结果提出可能的发病原因，防控及救治措施。

①对病人和进食者进行调查，以了解发病情况，调查内容包括各种临床症状、体征及发病经过，呕吐物和排泄物的性状、可疑餐次（无可疑餐次应调查发病前72小时的进食情况）的时间和食用量等信息。

通过对病人的调查，应确定发病人数及共同进食的食品，可疑食物的进食者人数范围及其去向，临床表现及其共同点，包括潜伏期、临床症状，体征），掌握用药情况和治疗效果，并提出进一步的救治和控制措施及建议。

②可疑中毒食物及其加工过程调查，在上述调查的基础上追踪可疑中毒食物的来源食物制作单位或个人。

对可疑中毒食物的原料及其质量、加工烹调方法、加热温度和时间、用具和容器的清洁度、食品储存条件和时间、加工过程是否存在直接或间接的交叉污染、进食前是否再加热等进行详细调查。在现场调查过程中发现的食品污染或违反食品安全法规的情况，应进行详细记录，必要时进行照相、录像、录音等取证。

③食品从业人员健康状况调查：疑为细菌性食物中毒时，应对可疑中毒食物的制作人员进行健康状况调查，了解近期有无感染性疾病或化脓性炎症等，并进行采便及咽部、皮肤涂抹采样等。

（2）样品的采集和检验

①样品的采集。

A. 食物样品采集：尽量采集剩余可疑食物。无剩余食物时，可采集用灭菌生理盐水洗刷可疑食物的包装材料或容器后的洗液，必要时还应采集可疑食物的半成品或原料。

B. 可疑中毒食物制、售环节的采样：应对可疑中毒食品生产过程中所用的容器、工（用）具如刀、墩、砧板、盆、桶、餐具、冰箱等进行棉拭子采样。

C. 患者呕吐物和粪便的采集：采集患者呕吐物应在患者服药前进行，无吐泻物时，可取洗胃液或涂抹被吐泻物污染的物品。

D. 血、尿样采集：疑似细菌性食物中毒或发热病人，应采集患者急性期（3天内）和恢复期静脉血各 3 mL，同时采集正常人血样作对照。对疑似化学性食物中毒者，还需采集其血液和尿液样品。

E. 从业人员可能带菌样品的采集：使用采便管采集从业人员大便（不宜留便），对患有呼吸道感染或化脓性皮肤病的从业人员，应对其面部或皮肤病灶处进行涂抹采样。

F. 采样流程：对发病规模较大的中毒事件一般应采集 10～20 名具有典型症状患者的相关样品，同时采集部分具有相同进食史但未发病者的同类样品作为对照。

②样品的检验。

A. 采集样品时应注意避免污染，并在采样后尽快送检，不能及时送样时应将样品进行冷藏保存。

B. 结合病人临床表现和流行病学特征，推断食物中毒发生的可能原因和致病因子的性质，从而选择有针对性的检验项目。

C. 对疑似化学性食物中毒，应将所采集的样品尽可能地用快速检验方法进行定性检验，以协助诊断和指导救治。

D. 实验室收到有关样品后在最短的时间内开始检验，若实验室检验条件不足，应请求上级机构或其他有条件的部门予以协助。

（3）取证

调查人员在食物中毒调查的整个过程中必须注意取证的科学性、客观性、法律性，可充分利用录音机、照相机、录像机等，客观地记录下与当事人的谈话及现场的卫生状况。在对有关人员进行询问和交谈时，必须做好案件调查笔录并经调查者复阅签字认可。

4）调查资料的技术分析

（1）确定病例

病例的确定主要根据患者发病的潜伏期和各种症状（包括主诉症状和伴随症状）与体征的发生特点；并同时确定患者病情的轻重分级和诊断分级；确定流行病学相关因素。提出中毒病例的共同性，确定相应的诊断或鉴定标准，对已发现或报告的可疑中毒病何进行鉴别。

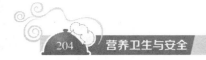

（2）对病例进行初步的流行病学分析

绘制发病时间分布图，可有助于确定中毒餐次；绘制发病的地点分布地图，可有助于确定中毒食物被污染的原因。

（3）分析病例发生的可能病

根据确定的病例和流行病学资料，提出是否属于食物中毒的意见，并根据病例的时间和地点分布特征、可疑中毒食品、可能的传播途径等，形成初步的病因假设，以采取进一步的救治和控制措施。

（4）对食物中毒的性质做出现场判断

根据现场流行病学调查、实验室检验临床症状和体征、可疑食品的加工工艺和储存情况等进行综合分析，按各类食物中毒的判定标准、依据和原则做出综合分析和判断。

5）食物中毒事件的控制和处理

（1）现场处理

①控制措施：在经过初步调查，确认为疑似食物中毒后，调查人员应依法及时采取控制措施，以防止食物中毒蔓延、扩大。主要措施包括：第一，控制食物中毒范围，封存可疑中毒食物及其原料，可能被污染的半成品、成品和容器，用具、炊具、餐具等，并责令其消毒。第二，实施行政控制措施，制作行政控制决定书，使用加盖卫生行政部门印章的封条，封存上述物品。在紧急情况或特殊情况下，调查人员可进行现场封存并制作笔录，然后报卫生行政部门批准，补送行政控制决定书。第三，行政控制时间为15日。卫生行政部门应在封存之日起15日内完成对封存物的检验，对其作出评价，并作出销毁或解封的决定，因特殊事由需延长封存期的，应做出延长控制封存期的决定。

②追回、销毁导致中毒的食物：根据现场调查与检验结果，对已确认的中毒食品，卫生行政部门可直接予以销毁，也可在卫生行政部门的监督下，由肇事单位自行销毁。对已售出或发出、送出的中毒食品要责令肇事者追回销毁。

③中毒场所处理：根据不同性质的食物中毒，调查人员应指导相关单位和个人，对中毒场所采取相应的处理措施，以消除污染。

（2）对救治方案进行必要的纠正和补充

通过以上调查结果和对中毒性质的判断，对原救治方案提出必要的纠正和补充，尤其应注意对有毒动植物中毒和化学性食物中毒是否采取有针对性的特效治疗方案提出建议。

（3）处罚

根据现场调查和实验室检验结果，卫生行政部门在充分掌握违法事实和证据的基础上，依据食品安全法和其他有关法律法规，制作执法文书，按执法程序追究违法行为责任人的法律责任。

（4）信息发布

依法对食物中毒事件及其处理情况进行发布，并对可能产生的危害加以解释和说明。

（5）撰写调查报告

调查工作结束后，应及时撰写食物中毒调查总结报告，按规定上报有关部门，同时作为档案留存和备查。调查报告的内容应包括发病经过、临床和流行病学特点、病人救治和预后情况、控制和预防措施、处理结果和效果评估等。

【情景回顾】

为防止食物中毒事故的发生,导游人员应该做到:严格执行在旅游定点餐厅就餐的规定。提醒游客不要在小摊上购买食物。用餐时若发现食物、饮料不卫生,或有异味变质的情况,导游人员应立即要求更换,并要求餐厅负责人出面道歉,必要时向旅行社领导汇报。

一旦游客发生食物中毒,导游人员应采取如下措施:①立即采取排毒措施。若发现游客食物中毒,导游人员应立即设法为患者催吐,并让患者多喝水加速排泄以缓解毒性。②开具证明。导游人员应立即将患者送医院抢救、治疗,请医生开具诊断证明。③迅速报告。导游人员应迅速报告接待社并追究供餐单位的责任。

思考题

1. 食源性疾病与食物中毒有什么区别?
2. 细菌性食物中毒发生的基本条件是什么?
3. 简述常见引起食物中毒的病原菌的生物性特性、中毒表现及预防措施。
4. 简述常见真菌性食物中毒的主要类型、中毒表现及预防措施。
5. 简述植物性食物中毒的主要类型、中毒表现及预防措施。
6. 如何进行食物中毒的调查处理?

单元 7

各类食品的卫生管理

【情景引入】

2012 年 3 月 21 日,浙江、安徽、上海、江苏、重庆、山东 6 省市公安机关在公安部现场统一指挥下集中对浙江金华特大新型地沟油专案实施收网行动。此次行动从上游收购加工到下游销售全环节,摧毁了特大新型跨省地沟油犯罪网络,捣毁炼制新型地沟油工厂、黑窝点 13 处,抓获犯罪嫌疑人 100 余人、现场查获新型地沟油成品、半成品及油渣 3 200 余吨。

你吃过地沟油吗? 地沟油有什么危害吗? 专家告诉我们每年多达 300 万吨的地沟油流向国人餐桌……也就是说,你吃 10 顿饭,可能有 1 顿碰上的就是地沟油。

类似的食品卫生安全问题还有哪些?

请认真学习本单元,找到答案。

【能力目标】

能够合理运用食品安全、卫生管理知识进行食品卫生评价与管理。

【知识目标】

1. 了解各类食品的主要卫生问题。

2. 熟悉各类食品的卫生管理措施。

食物原料种类繁多,按其来源和性质可分为动物性原料(畜禽肉类、奶类、蛋类、水产类等)、植物性原料(如粮谷类、豆类、薯类、果蔬类等)及加工性原料(如油、罐头、糕点、调味品等)三大类。原料本身容易发生腐败变质,必须合理储藏;为了从源头上确保餐饮业食品的质量安全,必须重视各类原料的卫生安全,严把采购关。

任务1　食用油脂的安全

【案例导入】

毒猪油

　　1999年新年刚刚过去,人们还沉浸在过年的喜悦中。1月5日国家质量技术监督局报告:"1998年12月25日,江西省赣州地区的定南县、龙南县部分群众因食用桶装猪油发生中毒事件,截至1999年1月3日,共有159人中毒,其中24人严重中毒,2人死亡。中毒者中有老人、小孩,有的甚至是一家几口人全部中毒。"

7.1.1　食用油脂的加工方法

　　我国的食用油脂主要为以油料作物制取的植物油,也有少量经过炼制的动物脂肪和以油脂为主要原料经过氢化、添加其他物质而制成的人造奶油或代可可脂等。食用油脂的加工方法主要有:

　　1)压榨法

　　压榨法通常用于植物油的制取,工艺上分为热榨和冷榨。热榨法的工艺过程为油料筛选(清除有毒植物种子和其他夹杂物)、剥壳、分离、破碎、制坯、气蒸或焙炒、机械压榨等。热榨法中的蒸坯或焙炒会破坏种子内的酶类、抗营养因子和有毒物质,还有利于油脂与基质的分离,因而出油率高、杂质少。冷榨与热榨的不同之处在于原料不经过加热,出油率低、杂质多,但是能较好地保持油脂中蛋白质原来的理化性质。

　　2)浸出法

　　浸出法是利用有机溶剂将植物子中的油脂分离出来,然后经蒸馏脱脂回收溶剂,同时获取毛油。此种毛油不含组织残渣,但是含有较多的脂溶性的非油脂成分,如磷脂和维生素非皂化物以及溶剂残留。浸出法制取的油脂因含有一定数量的杂质,不能直接食用,故称毛油,一般采用水化法、碱炼法或精炼法加以处理。

　　(1)水化法

　　水化法是指在毛油中加入相当于毛油量2%～3%的食盐溶液,在80～90 ℃的温度下搅拌,经充分沉淀和过滤后即可制成食用的成品油。

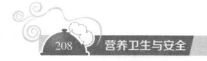

（2）碱炼法

碱炼法是用碱炼设施进行制油，可破坏棉酚、黄曲霉毒素，清除游离脂肪酸、蛋白质和磷脂等杂质。

（3）精炼法

精炼法包括清除机械杂质、脱酸、脱胶、脱色、脱臭、脱蜡等工艺，所制出的成品油一般称为精炼食用油或色拉油。

7.1.2　食品油脂的安全问题

1）油脂酸败

（1）油脂酸败的原因

油脂酸败的程度与紫外线、氧油脂中的水分和组织残渣以及微生物污染等因有关，也与油脂本身的不饱和程度有关。酸败的发生可能存两个不同的过程：一是酶解过程，动植物组织残渣和食品中微生物的酯解酶可使甘油三酯分解成甘油和脂肪酸，使油脂酸度增高，并在此基础上进一步氧化；二是脂肪酸，特别是不饱和脂肪酸因紫外线和氧的存在而自动氧化产生过氧化物，后者碳链断裂生成醛、酮类化合物和低级脂肪酸或酮酸，从而使油脂带有强烈的刺激性臭味。某些金属离子在油脂氧化过程中起催化作用，铜、铁、锰离子可缩短上述过程的诱导期和加快氧化速度，在油脂酸败中油脂的自动氧化占主导地位。

（2）防止油脂酸败的措施

①从加工工艺上确保油脂纯度。不论采用何种制油方法产生的毛油都必须经过水化、碱炼或精炼，去除动植物残渣。水分是酶显示活性和微生物生长繁殖的必要条件，其含量必须严加控制，我国规定油脂的含水量应低于0.2%。

②创造适宜的储存条件，防止油脂自动氧化。自动氧化是油脂酸败的主要原因，而氧、紫外线、金属离子在其中起着重要作用：油脂自动氧化的速度随空气中氧分压的增加而加快；紫外线则可引发酸败过程的链式反应，即在紫外线的作用下，脂肪酸双键中的π键被打开，与氧结合形成过氧化物，并使后者进一步分解，产生醛和酮等化合物；金属离子在整个氧化过程中起着催化剂的作用。因此，应创造一种密封、隔氧和遮光的环境，同时在加工和储存过程中应避免金属离子污染。

③油脂抗氧化剂的应用。应用油脂抗氧化剂是防止食用油脂酸败的重要措施，常用的抗氧化剂有丁基羟基茴香醚、二丁基羟基甲苯和没食子酸丙酯。

2）油脂污染和天然存在的有害物质

（1）黄曲霉毒素

黄曲霉毒素全部来源于油料种子。极易受到黄曲霉污染的油料种子是花生，其他油料种子如棉籽和油菜籽也可受到污染，严重污染的花生榨出的油中黄曲霉毒素的含量按每千克计可高达数千微克，碱炼法和吸附法均为有效的去毒方法。我国规定一般食用油中的黄曲霉毒素应小于或等于10微克/千克，花生油中的黄曲霉毒素应小于或等于20微克/千克。

（2）多环芳烃类化合物

多环芳烃类化合物来源于以下四个方面：

①作物生长期间的工业降尘。工业区菜籽榨取的毛油中多环芳烃类化合物的含量是农业区的 10 倍。

②油料种子的烟熏烘干。采用未干、晒干及烟熏干的原料生产的椰粒油，其多环芳烃类化合物的含量分别为 0.3 微克/千克、3.3 微克/千克和 90.0 微克/千克。

③压榨法的润滑油混入或浸出法的溶剂油残留。机油的多环芳烃类化合物含量可高达 5 250～9 200 微克/千克，有少量混入就可使油脂产生严重污染。

④反复使用的油脂在高温下热聚。这也是造成多环芳烃类化合物含量增高的原因之一。活性炭吸收是去除多环芳烃类化合物的有效方法，去除率在 90% 以上。我国规定食用植物油的多环芳烃类化合物含量应小于或等于 10 微克/千克。

（3）棉酚

棉酚是棉籽色素腺体中的有毒物质，包括游离棉酚、棉酚紫和棉酚绿 3 种。冷榨法产生的棉籽油游离棉酚的含量甚高。长期食用生棉籽油可引起慢性中毒，其临床特征为皮肤灼热、无汗、头晕、心慌、无力及低钾血症等；此外，棉酚还可导致性功能减退及不育症。降低棉籽油中游离棉酚的含量主要有两种方法：一是采用热榨法，棉籽经蒸炒加热，游离棉酚能与蛋白质作用形成结合棉酚，压榨时多数留在棉籽饼中。故热榨法制成的油脂中游离棉酚含量大为降低，一般热榨法生产的油脂中棉酚的含量仅为冷榨法的 1/20～1/10。二是碱炼或精炼，棉酚在碱性环境下可形成溶于水的钠盐而被除去，碱炼或精炼的棉籽油中棉酚的含量在 0.015% 左右。国外研究证明，棉籽饼中游离的棉酚含量在 0.02% 以下时对动物不具毒性，我国规定棉籽油中游离棉酚的含量应低于 0.02%。

（4）芥子苷

芥子苷普遍存在于十字花科植物中，油菜籽中含量较多。芥子苷在植物组织中的葡萄糖硫苷酶的作用下可分解为硫氰酸酯、异硫氰酸酯和腈，硫氰化物具有致甲状腺肿作用，其机制为阻断甲状腺对碘的吸收，使甲状腺代偿性肥大，一般可利用其挥发性加热去除。

（5）芥酸

芥酸是一种二十二碳单不饱和脂肪酸，在菜籽油中含 20%～50%。芥酸可使多种动物心肌中的脂肪聚积，心肌单核细胞浸润并导致心肌纤维化。除此之外，还会形成动物生长发育障碍和使生殖功能下降，但有关其对人体会产生毒性的报道尚属少见。为了预防芥酸对人体可能产生的危害，欧洲共同体规定食用油脂的芥酸含量不得超过 5%。目前我国已培育出低芥酸菜籽，并进行了大面积种植。

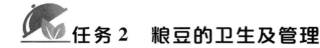

任务2 粮豆的卫生及管理

【案例导入】

工业油与毒米

从国家质量技术监督局获悉,山东济宁市质量技术监督部门近日查获了一起恶性案件,并以此为线索端掉了一个非法经销工业基础油的黑窝点。据北京晨报报道,此次行动共检查了济宁市鱼台县25家大米加工户,发现14家不法户将工业基础油喷洒到大米中以提高大米的亮度,增加色泽。执法人员现场查封了60吨掺入工业基础油的大米。经鉴定,这些添加的工业基础油中含有多种有害物质,食用后可能导致急性中毒、严重腹泻、昏迷等症状,严重影响儿童发育,增加老年人患老年痴呆的可能性。

7.2.1 粮豆的主要卫生问题

1)霉菌和霉菌毒素的污染

粮豆在农田生长、收获、储存过程中的各个环节均可能受到霉菌的污染。当环境湿度较大、温度增高时,霉菌易在粮豆中生长繁殖,并分解其营养成分,产酸产气,使粮豆发生霉变,不仅改变了粮豆的感官性状,降低和失去营养价值,而且还可能产生相应的霉菌毒素,对人体健康造成危害。污染粮豆常见的霉菌有曲霉、青霉、毛霉、根霉和镰刀菌等。

2)农药残留

粮豆中的农药残留可来自:①防治虫、病以及除草时直接施用的农药;②农药的施用,对环境造成一定的污染,环境中的农药通过水、空气、土壤等途径进入粮豆作物。我国目前使用的农药80%~90%为有机磷农药。据报道,我国谷类中残留的敌敌畏平均为7.8微克/千克,甲胺磷为39.15微克/千克,分别占《食品中农药最大残留限量标准》(GB 2763—2016)的7.8%和78.3%。

3)有害毒物的污染

有害毒物包括汞、镉、砷、铅、铬、酚和氰化物等,主要来自未经处理或处理不彻底的工业废水和生活污水对农田、菜地的灌溉,以金属毒物为主的无机有毒成分或中间产物就可能通过污水灌溉农作物造成严重污染。有研究结果显示,每人每天平均摄入的铅、镉、汞分别为87.3微克、13.8微克、10.3微克。

4)仓储害虫

我国常见的仓储害虫有甲虫(大谷盗、米象、谷蠹和黑粉虫等)、螨虫(粉螨)及蛾类(螟蛾)等50余种。仓储害虫在原粮、半成品粮豆上都能生长,并使其发生变质,失去或降低食用价值。世界上每年因病虫害而损失的粮豆达 5% ~ 30% 。

5）其他污染

其他污染包括无机夹杂物和有毒种子的污染。泥土、砂石和金属是粮豆中主要的无机夹杂物。麦角、曼陀罗子、苍耳子是粮豆在农田生长期、收割时混杂的有毒植物种子。

7.2.2　粮豆的卫生管理

1）粮豆的安全水分

粮豆含水分的高低与其储藏时间的长短和加工密切相关。应将粮豆的水分控制在安全储存所要求的水分含量以下,粮豆的安全水分为 12% ~ 14% ,豆类为 10% ~ 13% 。粮豆籽粒饱满、成熟度高、外壳完整,其储藏性更好,因此应加强入库前的质量检查,与此同时,还应控制粮豆储存环境的温度和湿度。

2）粮仓的卫生要求

粮仓的卫生要求包括:

①仓库建筑应坚固、不漏、不潮,能防鼠、防雀。

②保持粮库的清洁卫生,定期清扫、消毒。

③控制仓库内的温度、湿度,按时翻仓、晾晒,降低粮温,掌握顺应气象条件的门窗启闭规律。

④监测粮豆温度和水分含量的变化,加强粮豆的质量检查,发现问题立即采取相应措施。

此外,仓库使用熏蒸剂防治虫害时,要注意使用范围,控制用量。熏蒸后粮食中的药剂残留量必须符合国家卫生标准才能出库、加工和销售。

3）粮豆运输、销售的卫生要求

运输粮豆时,应搞好粮豆运输和包装的卫生管理。运粮应有清洁卫生的专用车,防止意外污染。粮豆包装袋必须专用。

粮豆销售单位应按食品经营企业的卫生要求,加强成品粮的卫生管理,做到不加工、不销售不符合卫生标准的粮豆。

4）防止农药及有害金属的污染

粮豆应防止农药的污染,遵守《农药安全使用规定》和《农药安全使用标准》,可采取的措施有:①根据农药的毒性、在人体内的蓄积性、不同作物及条件,选用不同的农药和剂量。②确定农药的安全使用期。③确定合适的施药方式。④制定农药在食品中的最大残留限量标准。

使用污水进行灌溉时,应采用以下措施:①废水应经过活性炭吸附、化学沉淀、离子交换等方法处理,使灌溉水质符合《农田灌溉水质标准》。根据作物品种,掌握灌溉时期及灌溉量。②定期检测农田的污染程度及农作物的毒物残留水平,防止污水中的有害化学物质对粮食的污染。

为防止各种储粮害虫,常采用化学熏蒸剂、杀虫剂和灭菌剂,如甲基溴、磷、氰化氢等,应用

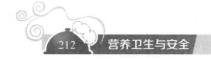

时应注意其质量和剂量,其在粮豆中的残留应不超过国家限量标准。近年采用^{60}Co-γ射线低剂量辐照粮食,可杀死所有害虫,且不破坏粮豆的营养成分及品质,效果好,我国已颁布了相应的卫生标准。

5)防止无机夹杂物及有毒种子的污染

在粮豆加工过程中安装过筛、吸铁和风车等设备可有效去除无机夹杂物。有条件时,可逐步推广无夹杂物、无污染物或者强化某些营养素的小包装粮豆产品。

为防止有毒种子的污染,应做好以下工作:

①加强选种、农田管理及收获后的清理工作,尽量减少或完全清除有毒种子。

②制定粮豆中各种有毒种子的限量标准并进行监督,如我国规定,按质量计麦角的含量不得大于0.01%,毒麦的含量不得大于0.1%。

任务3　蔬菜、水果的卫生及管理

【案例导入】

生吃蔬菜小心感染寄生虫

2002年,宁波市疾病预防控制中心医生在农贸市场随机购买了青瓜、莴笋、葱、香菜等生菜做检测。结果在葱和香菜中各发现了大量的寄生虫虫卵或幼虫。其中一份香菜样品中,发现20只蛔虫虫卵、60条钩虫幼虫、52条粪类圆线虫;其中一份葱样品中,发现10条蛔虫幼虫、30条钩虫幼虫、42条粪类圆线虫幼虫。消费者尽量不要生吃蔬菜(图7-1),以免感染寄生虫。

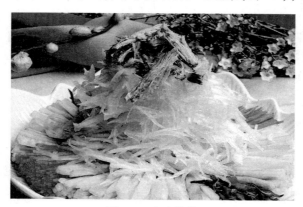

图7-1　生吃蔬菜

7.3.1　蔬菜、水果的主要卫生问题

1)人畜粪便对蔬菜、水果的污染

由于施用人畜粪便和生活污水灌溉菜地,蔬菜被肠道致病菌和寄生虫卵污染的情况较严

重。据调查,有的地区大肠杆菌在蔬菜中的阳性检出率为67%~95%,蛔虫卵检出率为89%,水生植物如红菱、茭白、荸荠等都可被姜片虫囊蚴污染,生吃可引起姜片虫病。水果采摘后,在运输、储存或销售过程中,也可受到肠道致病菌的污染,污染程度与表皮破损有关。

2)有害化学物质对蔬菜水果的污染

(1)农药污染

蔬菜和水果使用农药较多,其在蔬菜、水果上的残留是严重的。我国卫生标准明确规定蔬菜、水果中不得检出对硫磷,但部分水果中仍检出对硫磷,显然是违反了《农药安全使用规定》,滥用高毒农药所致。

(2)工业废水中有害化学物质的污染

工业废水中含有许多有毒成分,如酚、镉、铬等,若不经处理,直接灌溉菜地,毒物可通过蔬菜进入人体,产生危害。据调查,我国平均每人每天摄入铅87.3微克,其中的23.7%来自蔬菜。

(3)其他有害物质污染

一般情况下,蔬菜、水果中的硝酸盐与亚硝酸盐含量很少,但在生长时遇到干旱,或收获后不恰当地存放、储藏和腌制时,硝酸盐和亚硝酸盐的含量增加,会对人体产生不利影响。

7.3.2　蔬菜、水果的卫生管理

1)防止肠道致病菌及寄生虫卵的污染

防止肠道致病菌及寄生虫卵的污染应采取的措施是:①人畜粪便应经无害化处理再施用,如采用沼气池处理的办法,不仅可杀灭肠道致病菌和寄生虫卵,还可增加获得能源的途径,同时具有提高肥效的作用。②用生活污水灌溉时,应先沉淀去除寄生虫卵,未经处理的污水禁止使用。③水果和生食的蔬菜在食用前应清洗干净,有的应消毒。④蔬菜、水果在运输、销售时,应剔除残叶、烂根及腐败变质部分和破损的水果,清洗干净,以小包装上市。

2)施用农药的卫生要求

蔬菜的生长期短,对蔬菜、水果中农药残留的规定应更严格一些。施用农药时应注意:

①应严格遵守并执行有关农药安全使用的规定。

②高毒农药不准用于蔬菜、水果,如甲胺磷、对硫磷等。

③限制农药的使用剂量,根据农药的毒性和残效期,确定对作物使用的次数、剂量和安全间隔期(即最后一次施药距收获的天数)。如农药以每亩100克经800倍稀释后的溶液喷大白菜和黄瓜时,其安全间隔期应分别不少于10天和2天,《食品中农药最大残留限量标准》(GB 2763—2016)规定,敌敌畏在蔬菜、水果中的最大残留量为0.2毫克/千克。对激素类农药应慎重使用。

3)工业废水灌溉的卫生要求

利用工业废水灌溉菜地,应经无害化处理,并符合国家工业废水排放标准方可使用,应尽量使用地下水灌溉。

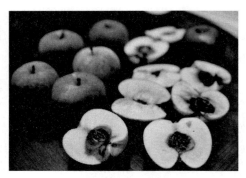

图 7-2　变质苹果

4）蔬菜、水果储藏的卫生要求

蔬菜、水果因含水分多，组织嫩脆，易损伤和腐败变质，储藏的关键是保持蔬菜、水果的新鲜度。储藏的条件应根据蔬菜、水果的不同种类和品种的特点而异。一般保存蔬菜、水果最适宜的温度是 0 ℃左右，此温度既能抑制微生物生长繁殖，又能防止蔬菜、水果间隙结冰，以免在冰融时溢出水，使蔬菜、水果腐败（图 7-2）。大量蔬菜、水果上市时可用冷藏的方法储藏，也可用速冻的方法储藏。采用^{60}Co-γ 射线辐照储藏洋葱、土豆、苹果、草莓等不但可延长其储藏期，而且可改善其商品质量。

任务 4　畜肉及其制品的卫生及管理

【案例导入】

瘦肉精"东山再起"涉维尔康等多家企业

中国经济网记者从济南市食品药品监督管理局获悉，近日，济南市食药监局发布 2017 年第 4 期全市食品安全监督抽检信息通告，检出不合格产品达 50 批次。其中，维尔康肉联厂、济南鑫玺餐饮公司、济南倪氏海泰大酒店等多家餐饮企业生产及销售的牛羊肉被检出禁用的瘦肉精克伦特罗和沙丁胺醇；宝岛水产、济南槐荫陈哥水产两家企业采购的水产品检出孔雀石绿。

据了解，被检出的克伦特罗和沙丁胺醇是瘦肉精的其中两种。在我国，"瘦肉精"被明令禁止在养殖环节使用。瘦肉精虽然可以让猪的瘦肉率提高，但它对人体有极大的副作用。人体长期摄入可能会出现头晕、头痛、手震、心悸及精神激动等症状。

7.4.1　畜肉的主要卫生问题

1）肉的腐败变质

牲畜宰杀后，从新鲜至腐败变质要经过僵直、后熟、自溶和腐败 4 个过程。刚宰的畜肉呈弱碱性（pH 值为 7.0～7.4），肌肉中的糖原和含磷有机化合物在组织酶的作用下分解为乳酸和游离磷酸，使肉的酸度增加，当 pH 值为 5.4 时，达到肌凝蛋白等电点，肌凝蛋白开始凝固，使肌纤维硬化，出现僵直。此时的肉味差，肉汤浑浊，不鲜不香。此后，肉内的糖原分解酶继续活动，pH 值进一步下降，肌肉结缔组织变软，具有一定弹性，肉松软多汁，味美芳香，表面因蛋白凝固形成有光泽的膜，有阻止微生物侵入内部的作用，这个过程称为后熟，俗称排酸。后熟过程与畜肉中糖原的含量、温度有关。疲劳牲畜肌肉中的糖原少,其后熟过程延长,温度越高,后熟速度越快。一般在4℃时1~3天可完成后熟过程。此外,肌肉中形成的乳酸,具有一定的杀菌作用,如患口蹄疫的畜肉通过后熟产酸,可达到无害化处理。畜肉处在僵直和后熟过程为新鲜肉。

若宰后的畜肉在常温下存放,使畜肉较长时间维持原有体温,则其组织酶在无细菌条件下仍然可继续活动,分解蛋白质、脂肪,使畜肉发生自溶。此时,蛋白质分解的产物硫化氢、硫醇与血红蛋白或肌红蛋白中的铁结合,在肌肉的表层和深层形成暗绿色的硫化血红蛋白,并有肌肉纤维松弛现象,影响肉的质量,其中内脏的自溶较肌肉快。当变质程度不严重时,这种肉必须经高温处理才可食用。为防止肉尸发生自溶,宰后的肉尸应及时挂晾降温或冷藏。

自溶为细菌的侵入、繁殖创造了条件,细菌的酶使蛋白质、含氮物质分解,肉的pH值上升,此即为腐败过程。腐败变质肉的主要表现为发黏、发绿、发臭。腐败肉含有蛋白质和脂肪分解的产物,如吲哚、硫化氢、硫醇、粪臭素、尸胺、醛类、酮类和细菌毒素,可使人中毒,已经腐败变质的肉不能食用。

不恰当的生产加工和保藏条件,也会促使肉类腐败变质。腐败变质主要由微生物引起,其原因有以下几个:

①健康牲畜在屠宰、加工、运输、销售等环节中被微生物污染。

②病畜宰前就有细菌侵入,并蔓延至全身各组织。

③牲畜因疲劳过度,宰后肉的后熟力不强,产酸少,难以抑制细菌的生长繁殖,导致肉的腐败变质。

引起肉腐败变质的细菌,最初在需氧条件下于皮层出现各种球菌,之后变为大肠杆菌、普通变形杆菌、化脓性球菌、兼性厌氧菌(如产气荚膜杆菌、产气芽孢杆菌),最后变成厌氧菌。因此,根据菌相的变化,可确定肉的腐败变质阶段。

2)常见人畜共患传染病畜肉的处理

(1)炭疽

炭疽(图7-3)是由炭疽杆菌引起的烈性传染病。其传染途径主要是通过皮肤接触或由空气吸入,由被污染食物引起的胃肠型炭疽较少见。

炭疽主要是牛、羊和马的传染病,表为全身出血,脾脏肿大,鼻孔流血,呈黑红色,不易凝固。猪多发慢性局部炭疽,病变在颈部颌下、咽喉与肠膜淋巴结,剖面呈砖红色、肿胀、质硬,宰前一般无症状。

发现炭疽病畜后,必须在6小时内立即采取措施,隔离消毒,防止芽孢形成。病畜一律不准屠宰和解体,应整体(不放血)高温化制或在2米深坑内加石灰掩埋,同群牲畜应立即隔离,并进行炭疽芽孢疫苗和免疫血清预防注射。若屠宰中发现可疑患畜,应立即停宰,将可疑部位取样送检,当

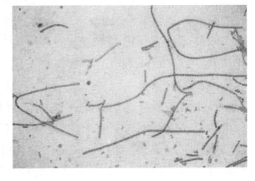

图7-3　炭疽菌

确证为炭疽时,患畜前后邻接的畜体均须进行处理。屠宰人员的手和衣服应用 2% 的来苏液消毒,并接受青霉素预防注射。饲养间、屠宰间用 20% 有效氯、5% 氢氧化钠或 5% 甲醛消毒。

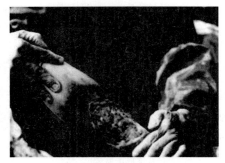

图 7-4　鼻疽症状

（2）鼻疽

鼻疽是由鼻疽杆菌引起的牲畜烈性传染病。其感染途径为消化道、呼吸道及损伤的皮肤和黏膜病畜在鼻腔、喉头和气管内有粟粒状大小、高低不平的结节或边缘不齐的溃疡,如图 7-4 所示。在肺、肝、脾也有粟米至豌豆大小不等的结节。鼻疽病畜的处理同炭疽。

（3）口蹄疫

口蹄疫的病原体为口蹄疫病毒,是猪、牛、羊等偶蹄动物的一种急性传染病,是高度接触性人畜共患传染病。病畜表现为体温升高,在口腔黏膜、牙龈、舌面和鼻翼边缘出现水疱或形成烂斑,口角线状流涎,蹄冠、蹄叉出现典型水疱。

病畜肉处理:凡确诊或疑似患口蹄疫的牲畜应急宰,为杜绝疫源传播,同群牲畜均应全部屠宰。体温升高的病畜肉、内脏和副产品应高温处理。体温正常的病畜肉尸和内脏经后熟过程,即在 0~6 ℃经 48 小时,或 6 ℃以上经 30 小时,或 10~12 ℃经 24 小时后可食用。凡是接触过病畜的工具、衣服、屠宰场所等均应进行严格消毒。

（4）猪水疱病

猪水疱病的病原体为滤过性病毒,只侵害猪,特别是肥猪。在牲畜集中、调度频繁的地区易流行此病,应予注意。

患水疱病的病猪,症状与口蹄疫难以区别,主要依靠实验诊断。

病畜肉处理:对患水疱病的病猪及同群牲畜应急宰,病猪的肉尸、内脏和副产品（包括头、蹄、血、骨等）均应经高温处理后,方可出厂。毛皮也须消毒后出厂。对屠宰场所、工具、工人衣物应进行彻底消毒。

（5）猪瘟、猪丹毒、猪出血性败血症

猪瘟、猪丹毒、猪出血性败血症为猪的三大传染病,分别由猪瘟病毒、丹毒杆菌、猪出血性败血症杆菌所致。除猪丹毒可通过皮肤接触感染人外,猪瘟和猪出血性败血症均不感染人,但因病猪抵抗力下降,肌肉和内脏中往往有沙门氏菌继发感染,易引起食物中毒。

病畜肉处理:肉尸和内脏有显著病变时,宜作工业用或销毁。有轻微病变的肉尸和内脏应在 24 小时内经高温处理后出厂,若超过 24 小时,则需延长高温处理半小时,内脏改作工业用途或销毁,其血液作工业用或销毁,猪皮消毒后可利用,脂肪炼制后可食用。

（6）结核

结核是由结核杆菌引起的人畜共患慢性传染病。牛、羊、猪和家禽均可感染。牛型和禽型结核可传染给人。病畜表现为消瘦、贫血、咳嗽,呼吸音粗糙,颌下、乳房及体表淋巴结肿大变硬。如为局部结核,有大小不一的结节,呈半透明或灰白色,也可呈干酪样钙化或化脓等。

病畜肉处理:全身结核且消瘦病畜应全部销毁;不消瘦者,切除病灶部位销毁,其余部分高温处理后可食用。个别淋巴结或脏器有病变时,局部废弃,肉尸不受限制。

（7）布氏杆菌病

布氏杆菌病是由布氏杆菌引起的慢性接触性传染病，绵羊、山羊、牛及猪易感。布氏杆菌分为六型，其中羊型、牛型、猪型是人类布氏杆菌病的主要致病菌，羊型对人的致病力最强，猪型次之，牛型较弱。其主要经皮肤、黏膜接触传染。

患病雌畜表现为患传染性流产、阴道炎、子宫炎，雄畜为患睾丸炎，患羊的肾皮质中有小结节，患猪则表现为患化脓性关节炎、骨髓炎等。

病畜肉处理：病畜生殖器和乳房必须废弃，肉尸及内脏均应高温处理或盐腌后才能食用。高温处理时应使肉的中心温度达80 ℃以上，一般肉块切成2.5千克重以下、8厘米厚，煮沸2小时可达到。盐腌时，肉块重量小于2.5千克，干腌用盐量是肉重的15%。对血清学诊断为阳性，无临床症状，宰后又未发现病灶的牲畜，除必须废弃生殖器和乳房外，其余不受限制。

3）常见人畜共患寄生虫病畜肉的处理

（1）囊虫病

囊虫病又称囊尾蚴病、猪囊尾蚴病，是由猪带绦虫的幼虫寄生人体所致的疾病，为人畜共患的寄生虫病。人因吞食猪带绦虫卵而感染。囊尾蚴可侵入人体各种组织与器官，如皮下组织、肌肉以及中枢神经系统并引起病变，其中以脑囊尾蚴病最为严重，甚至危及生命，危害性极大。

我国规定，猪肉、牛肉在规定检验部位上出现以下情况应作相应的处理：40平方厘米面积上有3个或3个以下囊尾蚴和钙化虫体，整个肉尸经冷冻或盐腌处理后出厂；在40平方厘米面积上有4～5个虫体者高温处理出厂；在40平方厘米面积上有6～10个虫体者作工业用或销毁，不允许做食品加工厂的原料。羊肉在40平方厘米面积上的虫体少于8个者，不受限制出厂；40平方厘米面积上有9个以上虫体，而肌肉无任何病变，高温处理或冷冻处理出厂；若发现40平方厘米面积上有9个以上虫体，肌肉又有病变时，作工业用或销毁。

冷冻处理方法是使肌肉深部温度达-10 ℃，然后在-12 ℃放置10天，或达-12 ℃后于-13 ℃放4天。盐腌要求肉块重量小于2.5千克，厚度小于8厘米，在浓食盐溶液中浸3周。为检查处理后畜肉中的囊尾蚴是否被杀死，可通过囊尾蚴活力检验，即取出囊尾蚴，在37 ℃加胆汁孵化1小时，未被杀死的囊尾蚴的头节将从囊中伸出。

预防措施：加强肉品的卫生管理，畜肉须有兽医卫生检验合格印戳才允许销售，加强市场管理，防止贩卖病畜肉。开展宣传教育，肉类食用前经充分加热，囊尾蚴在60～70 ℃时即被杀死，烹调时防止交叉污染。对患者应及时驱虫，加强粪便管理。

（2）旋毛虫病

旋毛虫病是旋毛形线虫引起的人畜共患病。人因生食或食入未煮熟含有活的旋毛虫幼虫的食物而感染。旋毛虫病的主要临床表现：胃肠道症状、发热、眼睑水肿和肌肉疼痛。

取病畜横膈膜肌脚部的肌肉，在低倍显微镜下检查，在24个检样中有包囊或钙化囊5个以下时，肉尸高温处理后可食用；超过5个者则销毁或作工业用，脂肪可炼食用油。

蛔虫、姜片虫、猪弓形体病等也是人畜共患寄生虫病。

预防措施:加强贯彻肉品卫生检验制度,未经检验的肉品不准上市;进行卫生宣传教育,改变生食或半生食肉类的饮食习惯,烹调时防止交叉污染,加热要彻底。

4)情况不明死畜肉的处理

牲畜死后解体者为死畜肉。因未经放血或放血不彻底,外观为暗红色,肌肉间毛细血管瘀血,切开后按压时,可见暗紫色瘀血溢出;切面呈豆腐状,含水分较多。死畜肉可来自病死(包括人畜共患疾病)、中毒和外伤等急性死亡。对死畜肉应特别注意,必须在确定死亡原因后,才能考虑采取何种处理方法。如确定死亡原因为一般性疾病或外伤,且肉未腐败变质,弃内脏,肉尸经高温处理后可食用;如系中毒死亡,则应根据毒物的种类、性质、中毒症状及毒物在体内的分布情况决定处理原则;确定为人畜共患传染病者的死畜肉不能食用;死因不明的死畜肉,一律不准食用。

经过兽医卫生检验,肉品质量分为3类。

①良质肉:健康畜肉,食用不受限制。

②条件可食肉:必须经过高温、冷冻或其他有效方法处理才能达到卫生要求,人食无害的肉。如体温正常的患口蹄疫猪肉和内脏,经后熟产酸无害化处理后,可食用;体温升高者,则需经高温处理。

③废弃肉:烈性传染病如炭疽、鼻疽的肉尸,严重感染囊尾蚴的肉品,死因不明的死畜肉,严重腐败变质的肉等,应进行销毁或化制,不准食用。

5)肉制品的卫生

肉制品种类繁多,常见的有干制品(如肉干、肉松)、腌制品(如咸肉、火腿、腊肉等)、灌肠制品(如香肠、肉肠、粉肠、红肠等)、熟肉制品(如卤肉、肴肉、熟副产品)及各种烧烤制品,各具特殊风味,能保存较长时间。

加工肉制品时,必须保证原料肉的卫生质量,除肉松因加工过程中经过较高温度、加热时间较长(烧煮4小时),可使用条件可食肉做原料肉外,其余品种须以良质肉为原料。在加工各环节应防止细菌污染。使用的食品添加剂必须符合国家卫生标准。

在制作熏肉、火腿、烟熏香肠及腊肉时,应注意降低多环芳烃的污染;加工腌肉或香肠时,应严格限制硝酸盐或亚硝酸盐的用量,如香肠及火腿中亚硝酸盐的含量不得超过20毫克/千克。

7.4.2　畜肉的卫生管理

1)屠宰场的卫生要求

根据《畜禽屠宰加工卫生规范》(GB 12694—2016)的规定:屠宰场厂址周围应有良好的环境卫生条件。厂区应远离受污染的水体,并避开产生有害气体、烟雾、粉尘等污染源的工业企业或其他产生污染源的地区或场所,厂区主要道路应硬化(如混凝土或沥青路面等),路面平整,易冲洗,不积水。厂区应设有废弃物、垃圾暂存或处理设施,废弃物应及时清除或处理,避免对厂区环境造成污染。厂区内不应堆放废弃设备和其他杂物。

厂区应划分为生产区和非生产区。活畜禽、废弃物运送与成品出厂不得共用一扇大门，场内不得共用一条通道。生产区各车间的布局与设施应满足生产工艺流程和卫生要求。车间清洁区与非清洁区应分隔。屠宰车间、分割车间的建筑面积与建筑设施应与生产规模相适应。车间内各加工区应按生产工艺流程划分明确，人流、物流互不干扰，并符合工艺、卫生及检疫检验要求。屠宰企业应设有待宰圈（区）、隔离间、急宰间、实验（化验）室、官方兽医室、化学品存放间和无害化处理间。屠宰企业的厂区应设有畜禽和产品运输车辆和工具清洗、消毒的专门区域。对没有设立无害化处理间的屠宰企业，应委托具有资质的专业无害化处理场实施无害化处理，应分别设立专门的可食用和非食用副产品加工处理间。食用副产品加工车间的面积应与屠宰加工能力相适应，设施设备应符合卫生要求，工艺布局应做到不同加工处理区分隔，避免交叉污染。

2）屠宰的卫生要求

屠宰前，牲畜应停食12～24小时，宰前3小时充分喂水，以防屠宰时牲畜胃肠内容物污染肉尸；测量体温（正常猪体温为38～40 ℃，牛为37.8～39.8 ℃），体温异常应予隔离。屠宰程序为淋浴，电麻，宰杀，倒挂放血，热烫刮毛或剥皮，剖腹，取出全部内脏（肛门连同周围组织一起挖除），修割剔除甲状腺、肾上腺及明显病变的淋巴结。肉尸与内脏统一编号，以便发现问题后及时查出进行卫生处理。经检验合格的肉尸及时冷却入库，冻肉入冷冻库，温度应低于-18 ℃。

3）运输销售的卫生要求

肉类食品的合理运输是保证肉品卫生质量的一个重要环节，运输新鲜肉和冻肉应有密闭冷藏车，车上有防尘、防蝇、防晒设备，鲜肉应挂放，冻肉可在车内堆放。合格肉与病畜肉、鲜肉与熟肉不得同车运输，肉尸和内脏不得混放。卸车时，应有铺垫。

熟肉制品必须盒装，专车运输，盒子不能落地。每次运输后，车辆、工具必须洗刷消毒。肉类零售点应有防蝇、防尘设备，刀、砧板要专用，当天售不完的肉应冷藏保存，次日重新彻底加热后再销售。

此外，2016年国务院颁布了最新的《生猪屠宰管理条例》，国家对生猪实行定点屠宰、集中检疫、统一纳税、分散经营的制度。定点屠宰厂（场）由市、县人民政府根据定点屠宰厂（场）的设置规划，组织商品流通行政主管部门和农牧部门以及其他有关部门，依照《生猪屠宰管理条例》规定的条件审查、确定，并颁发定点屠宰标志牌。未经定点，任何单位和个人不得屠宰生猪，但农村地区个人自宰自食除外。《生猪屠宰管理条例》还规定屠宰厂（场）应当建立严格的肉品品质检验管理制度，对合格的生猪产品，应加盖肉品品质检验合格验讫印章，放行出厂（场）。从事生猪产品销售、加工的单位和个人以及饭店、宾馆、集体伙食单位销售或者使用的生猪产品应当是定点屠宰厂（场）屠宰的生猪产品。《生猪屠宰管理条例》的颁布及执行，能保证消费者食用安全可靠的生猪产品。

任务5　禽肉、禽蛋的卫生及管理

【案例导入】

2006年苏丹红鸭蛋惹祸端

央视《每周质量报告》2006年11月12日报道，在北京市场上，一些打着白洋淀"红心"旗号的鸭蛋宣称是在白洋淀水边散养的鸭子吃了小鱼小虾后生成的。但当地养鸭户却表示，这种红心鸭蛋并不是出自白洋淀，正宗白洋淀产的鸭蛋心根本不红，而是呈橘黄色，主要吃玉米饲料。据央视随后的调查，石家庄平山县、井陉县的一些养鸭户和养鸭基地，在鸭子吃的饲料里添加了一种"红药"，这样鸭生出来的鸭蛋呈现鲜艳的红心(图7-5)，而且加得越多，蛋心就越红。当地人都把这种加了红药的蛋叫"药蛋"，自己从来不吃。经过中国检验检疫科学院食品安全研究所检测发现，这些鸭蛋样品里含有偶氮染料苏丹红Ⅳ号，国际癌症研究机构将苏丹红Ⅳ号列为三类致癌物。

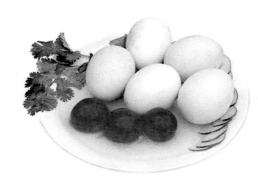

图7-5　"红心"鸭蛋

7.5.1　禽肉的卫生

禽肉中存在两类细菌：一类为病原微生物，如沙门氏菌、金黄色葡萄球菌和其他致病菌，这些病菌侵入肌肉深部，食前未充分加热，可引起食物中毒；另一类为假单胞菌等，能在低温下生长繁殖，引起禽肉感官改变甚至腐败变质，在禽肉表面可产生各种色斑。因此，必须加强禽肉的卫生质量检验并做好下列工作：

①加强卫生检验，在宰前发现病禽应及时隔离、急宰，宰后检验发现的病禽肉尸应根据情况作无害化处理。

②合理宰杀，宰前24小时停食，充分喂水以清洗肠道。禽类的加工工艺类似畜肉宰杀过程，为吊挂、击昏、放血、浸烫(50~54℃或56~62℃)、拔毛、通过排泄腔取出全部内脏，应尽量减少污染。

③宰后冷冻保存，宰后禽肉在温度为-30~-25℃、相对湿度为80%~90%的条件下冷藏，可保存半年。

7.5.2　禽蛋的卫生

鲜蛋的主要卫生问题是致病菌(沙门氏菌、金黄色葡萄球菌)和引起腐败变质微生物的污染。蛋类的微生物一方面来自卵巢,另一方面来自生殖腔、不洁的产蛋场所及运输、储藏等各环节。

为了防止微生物对禽蛋的污染,提高鲜蛋的卫生质量,应加强禽类饲养场所的卫生管理,保持禽体及产蛋场所的卫生。鲜蛋应储存在温度为 1～5 ℃,相对湿度为 87%～97% 的条件下,出库时,应先在预暖室放置一段时间,防止因产生冷凝水而引起微生物的污染。家庭储蛋时,如将蛋放在谷壳、锯木屑中,利用恒温条件,也有一定效果。

制作蛋制品不得使用腐败变质的蛋。制作冰蛋和蛋粉应严格遵守卫生制度的规定,采取有效措施防止沙门氏菌的污染,如打蛋前预先洗净蛋壳并消毒,将工具容器进行清洗消毒及制作人员严格遵守卫生制度等。制作皮蛋(即松花蛋)时应注意铅的含量,目前一般以氧化锌代替氧化铅,使皮蛋中铅的含量得以明显降低。

任务6　鱼类食品的卫生及管理

【案例导入】

2005 年海鲜产品体内含有"孔雀石绿"

2005 年 6 月 5 日,英国《星期日泰晤士报》报道:英国食品标准局在英国一家知名的超市连锁店出售的鲑鱼体内发现"孔雀石绿"。有关方面将此事迅速通报给欧洲国家所有的食品安全机构,发出食品安全警报。英国食品标准局发布消息说,任何鱼类都不允许含有此类致癌物质,新发现的有机鲑鱼含有孔雀石绿的化学物质是"不可以接受的"。

7.6.1　鱼类食品的主要卫生问题

1)腐败变质

鱼死后的变化与畜肉相似,其僵直持续的时间比哺乳动物短。体表有光泽、眼球光亮,是鲜鱼的标志。随后,鱼体内酶的作用,使鱼体蛋白质分解,肌肉逐渐变软失去弹性,出现自溶。自溶微生物易侵入鱼体,由于鱼体酶和微生物的作用,鱼体出现腐败,表现为鱼鳞脱落,眼球凹陷,鳃呈暗褐色,有臭味,腹部膨胀,肛门肛管突出,鱼肌肉碎裂并与鱼骨分离等。

2)鱼类食品的污染

鱼类及其他水产品常因生活水域被污染,使其体内含有较多的重金属(如汞、镉、铬、砷、铅等)、农药和病原微生物。

7.6.2　鱼类食品的卫生管理

1)鱼类的保鲜

鱼类保鲜的有效措施是低温、盐腌、防止微生物污染和减少鱼体损伤。

低温保鲜有冷藏和冷冻两种,冷藏多用机冰使鱼体温度降至-10 ℃左右,保存 5 ~ 14 天;冷冻储存是选用鲜度较高的鱼类在-25 ℃以下速冷,使鱼体内形成的冰块小而均匀,然后在-18 ~ -15 ℃的条件下冷藏,保鲜期可达 6 ~ 9 个月。含脂肪多的鱼,不宜久藏,因鱼的脂肪酶须在-23 ℃以下的低温才会受抑制。

盐腌保藏一般鱼类用 15% 以上的食盐即可,此方法简单可行,使用广泛。

2)鱼类运输销售的卫生要求

运输鱼的船(车)应经常冲洗,保持清洁卫生,减少污染;外运供销的鱼类及水产品应符合该产品一、二级鲜度的标准,尽量冷冻调运,并用冷藏车(船)装运。

鱼类在运输销售时,应避免污水和化学物的污染,凡接触鱼类及水产品的设备用具应用无毒无害的材料制成。提倡用桶、箱装运,尽量减少鱼体损伤。

为保证鱼品的卫生质量,供销各环节均应建立质量验收制度,不得出售和加工已死亡的黄鳝、甲鱼、乌龟、河蟹及各种贝类;以及含有自然毒素的水产品,如鲨鱼等必须去除肝脏,有剧毒的河鲀不得流入市场,应剔除并集中妥善处理。

有生食鱼类习惯的地区,应限制品种,严格遵守卫生要求,防止食物中毒。卫生部门可根据防疫要求,随时采取临时限制措施。

任务7　罐头食品的卫生及管理

【案例导入】

罐头隔餐反复吃　台湾一初中生肉毒杆菌中毒住院

罐头开封后要格外当心。一名 13 岁女中学生,日前罹患急性肠胃炎,好不容易痊愈,一周后却陆续出现手麻、头痛、步态不稳等症状,就医之后还出现了口齿不清、视力模糊、眼睑下垂、吞咽困难,且上半身延伸到下半身的肌肉无力。检验确诊为肉毒杆菌中毒,推测恐因肠胃炎期间常隔餐食用玉米及鲔鱼罐头所致。

罐头食品卫生学鉴定多数情况下是指对市售商品的监督、监测并作出结论,内容包括商品标志、外观和内容物 3 个方面,主要检查是否超过保存期,有无锈听、漏听和胖听,内容物有无变色、变味,必要时进行罐内容物微生物学检验。

7.7.1　锈　听

锈听是漏听的主要原因。严重锈听或是疑有封口不严者需进行减压试漏或加压试漏,如认定漏听应销毁。

7.7.2　胖　听

罐头的一端或两端凸出,叩击呈空虚鼓音称为胖听。胖听可分为物理性胖听、化学性胖听和生物性胖听。

①物理性胖听。装罐过满或真空度不足或冷却降温过快引起。一般叩击呈实音,穿洞无气体逸出,可食用。

②化学性胖听。又称氢胀罐,系金属罐受酸性内容物腐蚀产生大量氢气所致,叩击呈鼓音,穿洞有气体逸出,但无腐败气味。

③生物性胖听。杀菌不彻底、产气微生物大量繁殖引起。胖听常为两端凸起,叩击有明显鼓音,保温试验胖听增大,穿洞有腐败味气体逸出。此种罐头禁止食用。

7.7.3　变色和变味

果蔬类罐头内容物色泽不鲜艳、颜色变黄,一般为酸性条件下使叶绿素脱 Mg^{2+} 引起;蘑菇罐头变黑则是酪氨酸与黄酮类化合物在酶的作用下形成了棕黑色络合物,一般不影响食用。肉禽水产品在杀菌过程中挥发出的硫化氢与罐壁作用可能产生黑色的硫化铁或紫色的硫化锡,在贴近罐壁的食品上留下黑色斑或紫色斑,一般去除色斑部分后可食用。

若罐头出现油脂酸败味、酸味、苦味和其他异味,或伴有汤汁浑浊、肉质液化等,应禁止食用。

7.7.4　平酸腐败

平酸腐败的罐头内容物酸度增加,而外观完全正常。此种腐败变质由可分解碳水化合物产酸不产气的微生物(平酸菌)引起,低酸性罐头的典型平酸菌为嗜热脂肪芽孢杆菌,而酸性罐头则主要为嗜热凝结芽孢杆菌。平酸腐败的罐头应销毁,禁止食用。

任务8　冷饮食品的卫生及管理

【案例导入】

喝自制樱桃汁中毒

2016 年 4 月 17 日,家住金桥新市区永泰城小区的乌兰女士在饮用自己制作的果汁后出现了身体不适,到医院就诊,居然是喝樱桃果汁喝出了食物中毒。

4 月 18 日 14 时,《呼和浩特晚报》记者在武警内蒙古总队医院的病房内见到了乌兰女士,她向《呼和浩特晚报》记者介绍了事情经过。"17日中午,我从冰箱中取出上午用榨汁机制作的樱桃果汁,一口气喝了两大杯。刚刚喝完并没有什么反应,可是过了一个多小时,身体出现了明显不适,症状包括头晕、恶心、肚子痛、腹泻等。赶紧到武警内蒙古总队医院就诊,医生说是轻微的食物中毒,很可能就是我中午饮用的樱桃鲜榨果汁导致的。"

7.8.1　冷饮食品原料的卫生要求

冷饮食品包括冰糕、雪糕、冰激凌、汽水、果汁含量不等的饮料、乳饮料、植物蛋白饮料以及矿泉水、纯净水等。冷饮食品使用的原料主要有水、甜味剂、乳类、蛋类、果蔬原汁或浓缩汁、食用油脂、食品添加剂和二氧化碳等。

1)用水卫生

冷饮食品的用水应符合国家生活饮用水质量标准。加工冷饮食品用水最好为自来水或深井水,若用地面水,须经过处理,达到生活饮用水质量标准。去除水中溶解性杂质的最常用方法为电渗析法和反渗透法。加工中水的硬度不宜过大,以免出现沉淀物。

2)原、辅料卫生

各种原、辅料应符合国家的卫生标准,不得使用变质、霉变、虫害及危害人体健康的原、辅料。碳酸饮料使用的二氧化碳须经净化系统处理,纯度应大于99%,且不允许含有 CO、O_2、H_2、NH_3、矿物质等杂质。

3)食品添加剂卫生

各种食品添加剂在使用范围和剂量上均应符合国家食品添加剂使用卫生标准。

7.8.2　冷饮食品加工、储存、运输过程的卫生要求

1)液体饮料

(1)包装容器的卫生

包装容器有玻璃瓶、塑料瓶(袋)、易拉罐(两片罐和三片罐)及纸盒等。各种包装容器所用的材质应无毒、无害、耐酸、耐碱、耐高温、耐老化,必须符合国家有关卫生标准,并在使用前经过消毒、清洗。

(2)灌装与杀菌

灌装生产的设备、管道、储料容器等应采用符合卫生要求的不锈钢、塑料、橡胶和玻璃材料。灌装前后均应对设备、管道、储料容器等进行清理、消毒。

灌装后必须对成品彻底杀菌,杀菌后产品的卫生指标应符合冷饮食品卫生标准。根据产品的性质可选用以下不同的杀菌方法:巴氏消毒法、加压蒸汽杀菌法、臭氧杀菌法。

(3)防止污染

灌装多在暴露或半暴露条件下进行,空气不洁常造成微生物对产品的严重污染。因此,灌

装间应与其他加工间隔开,避免发生空气交叉污染。另外,应对灌装间进行空气消毒,可采用紫外线或过氧乙酸熏蒸消毒。

(4)检验

依据国家标准规定,对产品中的卫生指标应进行必检或抽检。饮料灌装前后均应进行外观检查,检查空瓶可采用间接灯或减弱的荧光灯,背景应洁白均匀,检查成品应采用光线较强的白炽间接灯。连续检瓶时间不宜超过30分钟,否则容易引起视力疲劳而造成漏检。

(5)成品储存与运输的管理

饮料在储存、运输过程中,应防止日晒雨淋,不得与有毒或有异味的物品混储、混运。运输车辆应清洁、卫生,搬运时注意轻拿轻放,避免碰撞。饮料应在阴凉、干燥、通风的仓库中储存,禁止露天堆放。饮料在储存期间还应定期检查,以保证产品质量。

2)冷冻食品

冷冻食品在加工、储存、运输过程中应注意以下7个方面:

①冷冻食品由于含有乳、蛋、糖和淀粉等原料,很适合微生物的生长繁殖,因此原料配制后应彻底杀菌。熬料时一般在68～73 ℃的温度下加热15分钟。杀菌后应在4小时内将温度迅速冷却至20 ℃以下,以防止未被杀灭或外界污染的微生物大量繁殖。

②生产人员须经健康检查,取得合格证后才可从事此项工作。生产人员的手是微生物大量污染冷冻食品的主要原因,因此必须对手进行严格消毒,包装时不得用手直接接触冰体。

③成品必须经检验合格后方可出厂。

④成品应在-10 ℃以下的冷库或冰箱中储存。冷库或冰箱应定期清洗、消毒。成品应防潮、离地10厘米以上存放。

⑤运输车辆、容器、工具应专用,保持清洁卫生。

⑥应重视冷饮食品的销售卫生,销售时要有符合卫生要求的冷藏设备并定期清洗、消毒。

⑦冰糕、冰棍的棍棒应完整、无断裂,使用前需消毒、清洗。

3)固体饮料

固体饮料一般可分为3类。

(1)蛋白型固体饮料

蛋白型固体饮料以糖、乳及其制品、蛋及其制品、植物蛋白等为主要原料,加入适量辅料、食品添加剂制成。

(2)普通型固体饮料

普通型固体饮料以糖、果汁、食用植物浓缩提取物为主要原料,添加适量辅料、食品添加剂经脱水制成。

(3)焙烤型固体饮料(速溶咖啡)

焙烤型固体饮料(速溶咖啡)以焙烤后的咖啡豆磨碎所提取的浓缩物为主要原料,添加适量辅料、食品添加剂经脱水制成。

固体饮料由于密闭包装且含水量少,在这类饮料中微生物不易生长繁殖,尤其是这类饮料常用开水溶解,因此微生物污染不是主要问题,而其水分含量、有毒金属等化学性污染却值得注意。我国卫生标准中规定：固体饮料的水分含量不得大于4%，蛋白型固体饮料中蛋白质的含量不得小于3%。

7.8.3 冷饮食品的卫生管理

冷饮食品的卫生问题历来是卫生防疫部门关注的重点问题。我国已经颁布多项相关的卫生标准、卫生规范和管理办法，为冷饮食品经营者开展科学管理和食品卫生监督执法提供理论依据和实践依据，在保障食用者安全上发挥着重要作用。

①严格执行冷饮食品卫生管理办法的有关规定，实行企业经营卫生许可制度。一般，冷饮食品多为季节性生产，新企业正式投产之前或老企业在每年开业之前必须经食品卫生监督机构检查、审批，合格方可生产。

②冷饮食品从业人员，包括销售摊贩每年进行一次健康检查，凡患痢疾、伤寒、病毒性肝炎、活动性肺结核、化脓性或渗出性皮肤病者均不得直接参与饮食业的生产和销售。同时，要建立健全从业人员的培训制度和个人健康档案。

③冷饮食品生产单位应远离污染源，周围环境应经常保持清洁。生产车间应设不用手开关的洗手设备和配备供洗手用的清洗剂，入门处设鞋靴消毒槽，门窗应有防蝇、防虫、防尘设施，地面、墙壁应便于冲刷清洗；生产工艺和设备布置要合理，避免交叉污染；机械设备、管道、盛器和容器等在生产前应彻底清洗、消毒；原料库和成品库要分开，并应有防鼠设施。冷冻饮品企业必须有可容纳3天产量的专用成品库、专有的产品运输车。

④冷饮食品企业应有与生产规模和产品品种相适应的质量和卫生检验能力，做到批批检验，确保合格产品出厂。冷冻食品的不合格成品可分别视情况加工复制，复制后的产品应增加3倍采样量复检，若仍不合格，应废弃。

⑤产品包装要完整严密，做到食品不外露。商品应有产品名称、生产厂名、厂址、生产日期、保存期等标志，以便监督检查。

 任务 9 奶及奶制品的卫生及管理

【案例导入】

2008年三鹿"三聚氰胺奶粉"事件引发公众对奶制品的质疑

2008年6月28日，兰州市解放军第一医院收治了首宗患"肾结石"病症的婴幼儿。家长反映，孩子从出生起，就一直食用河北石家庄三鹿集团所产的三鹿婴幼儿奶粉。7月中旬，甘肃省卫生厅接到医院婴儿泌尿结石病例报告后，随即展开调查，并报告卫生部。随后短短两个多月，该医院收治的患婴人数迅速扩大到14名。9月11日，除甘肃省外，中国其他省区都有类似案例发生。经相关部门调查，高度怀疑石家庄三鹿集团的产品受到三聚氰胺污染。三聚氰胺是一种化工原料,可导致人体泌尿系统产生结石。同日晚上,三鹿集团发布产品召回声明称,为对消费者负责,该公司决定立即从市场召回约 700 吨奶粉产品。

9 月 13 日,卫生部证实,三鹿牌奶粉中含有的三聚氰胺,是不法分子为增加原料奶或奶粉的蛋白含量而人为加入的。三鹿毒奶案由 2008 年 12 月 27 日开始在河北开庭审研,2009 年 1 月 22 日下判。总共有 6 个婴孩因喝了毒奶死亡,逾 30 万儿童患病。三鹿停产后宣告破产。

7.9.1　奶的卫生及管理

刚挤出的乳汁中含有乳素,是一种蛋白质,有抑制细菌生长的作用。其抑菌作用的时间与奶中存在的菌量和存放的温度有关。菌数多、温度高,抑菌作用时间就短。

1)奶的腐败变质

奶是天然的培养基。微生物污染奶后,在奶中大量繁殖并分解营养成分,造成奶的腐败变质。如奶中的乳糖分解成乳酸,使奶的 pH 值下降呈酸味,并导致蛋白质凝固。蛋白质分解产物如硫化氢、吲哚使奶具有臭味,不仅影响奶的感官性状,而且失去食用价值。

引起奶腐败变质的微生物主要来自乳腔管、乳头管、挤奶人员的手和外界环境。因此,做好挤奶过程各环节的卫生工作,是减少微生物对奶的污染、防止腐败变质的有效措施。

2)病畜奶的处理

奶中的致病菌主要是人畜共患传染病的病原体。乳畜患有结核、布氏杆菌病及乳腺炎时,其致病菌通过乳腺排出并传到奶中,人食用这种未经卫生处理的奶时可感染患病。因此,对各种病畜乳,必须分别给予卫生处理。

①结核病畜奶的处理。结核病是牧场牲畜易患疾病。有明显结核症状的乳畜奶应禁止食用。结核菌素试验呈阳性而无临床症状的乳畜奶,经巴氏消毒(70 ℃维持 30 分钟,或煮沸 5 分钟)后可制成奶制品。

②布氏杆菌病畜奶的处理。羊布氏杆菌对人的易感性强,威胁大,凡有症状的奶羊,禁止挤奶,并应予以淘汰。布氏杆菌病乳牛的奶,经煮沸 5 分钟后可利用。对凝集反应阳性但无明显症状的奶牛,其奶经巴氏消毒后,允许作食品工业用途,但不得制奶酪。

③口蹄疫病畜奶的处理。如发现个别患口蹄疫的乳畜,应不挤奶,急宰后进行严格消毒,尽早消灭传染源。如已蔓延成群,应在严格控制下对病畜奶分别进行处理:凡乳房外出现口蹄疫病变(如水疱)的乳畜奶,禁止食用,并就地进行严格消毒,处理后废弃;体温正常的病畜乳,在严格防止污染的情况下,其奶煮沸 5 分钟或经巴氏消毒后,允许利用,喂饲犊牛或其他禽畜。

④乳房炎奶的处理。不论是乳房局部炎症的奶,还是乳畜全身疾病,在乳房局部表现有症状的乳畜奶(如口蹄疫病乳畜乳房病变、乳房结核病),均应消毒废弃,不得利用。

⑤其他病畜奶的处理。患炭疽病、牛瘟、传染性黄疸、恶性水肿、沙门氏菌病等病的病畜奶,均严禁食用和工业用,应予消毒后废弃。

除此之外,病乳畜应用的抗生素、饲料中的农药残留及霉菌和霉菌毒素对奶的污染,也应给予足够的重视。

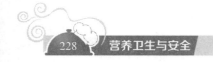

7.9.2　牛奶生产、储运的卫生

1）奶的生产卫生

（1）乳品厂、奶牛的卫生要求

乳品厂的厂房设计与设施的卫生应符合《乳制品厂设计规范》（GB 50998—2014）。乳品厂必须建立在交通方便、水源充足、无有害气体、烟雾、灰沙及其他污染地区。供水除应满足生产需要外，水质应符合《生活饮用水卫生标准》（GB 5749—2006），有健全配套的卫生设施，如废水、废气及废弃物处理设施，清洗消毒设施，良好的排水系统等。乳品加工过程中，各生产工序必须连续进行，防止原料和半成品积压变质而导致致病菌、腐败菌的繁殖和交叉污染。乳牛场及乳品厂应建立化验室，对投产前的原料、辅料和加工后的产品进行卫生质量检查，乳制品必须做到检验合格后再出厂。

乳品加工厂的工作人员应保持良好的个人卫生，遵守生产时的卫生制度，定期接受健康检查，取得健康合格证后方可上岗工作。传染病及皮肤病患者应及时调离工作岗位。

为防止人畜共患传染病的发生及对产品的污染，奶牛应定期预防接种及检疫，发现病牛及时隔离饲养，其用具等须严格分开。

（2）挤奶的卫生要求

挤奶的操作是否规范，直接影响奶的卫生质量。挤奶前应做好充分的准备工作，如挤奶前1小时停止喂干料，并对乳房进行消毒，保持乳畜的清洁干净和挤奶环境的卫生，防止不良气味进入奶中和被微生物的污染。挤奶的容器、用具应严格执行卫生要求，挤奶人员应穿清洁干净的工作服，并洗手至肘部。挤奶时应注意，每次开始挤出的第一、第二把奶应废弃，以防乳头部细菌污染乳汁。此外，产犊前15天的胎乳、产犊后7天的初乳、服用抗生素期间和停药后5天内的乳汁、患乳房炎的乳汁等应废弃，不得供食用。

挤出的奶，应立即进行净化处理，除去奶中的草屑、毛、乳块等非溶解性的杂质。净化可采用过滤净化或离心净化等方法。通过净化可降低奶中微生物的数量，有利于奶的消毒。净化后的奶应及时冷却。

（3）奶的消毒

对奶进行消毒的目的是杀灭致病菌和多数繁殖型微生物，一般可以采用以下方法进行消毒：

①巴氏消毒法。低温长时间巴氏消毒法是将奶加热到 62.8 ℃，保持 30 分钟；高温短时间巴氏消毒法是将奶在 71.7 ℃ 下加热 15 秒或在 80～85 ℃ 下加热 10～15 秒。

②超高温瞬间灭菌法。在 137.8 ℃ 加热 2 秒。

③煮沸消毒法将奶直接加热煮沸。此方法简单，但对奶的理化性质和营养成分有影响，且煮沸时泡沫部分温度低，影响消毒效果。若泡沫层温度提高 3.5～4.2 ℃，可保证消毒效果。

④蒸汽消毒法将瓶装生奶置蒸汽箱或蒸笼中加热至蒸汽上升维持 10 分钟，奶温可达85 ℃，营养损失也小，适于在无巴氏消毒设备的条件下使用。

牛奶的消毒,一般在杀菌温度有效范围内,温度每升高 10 ℃,奶中细菌芽孢的破坏速度增加约 10 倍,而奶褐变的化学反应增加 2.5 倍,故常采用高温短时间巴氏消毒法,其消毒效果好,且奶的质量变化小;也可采取其他卫生主管部门认可的有效消毒方法,禁止生牛奶上市。

2)奶的储运卫生

为防止微生物对奶的污染和奶的变质,奶的储存和运输均应保持低温,储奶容器应经清洗消毒后才能使用。运送奶应有专用冷藏车辆。瓶装或袋装消毒奶夏天自冷库取出后,应在 6 小时内送达用户,奶温不高于 15 ℃。

7.9.3　奶及奶制品的卫生质量要求

奶制品包括炼奶、各种奶粉、酸奶、复合奶、奶酪和含奶饮料等。为提高奶及奶制品的卫生质量,维持人们的身体健康,我国制定了《乳品质量安全监督管理条例》,保证奶及奶制品卫生标准的切实执行。

各种奶制品均应符合相应的卫生标准,只有这样卫生质量才能得以保证。在《乳与乳制品卫生管理办法》中规定,在乳汁中不得掺水和加入其他任何物质;奶制品使用的添加剂应符合《食品添加剂使用标准》;用作酸奶的菌种应纯良、无害;奶制品包装必须严密完整,商标必须与内容相符,必须注明品名、厂名、生产日期、批量、保存期限及食用方法。

1)消毒牛奶的卫生质量

(1)感官指标

消毒牛奶为乳白色或稍带微黄色的均匀液体。无沉淀、无凝块、无机械杂质、无黏稠和浓厚现象,具有牛奶固有的醇香味,无异味。

(2)理化指标

消毒牛奶的理化指标为:相对密度 1.028 ~ 1.032;脂肪 ≥3% ;全乳固体 ≥11.2% ;杂质含量 ≤2 毫克/千克;酸度 ≤18°T;汞 ≤0.01 毫克/千克;六六六、滴滴涕含量小于 <0.1 毫克/千克;黄曲霉毒素含量 <0.5 微克/千克。

(3)微生物指标

消毒牛奶的微生物指标为:菌落总数 ≤30 000 cfu/毫升;大肠菌群的最大可能数 ≤90 个/100 毫升;致病菌不得检出。

凡不符合消毒牛奶质量标准者,不能供食用。

2)奶制品的卫生质量

(1)全脂奶粉

全脂奶粉的感官性状应为浅黄色、无结块、颗粒均匀的干燥粉末;冲调后无团块,杯底无沉淀物并具有牛奶的醇香味。当具有苦味、腐败味、霉味、化学药品味和石油产品味等气味时,禁止食用,应作废品处理。理化指标与消毒牛奶相同,菌落总数 ≤50 000 cfu/g;大肠菌群的最大可能数 ≤40 个/100 克;致病菌不得检出。

（2）炼乳

甜炼乳为乳白色或微黄色、均匀、有光泽、黏度适中、无异味、无凝块、无脂肪漂浮的黏稠液体。酸度（°T）≤48，每千克奶中重金属的含量铅0.5毫克、铜≤4毫克、锡≤10毫克，其他理化指标及微生物指标与消毒牛奶相同。凡具有苦味、腐败味、霉味、化学药品味和石油产品味等气味或真胖听甜炼乳应作废品处理。

淡炼乳的感官及理化指标与甜炼乳相同，在淡炼乳中不得含有任何杂菌。

（3）酸牛奶

酸牛奶是以牛奶为原料，添加适量砂糖，经巴氏杀菌和冷却后，加入纯乳酸菌发酵剂，经保温发酵而制成的产品。呈乳白色严稍带微黄色，具有纯正的乳酸味，凝块均匀细腻，无气泡，允许少量乳清析出。制成果味酸牛奶时，允许加入各种果汁，加入的香料应符合食品添加剂使用卫生标准的规定。酸牛奶在出售前应储存在2～8℃的仓库或冰箱内，储存时间不应超过72小时。当酸奶表面生霉、有气泡和大量乳清析出时，不得出售和食用。

（4）奶油

正常奶油为均匀一致的浅黄色，组织状态正常，具有奶油的醇香味。凡有霉斑、腐败、异味（苦味、金属味、鱼腥味等）应作废品处理。其他理化与微生物指标与消毒牛奶相同。

任务10　调味品的卫生及管理

【案例导入】

临沂一黑窝点自来水加醋酸勾兑"食用醋"

临沂市河东公安分局食药环侦大队接到群众举报，称河东区一出租房内涉嫌制造伪劣食醋。该大队民警经过详细侦查后，将这一生产销售伪劣食醋的窝点成功端掉，犯罪嫌疑人李某被当场抓获。在这处造假醋窝点内，民警当场查获大批蛋白糖、甜蜜素、甜赛素、乙基麦芽酚、山梨酸钾等造假原料，在这间出租民房内，李某用醋酸、自来水、焦糖色素、甜酸素、防腐剂等原料，就能直接勾兑出"食用醋"。

7.10.1　酱油类调味品的卫生及管理

1）原料的卫生及管理

不得使用变质或未去除有毒物质的原料来加工制作酱油类调味品；大豆、脱脂大豆、小麦、麸皮等必须符合《食品安全国家标准粮食》（GB 2715—2016）的规定；生产用水应符合《生活饮用水卫生标准》（GB 5749—2006）；不得用味精废液配制酱油。

2）添加剂的卫生及管理

防腐剂和色素的使用必须符合《食品添加剂使用标准》（GB 2760—2014）。

焦糖色素的卫生问题：生产酱油时产生酱色的主要物质是焦糖色素，我国传统的焦糖色素是用食糖加热聚合生成的一种深棕色色素，是安全的。如果以加胺法生产焦糖色素，不可避免地会产生4-甲基咪唑，这是一种可引起人和动物惊厥的物质。因此，严格禁止以加胺法生产焦糖色素。

化学法生产酱油的卫生问题：以化学法生产酱油时用于水解大豆蛋白质的盐酸必须是食品工业用盐酸，并限制酱油中砷、铅的含量，分别为小于或等于0.5毫克/千克、小于或等于1毫克/千克。用化学法生产酱油，需经省级食品卫生监督部门批准。

3）人工发酵酱油的曲霉菌种管理

生产人工发酵酱油所接种的曲霉菌是专用曲菌，是一种不产毒的黄曲霉菌。鉴于黄曲霉菌产毒的不专一性和变异性，需定期对菌种进行筛选、纯化和鉴定，防止杂菌污染、菌种退化和变异产毒。使用新菌种时，应按《新资源食品卫生管理办法》进行审批后，方可投产。限定酱油中黄曲霉毒素 B_1 的含量小于或等于5微克/千克。

4）酱油的防腐与消毒

酱油含丰富的可被微生物利用的营养物质和水分。在较高温度下，产膜性酵母菌的污染，酱油表面会生成一层白膜，使酱油失去食用价值，因此酱油的生产、包装、消毒、灭菌极为重要。酱油生产应采用机械化、密闭化生产系统，压榨或淋出的酱油必须先经加热灭菌，然后注入沉淀罐储存沉淀，取其上清液灌装。酱油的消毒多采用高温巴氏消毒法，即85℃、90℃瞬间灭菌，灭菌后的酱油需符合《酱油卫生标准》（GB 2717—2003）的规定。对容器，特别是回收瓶、滤布等可采用蒸煮或漂白粉上清液消毒，为卫生安全，应不使用回收瓶而提倡采用一次性独立小包装。此外，酱油生产人员必须例行每年至少一次的健康检查，以排除痢疾、伤寒、病毒性肝炎等消化道传染病、活动性肺结核、化脓性或渗出性皮肤病等疾病，以保证酱油的卫生质量。

5）酱油中的食盐浓度

《酱油卫生标准》（GB 2717—2003）规定食盐浓度不得低于15%。所用食盐必须符合《食用盐卫生标准》（GB 2721—2003）的规定。

6）酱油中的总酸度

酱油、酱应有一定的酸度。当酱油或酱制品受微生物污染时，其中的糖可被微生物发酵成有机酸，使酱油或酱的酸度增加，这意味着酱油的酸败。酸败的酱油品质下降，甚至失去食用价值。因此，《酱油卫生标准》规定其总酸度应小于或等于2.5克/100毫升。

7.10.2 食醋的卫生及管理

食醋因具一定的酸度（3%～5%），对不耐酸的细菌有一定的杀菌能力。但生产过程可污染醋虱和醋鳗，耐酸霉菌也可在醋中生长而形成霉膜，故食醋常添加防腐剂。

食醋生产按《食醋厂卫生规范》（GB 8954—1988）执行。规范的内容包括生产原料采购、运输、储藏的卫生，工厂设计及设施的卫生，工厂的卫生管理，个人卫生与健康要求，生产过程中的卫生,产品出厂前的卫生与质量管理以及产品储藏、运输的卫生管理等。符合《食醋卫生标准》(GB 8954—1988)的产品方可出厂销售:

①原料。生产食醋的粮食原料应无霉变、无杂质及无污染,符合《食品安全国家标准粮食》(GB 2715—2016);生产食醋的用水需严格执行《生活饮用水卫生标准》(GB 5749—2006);添加剂的使用应严格执行《食品添加剂使用标准》(GB 2760—2014)。

②发酵菌种。食醋生产用发酵菌种应定期筛选、纯化及鉴定。菌种的移接必须按无菌操作规范进行,种曲应储藏于通风、干燥、低温、洁净的专用房间,以防霉变。

③容器、包装。食醋含酸,具一定的腐蚀性,故不可用金属或普通塑料容器酿造或存放食醋,以防止金属或塑料单体毒物溶出;包装瓶应清洗、消毒,包装后应消毒灭菌以防止二次污染。

7.10.3　食盐的卫生及管理

食盐的主要成分是氯化钠,包括海盐、地下矿盐或以天然卤水制成的盐。以化学工业的副产品生产的工业盐,因不可食用,不包括在内。

1)井盐、矿盐的卫生

矿盐中的硫酸钠含量通常过高,使食盐有苦涩味,并影响食物的吸收,应经脱硝法除去。此外,矿盐、井盐还含有钡盐,钡盐是肌肉毒,长期少量食入可引起慢性中毒,临床表现为全身麻木刺痛、四肢乏力,严重时可出现弛缓性瘫痪。《食盐卫生标准》(GB 2721—2003)规定钡的含量应小于 20 毫克/千克。

2)精制盐中的抗结剂

食盐常因水分含量较高或遇潮而结块,传统的抗结剂是铝剂,现已不用,目前食盐的抗结剂主要是亚铁氰化钾,其最大使用量为 0.005 克/千克。

3)营养强化食盐的卫生

按营养强化剂的卫生标准,碘盐中碘化钾的量为 30～70 毫克/千克。目前市售碘盐在生产时通常以 40 毫克/千克进行强化,此量稍高于碘的推荐供给量,这是因为已考虑到碘盐在储藏时碘化钾的分解及碘挥发的损失。

任务 11　转基因食品的卫生安全问题

【案例导入】

卖转基因食品应设专柜

2017 年黑龙江省食品药品监督管理局发布《关于进一步加强转基因食品安全监管工作的

通知》。通知要求严格按照法律法规要求对转基因食品进行标识标注或明示,依法加强对食品生产经营者生产经营转基因食品的监督管理。条例规定:"餐饮服务提供者使用转基因食品作为食品原料加工食品的,应当在经营场所显著位置进行明示。"

在食品生产加工环节,要对以大豆、玉米、油菜籽、番茄等转基因食用农产品及其加工品、转基因食品为原辅料生产加工食品的,要严格监督企业落实索证索票及进货查验记录等制度并记录,对其原辅料、半成品及成品要专门储存,显著标示,专人管理和记录。

在食品销售环节,要对销售的转基因食用农产品和食品设立专柜或者专区,并在显著位置进行明示。明示可采取设置标示牌或标示语方式,放置或粘贴在专柜、专区的显著位置。标示牌或标示语要标明"转基因食用农产品专柜(专区)""转基因食品专柜(专区)"字样。

7.11.1　转基因食品的概念

转基因是利用现代分子生物技术,将某些生物的基因转移到其他物种中去,改造生物的遗传物质,使其在形状、营养品质、消费品质等方面向人们所需要的目标转变。以转基因生物为直接食品或为原料加工生产的食品就是转基因食品。根据原料来源,可将转基因食品分为植物源、动物源和微生物源三类。植物源转基因食品发展最快,据估计其每年以17.3%的速度增加。

7.11.2　转基因食品的安全性

转基因食品已在不知不觉中摆上了我们的餐桌。其食用安全性问题主要包括以下几个方面:

①转基因能产生不可预见的生物突变,可能会在食品中产生较高水平的和新的毒素,从而可引起人类急慢性中毒或产生致癌、致畸或致突变作用。

②转基因食品中可能含有使人体产生致敏反应的物质,可使人类机体产生变态反应或过敏反应。目前,已有儿童因饮用转基因大豆豆浆而产生过敏反应的报道。

③转基因食品的营养价值可能与非转基因食品显著不同,长期食用转基因食品可能会对人体健康产生不利影响。转基因食品中的主要营养成分、微量营养成分及抗营养因子的变化,会降低食品的营养价值,使其营养结构失衡,并可能影响人体的抗病能力。

④转基因技术采用耐抗菌素(如卡那霉素)基因来标示转基因化的农作物,这就意味着农作物带有耐抗菌素的基因。这些基因通过细菌影响人体。

7.11.3　转基因食品的安全评价

加强对转基因食品安全管理的核心和基础是安全性评价。目前,国际上对转基因食品的安全评价遵循以科学为基础、个案分析、实质等同性和逐步完善的原则。安全评价的主要内容包括毒性、过敏性、营养成分、抗营养因子、标记基因转移和非期望效应等。在"973""863"等科技计划中,我国科学家以水稻、鱼等为对象,重点研究转基因食品对人体健康影响的预测毒理学和建立食物过敏人群血清库等关键科学问题。

7.11.4 国外转基因食品管理的现状

在对待转基因食品方面,欧盟和美国的态度代表了目前争论的两个极端。欧盟的基本政策是,只要不能否认其危险性,就应该限制。而美国主张,只要科学上不能证明其危险性,就不应该限制。为确保基因工程技术更好地为社会可持续发展服务,世界上多数国家对转基因技术,特别是转基因食品持慎重态度,很多国家专门为转基因食品制定了相关法规和管理制度。

如欧盟不仅规定必须建立明确的转基因生物、食品和饲料的渊源体系,要求生产商追踪记录转基因产品从生产到销售、从农场到餐桌的全过程,并发布有关信息,而且要求所有转基因食品都必须加贴标签,无论成品中是否含有转基因 DNA 片段或转基因蛋白质。对于常规食品,其转基因含量阈值不得超过 0.9%,超过不准进入市场销售。在此阈值内,必须标明"该产品含有转基因成分"或"由转基因产品制成"。2006 年 4 月,欧盟委员会出台新规定,在审批新的生物技术食品时,执行更为严格的审批程序。

7.11.5 我国对转基因食品的对策

我国对转基因食品采取的对策包括两个方面:一方面,必须尽快提高我国的监控技术水平,对进口的转基因农产品的特性、危害性进行严格及时的检查和监控。另一方面,应通过法律法规的形式,对进入我国的转基因产品进行规范化管理。目前,我国已经对农业转基因生物的研究、试验、生产、加工、经营和进出口活动实施全面管理。

2017 年,我国先后出台了《农业转基因生物管理条例》《农业转基因生物进口安全管理办法》《农业转基因标识管理办法》和《农业转基因生物安全评价管理办法》。

【情景回顾】

对于"地沟油",消费者要学会感官鉴别。根据经验,实用植物油一般通过看、闻、尝、听、问 5 个方面即可鉴别。

一看。看透明度,纯净的植物油呈透明状,在生产过程中如混入了碱脂、蜡质、杂质等物,透明度会下降;看色泽,纯净的油为无色,在生产过程中如油料中的色素溶于油中,油才会带色;看沉淀物,其主要成分是杂质。

二闻。每种油都有各自独特的气味。可以在手掌上滴一两滴油,双手合拢摩擦,发热时仔细闻其气味。有异味的油,说明质量有问题,有臭味的很可能就是地沟油,若有矿物油的气味更不能买。

三尝。用筷子取一滴油,仔细品尝其味道。口感带酸味的油是不合格产品,有焦苦味的油已发生酸败,有异味的油可能是"地沟油"。

四听。取油层底部的油一两滴,涂在易燃的纸片上,点燃并听其响声。燃烧正常无响声的是合格产品;燃烧不正常且发出"吱吱"声的,水分超标,是不合格产品;燃烧时发出"噼啪"爆炸声,表明油的含水量严重超标,而且有可能是掺假产品,绝不能购买。

五问。问商家的进货渠道,必要时索要进货发票或查看当地食品卫生监督部门抽样检测报告。

思考题

1. 简述粮食的主要卫生问题及卫生管理。
2. 简述果蔬的主要卫生问题及卫生管理。
3. 简述畜肉的主要卫生问题及卫生管理。
4. 简述鱼类的主要卫生问题及卫生管理。
5. 简述奶制品的主要卫生问题及卫生管理。
6. 简述转基因食品的卫生安全问题。

单元 8

餐饮卫生管理

【情景引入】

家长总担心孩子在学校食堂用餐卫生不达标，但惠州市惠东县平山中学的家长却相当放心。9 月 21 日，广东省食品药品监督管理局组织媒体走访"新闻媒体走基层"系列活动第二站——惠州，记者们参观了惠东县平山中学的食堂，这里有"明厨亮灶"升级版——"智慧阳光厨房"视频监管系统，利用手机 APP 就可全方位把控学校食品从采购、保存、加工、管理全过程。不仅监管部门可随时了解情况以消除隐患，同时也让食品监管工作公开透明。

餐饮卫生问题是所有消费者都关心的，那么餐饮卫生到底需要做到哪些呢？

请认真学习本单元，找到答案。

【能力目标】

1. 掌握餐饮从业人员的个人卫生要求。
2. 熟悉餐厅服务员在服务中的卫生要求。

【知识目标】

1. 了解餐饮场所选址、布局和设施的卫生要求。
2. 熟悉厨房卫生管理的具体内容。
3. 掌握食品原料储存的卫生管理方法。

餐饮业是指通过即时加工制作、商业销售和服务性劳动等手段,向消费者提供食品、消费场所和设施的食品生产经营行业,包括餐馆、小吃店、快餐店、食堂等。餐饮业是食品生产经营企业的重要组成部分,保证餐饮业的食品安全是食品安全监督管理的一项重要工作。

任务1　餐饮环境卫生管理

【案例导入】

广东东莞某五星级酒店厨房臭气冲天

为防止在国庆期间发生食物中毒事故,东莞市卫生监督所在2007年9月20日检查了该市学校、工厂食堂和酒店厨房的卫生状况。执法人员检查发现,市区一所初中学校食堂卫生状况极佳,深表赞许。而随后检查的一家著名五星级酒店的厨房卫生状况令人担忧,厨房污水排放竟是明渠,污水从一张堆放一盘盘菜肴的桌子下流过,散发着阵阵臭气。

8.1.1　餐饮场所卫生管理

1)餐饮场所概述

餐饮场所是指通过即时加工制作、商业销售和服务性劳动,向消费者专门提供各种酒水、食品、消费场所和设施的食品生产经营场所。简单来说,餐饮场所是指与食品加工、经营直接或间接相关的场所。

2)餐饮场所的分区

餐饮场所可以分为食品处理区、非食品处理区和就餐场所。

(1)食品处理区

食品处理区是指食品粗加工、切配、烹调和备餐场所、专间、食品库房、餐用具清洗消毒和保洁场所等区域,分为清洁操作区、准清洁操作区、一般操作区。

①清洁操作区。

清洁操作区是指为防止食品被环境污染,清洁要求较高的操作场所,包括专间、备餐场所。专间是指处理或短时间存放直接入口食品的专用操作间,包括凉菜间、裱花间、备餐专间等。备餐场所是指成员的整理、分装、分发、暂时置放的专用场所。

②准清洁操作区。

准清洁操作区是指清洁要求次于清洁操作区的操作场所,包括烹调场所、餐用具保洁场所。烹调场所是指对经过粗加工、切配的原料或半成品进行煎、炒、炸、焖、煮、烤、烘、蒸及其他热加工处理的场所。餐用具保洁场所是指对经清洗消毒后的餐饮用具和接触直接入口的工具、容器进行存放并保持清洁的场所。

③一般操作区。

一般操作区是指其他处理食品和餐具的场所,包括粗加工操作场所、切配场所、餐用具清洗消毒场所和食品库房。粗加工操作场所是指对食品原料进行挑拣、整理、解冻、清洗、剔除不可食用部分等加工处理的操作场所。切配场所是指把经过粗加工的食品进行洗、切、称量、拼配等加工处理成为半成品的操作场所。餐用具清洗消毒场所是指对餐饮用具和接触直接入口食品的工具、容器进行清洗、消毒的操作场所。食品库房是指专门用于储藏、存放食品原料的场所。

（2）非食品处理区

非食品处理区是指办公室、厕所、更衣场所、非食品库房等非直接处理食品的区域。

（3）就餐场所

就餐场所是指供消费者就餐的场所,但不包括供就餐者专用的厕所、门厅、大堂休息厅、歌舞台等辅助就餐的场所。

3）餐饮场所选址、布局和设施的卫生要求

（1）餐饮场所选址卫生要求

①不得设在易受污染的区域,应选择地势干燥、有给排水条件和电力供应的地区。

②应距粪坑、污水池、垃圾场（站）、旱厕等污染源 25 米以上,并应设置在粉尘、有害气体、放射性物质和其他扩散性污染源的影响范围之外。

③应同时符合规划、环保和消防的有关要求。

（2）餐饮场所布局卫生要求

①建筑结构坚固耐用、易于维修和保持清洁,应能避免有害动物的侵入和栖息。

②食品处理区均应设置在室内。

③食品处理区应按照原料进入、原料处理、半成品加工、成品供应的流程合理布局,食品加工处理流程宜为生进熟出的单一流向,并应防止在存放、操作中产生交叉污染。成品通道、出口与使用后的餐饮用具回收通道、入口均宜分开设置。

④食品处理区域应设置专用的粗加工（全部食用半成品原料的可不设置）、烹调（单纯经营火锅、烧烤的可不设置）和餐用具清洗消毒的场所,并应设置原料和（或）半成品储存、切配及备餐（酒吧、咖啡厅、茶室可不设置）的场所。制作现榨果蔬汁和水果拼盘的,应设置相应的专用操作场所。进行凉菜配制、裱花操作等操作的,应分别设置相应专间。

⑤食品处理区宜设置独立隔间的场所。

⑥食品处理区的面积应与就餐场所面积、供应的最大就餐人数相适应,各类餐饮业食品处理区与就餐场所面积之比、切配烹饪场所面积宜符合相关规定。

⑦粗加工操作场所内应至少分别设置动物性食品和植物性食品的清洗水池,水产品的清洗水池宜独立设置。各类水池应以明显标志标明其用途。

⑧烹调场所食品加工如使用固体燃料,炉灶应为隔墙烧火的外扒灰式,避免粉尘污染。

⑨拖把等清洁工具的存放场所应与食品处理区分开,集体用餐配送单位和加工经营场所面积 500 平方米以上的餐馆和食堂宜设置独立隔间。

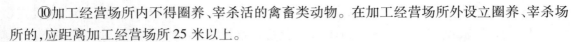

⑩加工经营场所内不得圈养、宰杀活的禽畜类动物。在加工经营场所外设立圈养、宰杀场所的,应距离加工经营场所25米以上。

（3）餐饮场所设施卫生要求

①地面与排水卫生要求。第一,食品处理区地面应用无毒、无异味、不透水、不易积垢等材料铺设,且应平整、无裂缝。第二,粗加工、切配、餐用具清洗消毒和烹调等需经常冲洗的场所、易潮湿场所的地面应易于清洗、防滑,并应有一定的排水坡度及排水系统。排水沟应有坡度,保持通畅,便于清洗,沟内不应设置其他管路,侧面和底面接合处宜有一定弧度,并设有可拆卸的盖板。排水的流向应由高清洁操作区流向低清洁操作区,并有防止污水逆流的设计。排水沟出口应有防止有害动物侵入的设施。第三,清洁操作区内不得设置明沟地漏,应能防止废弃物流入及浊气逸出(如带水封的地漏)。第四,废水应排至废水处理系统或经其他适当方式处理。

②墙壁与门窗卫生要求。第一,食品处理区墙壁应采用无毒、无异味、不透水、平滑、不易积垢的浅色材料构筑。其墙角及柱角间宜有一定的弧度,以防止积垢和便于清洗。第二,粗加工、切配、餐用具清洗消毒和烹调等需经常冲洗的场所、易潮湿场所应有1.5米以上的光滑、不吸水、浅色、耐用和易清洗的材料(例如瓷砖、合金材料等)制成的墙裙,各类专间应铺设到墙顶。第三,食品处理区的门、窗应装配严密,与外界直接相通的门、窗应设有易于拆下清洗且不生锈的防蝇纱网或设置空气幕,与外界直接相通的门和各类专间的门应能自动关闭。窗户不宜设室内窗台,若有窗台,台面应向内侧倾斜(45°以上)。第四,粗加工、切配、烹调、餐用具清洗消毒等场所和各类专间的门应采用易清洗、不吸水的坚固材料制作。第五,供应自助餐的餐饮单位或无备餐专间的快餐店和食堂,就餐场所窗户应为封闭式或装有防蝇、防尘设施,门应设有防蝇、防尘设施,以设空气幕为宜。

③屋顶与天花板卫生要求。第一,加工经营场所的天花板的设计应易于清扫,能防止害虫隐匿和灰尘积聚,避免长霉或建筑材料的脱落等情形发生。第二,食品处理区的天花板应选用无毒、无异味、不吸水、表面光洁、耐腐蚀、耐温、浅色材料涂覆或装修。天花板与横梁或墙壁接合处宜有一定弧度;水蒸气较多场所的天花板应有适当的坡度,在结构上减少凝结水滴落。清洁操作区、准清洁操作区及其他半成品、成品暴露场所屋顶若为不平整的结构或有管道通过,应加设平整、易于清洁的吊顶。第三,烹调场所天花板离地面宜在2.5米以上,小于2.5米的应采用机械通风使换气量符合《饮食建筑设计规范》要求。

④供水设施卫生要求。第一,供水应能保证加工需要,水质应符合《生活饮用水卫生标准》(GB 5749—2006)规定。第二,不与食品接触的非饮用水(如冷却水、污水等)的管道系统和食品加工用水的管道系统,应以不同颜色明显区分,并以完全分离的管路输送,不得有逆流或相互交接现象。

⑤通风排烟设施卫生要求。第一,食品处理区应保持良好通风,及时排除潮湿和污浊的空气。空气流向应由高清洁区流向低清洁区,防止食品、餐饮具、加工设备设施污染。第二,烹调场所应采用机械排风。产生油烟的设备上部,应加设附有机械排风即油烟过滤的排气装置,过滤器应便于清洗和更换。第三,产生大量蒸汽的设备上方除应加设机械排风外,还宜分隔成小间,防止结露并做好凝结水的引泄。第四,排气口应装有易清洗、耐腐蚀的可防止有害动物侵入的网罩。第五,用空调设施进行通风的,空气符合就餐场所的基本卫生要求。

⑥防尘防鼠防虫害设施卫生要求。第一，加工经营场所门窗应设置防尘防鼠防虫害设施。第二，加工经营场所必要时可设置灭蝇设施。使用灭蝇灯的，应悬挂于距地面2米左右的高度，且应与食品加工操作保持一定距离。第三，排水沟出口和排气孔应有网眼孔径小于6毫米的金属格隔栅或网罩以防鼠。

⑦采光照明设施卫生要求。第一，加工经营场所应有充足的自然采光或人工照明，食品处理区工作面不应低于220 lx，其他场所不应低于110 lx。光源应不至于改变食品的天然颜色。第二，安装在食品正上方的照明设施宜使用防护罩，以防止破裂时玻璃碎片污染食品。

⑧废弃物暂存设施卫生要求。第一，食品处理区内可能产生废弃物或垃圾的场所均设有废弃物容器。第二，废弃物容器应配有盖子，以坚固不透水的材料制造，能防止有害动物的侵入、不良气味或污水的溢出、内壁应光滑以便于清洗。第三，在加工经营场所外适当地点宜设置废弃物临时集中存放设施，其结构应密闭，能防止害虫进入、滋生且不污染环境。

⑨洗手消毒设施卫生要求。第一，食品处理区内应设置足够数目的洗手设施，其位置应设置在方便从业人员的区域。第二，洗手消毒设施附近应设有相应的清洗、消毒用品和干手设施。员工专用洗手消毒设施附近应有洗手消毒方法标志。第三，洗手设施排水应具有防水逆流，防有害动物侵入及臭味产生的装置。第四，洗手池的材质应为不透水的材料（包括不锈钢或陶瓷等），结构应不易积垢并易于清洗。第五，水龙头宜采用脚踏式、肘动式和感应式等非手动开关或可自动关闭的开关，并宜提供温水。第六，就餐场所应设有供就餐者使用的专用洗手设施。

4）厨房卫生管理

厨房卫生管理是餐饮卫生管理的中心环节和厨房管理的重要内容之一。根据餐饮企业的营业特点和厨房工作特征，厨房的布局属于典型的流程型布局，设计时一般采用确定生产单元并对各单元间材料流量进行合理化布局的方法，按照这种方法的要求，首先要确定生产所必需的生产单元，即对生产组织进行合理的划分。一般餐饮企业所需的生产单元有炒灶区、打荷区、切配区、蒸灶（柜）区、粗加工区、冷冻区、冷藏区、干藏区、凉菜间、点心房、临时储藏区、原材料接收验货区、烧烤区以及明档等。还有厨房辅助设计的洗碗间、点菜台、备餐间、水产展示柜等。下面讲述几个重要生产单元的卫生管理。

（1）粗加工间（洗菜间）卫生管理

①每日清扫作业区域，地面、水池应用扫帚清扫后再用干净拖把从里到外拖净，墙面、台面用半湿抹布擦拭干净，使地面、墙面干净明亮、无油污、无垃圾杂物。

②待加工的食品原料进行感官卫生检验，对不合格的食品原料予以退回。

③蔬菜、水果经择选去除老叶、黄叶、虫叶及不可食用部分后，进行初洗、浸泡，再用流水洗净，择洗后的蔬菜应干净、无泥沙、无昆虫、无杂物、无烂叶，并用专用筐具盛放、分类码放、整齐有条理，肉类应清除污秽不洁、有害腺体或变质等不可食用的部分，洗净后装专用盛具供切配用，水产品除鳞、内脏或贝壳，用流水清洗干净后盛于专用容器，摘除的废弃物投放到指定位置的专用垃圾桶内。

④需要解冻的原料，一是保持解冻水池、洗涤水池的卫生；二是采用正确的方法解冻；三是

解冻原料按不同品种要求分类解冻,切不可混在一起解冻。

⑤易腐败变质的原料,要缩短加工时间,以保持原料的新鲜度。加工后的原料应分别盛装,再用保鲜膜封存,放入相应冷库待用。食品原料放入冷库后,应分类摆放在不同的食品架上,以便于取用。冷库要及时清除地面的污渍、积水,定时整理食品架,食物不得超期存放。一般来说,当天需取用的原料应存放于冷藏库(2~5 ℃),存放时间不超过24小时,需储存较长时间的原料则应标明日期存放于冻藏库内(−23~−18 ℃),原料应遵循"先存先用"的原则,不随意取用。

⑥各类食品机械,如锯骨机、刨片机、绞肉机、去皮机等使用完毕后,应去除食物残渣,及时清洁,使之处于最佳使用状态。

(2)配菜间卫生管理

①每日开餐前,彻底清扫配菜间,保持卫生清洁。工作厨台、橱柜下内侧及厨房死角,应注意清扫。

②需冷藏保鲜原料应分类放入冰箱内,每日开餐前检查原料是否变质。配菜中注意原料的卫生状况和新鲜度,以保证原料质量。

③食物应在工作台上料理操作,并将生、熟食物分开处理。

④菜品加工时,应先洗后切,保证品质和营养。

⑤在开启罐头食品时,首先要把罐头表面清洁一下,再用专用开启刀打开,切忌用其他工具,避免金属或玻璃碎片掉入。破碎的玻璃罐头食品不能食用。

⑥刀、砧板、抹布、配菜盘等用具要清洁,做到干净、无污渍、无异味。砧板使用完毕后,应先刮掉残渣再洗干净,然后用热碱水冲烫,并注意每周用酒精消毒两次。菜刀用毕,先用磨刀石磨利后清洗干净,再用干抹布擦净并抹上油。

(3)冷菜间

①冷菜间应单独配置,做到"五专":专室、专人、专工具、专消毒、专冷藏。

②每日清扫冷菜间,冷菜间的地面应无水迹,无油污,无杂物;冰柜、工作台、存放架等设备及墙角无卫生死角;抽油烟机、换气装置无较重油污;垃圾桶的四周及地面、墙面无油污,垃圾桶加盖,垃圾不得放在地上;随时清理操作台杂物,保持操作间干净。

③冷菜间在营业之前、之后均需紫外线灯杀菌20分钟;刀、砧板、餐具等用具要彻底清洗,消毒后再使用;熟食架、冰箱每天清洗,每10天用热碱冲洗消毒1次;冰箱把手用消毒过的小方巾捆好,冰箱内的生、熟食品要分开放置;储存柜定期消毒。

④冷菜间员工应穿专制工作服上岗,进入操作间前员工的服装应消毒,其双手也应洗净消毒,并佩戴口罩。

⑤在冷盘切配操作时,应选用卫生、合格的食品原料,腐烂、过期和变质的原料均不得使用;在操作时应注意生熟食品的刀、砧板、盛器、抹布等严格分开,防止生熟食品交叉污染;拼盘用的香菜、胡萝卜等点缀物需先洗,而后消毒处理。

⑥营业结束后,各种调味汁和食品原料要放置在相应的冰箱内储藏,用具彻底清洗,归位摆放,工作台保持清洁、光亮、无油污。一些机械设备如切片机要拆卸清洗,彻底清除食物残渣,以防机械损坏和设备污染。

（4）点心间卫生管理

①点心间每日应清扫，地面无水迹、无油污、无杂物；冰柜、工作台、存放架等设备及墙角无卫生死角；垃圾桶四周及地面、墙面无油污、垃圾，垃圾桶应加盖，垃圾不得堆放在地上。

②保证各种食品原料和馅料的新鲜卫生；原料保管中注意生、熟分开。

③点心间不加工生食品，防止交叉污染；加工操作中随时清理操作台杂物，保持操作间整齐干净；刀、砧板、面案要保持清洁，抹布要白净，各种花色模具、面杖随用随清洁，以防面粉油脂等残留物腐败，影响用具的使用寿命和污染食品；搅面机、挂面机及其他机械使用完毕后，应及时清洗干净。

④营业结束后，清洗各类用具，归位摆放。蒸笼锅放尽水，取出剩余食物，用洁布擦净油污和水分，清除滴入笼底的油脂；烤箱切断电源，取出剩余食物，清洗烤盘、擦干水，使烤箱保持整洁、干净、无串味；清理灶面调料和用具，清洁灶面、吸烟罩。各类食品原料、馅料按不同储藏要求分别放入冰箱储藏。

（5）烹调热加工间卫生管理

①开餐前要将灶台、炒祸、手勺、笊篱等用品清洗干净，保持抹布的卫生。

②调味品应以适当容器盛装，使用后随即加盖，保证调味品、食品添加剂、油品的质量和卫生。

③食品原料在保证无污染或变质的前提下，要烧熟煮透，防止外熟里生。对烹制好的菜肴应用消毒后的碗碟盛装。在烹调操作尝试口味时应使用汤匙，保证烹调食品的卫生。

④生熟原料及制品要分开。厨房加工的半成品及熟食品，要与生原料分开存放，使用的一切用具、容器不能混用或串用，以防止加工好的熟食品再次受到生鲜原料中的细菌、寄生虫卵（虫）等的交叉污染。

⑤营业结束后，清洁台面、灶台、烤箱、蒸笼等设备，洗刷炒锅、汤锅、手勺等用具，清理调料，洗刷地面。灶台清除垃圾后用水清洗，灶前用半湿抹布擦净，使炉灶干净、明亮、无油污；炒锅用钢丝球洗净擦净后再用清水洗净，使炒锅干净、明亮、无锈迹，并将炒锅统一放置在炉口上；手勺用半湿抹布擦净，使手勺干净、无油污，并将手勺放在炒锅内，勺把朝后放；抹布用热碱水煮5分钟后再用清水洗净，晾晒于统一位置；调料及时更换，按实际用量添加，并加盖。

5）餐厅卫生管理

从饮食食品生产加工和销售的流程来看，餐厅服务是继厨房加工生产后的又一个重要环节，餐厅的卫生管理也是餐饮企业卫生管理的一项中心内容。

（1）餐厅卫生基本要求

①餐厅应光亮、宽敞和干燥，厅内布置要优雅美观，色调和谐，给进餐者创造一个舒适、清洁、愉快的环境。

②餐桌台布和餐巾要求干净、平整、洁白。一餐换一次台布，不得重复使用。

③餐具、茶具、酒具要保持洁净，无口纹、水纹、指纹。

④餐厅、宴会厅的温度。一级餐厅（宴会厅）夏季24～26 ℃，冬季20～24 ℃；二、三级餐厅夏季24～26 ℃，冬季20～24 ℃；四级餐厅夏季25～28 ℃，冬季22～24 ℃。

⑤餐厅、宴会厅的相对湿度。一级餐厅夏季 55% ~ 65% ,冬季 40% ~ 50% ;二、三级餐厅夏季 65% ,冬季 30% 。

⑥餐厅、宴会厅的噪声。一级餐厅小于 35 分贝;二、三级餐厅小于 40 分贝;四级餐厅小于 50 分贝。

⑦餐厅、宴会厅等的换气次数。餐厅、宴会厅为 10 ~ 12 次/小时,咖啡厅为 10 ~ 12 次/小时,酒吧间为 12 ~ 15 次/小时。

(2)餐厅日常卫生管理

餐厅是客人就餐的场所,其装饰、设施的清洁程度和维修状况对于食品经营的卫生管理和饭店的整体形象都是至关重要的。餐厅日常卫生工作应做到经常化、制度化、规格化,要坚持每日"小清洁",保持地面、桌面清洁,玻璃光亮,设备整洁;坚持每周"大清洁",清洁咨客台、账台及电话机,有计划地为家具、灯具、地面等清洁打蜡等,有计划、分批地清洗座椅和墙面。

地面卫生管理。餐厅地面一般为地毯或水磨石地面,其清洁程度应根据地面的性质和受污染的程度不同而有所区别。

一般地面:餐前、餐后将食物残渣汤汁清除干净,再用拖把湿拖干净即可。

地毯:需使用吸尘器和地毯清洗机以及专门的清洗剂进行清洁。豪华餐厅的地毯,每日需安排全面清洁保养,一般在夜晚停业之后或次日开餐之前进行。

①餐桌、餐椅卫生管理。每日营业前应彻底擦拭餐桌、餐椅,应注意餐桌边、桌腿、凳腿上的食物残渣。每次进餐完毕后必及时清除食物残渣,油腻桌面要先用碱水清洗,然后用清水清洗并擦干。清洁备有转盘的桌面时,应先取掉转盘,桌面、转盘清洁完毕后,再将转盘放好备用。使用沙发椅时,应在椅面上加布套,以利于经常洗涤和更换,保持干净。开饭前应将餐桌上的糖罐、抵杯、牙签盅、四味架擦净续满,并定期刷洗,保持其清净卫生。

②台布、餐巾卫生管理。台布和餐巾直接与客人口腔接触,关系到餐具卫生和客人的安全。每次进餐完毕后,必须翻台换上干净台布,保持餐桌卫生。禁止一块台布多次重复使用。每次更换下来的台布、餐巾应及时送洗涤间洗涤和消毒,熨平待用,同时注意保管时的卫生。餐巾在正式宴席上常折成各种口布花,一是显示宾主落座的次序和位置;二是装饰美化餐厅环境;三是起清洁卫生的作用。但应注意,每次在餐前由服务员折制成形插入玻璃杯,或摆入餐盘上操作时,一定要事先洗干净手,或戴上干净的白手套操作,以保证餐巾的卫生。餐巾纸应选用正规厂商产品,储存时应注意干净卫生,对启封剩余品要妥善保管,以免被污染而影响饭菜卫生。

③香巾卫生管理。所谓香巾就是在清洁卫生的小方巾上洒上香水。香巾主要是在餐前、餐后供客人擦掉脸上、嘴边和手上的灰尘、油污等,另外香巾还能起到提神、醒酒和清洁卫生的作用。香巾在每次用完后都要用洗涤剂清洗,并要用开水浸泡消毒,应注意开水浸泡时间,以保证杀灭香巾上的病菌,保持毛巾的干净卫生。

④工作台卫生管理。工作台是服务人员工作和存放饮料、酒水及其他所用物品的地方,要定期或不定期地进行打扫,使工作台内外和存放的物品及用具保持清洁卫生。要有防蟑螂措施,防止蟑螂滋生,污染食品及用具,影响菜肴卫生。

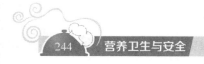

6）酒吧卫生管理

酒吧是专门为客人提供酒水饮料及其服务的场所。酒吧主要供应各种酒水饮料（如鸡尾酒等）及一些佐酒小吃（如果仁等），一般不提供用餐服务。

（1）空间布局设计要合理

酒吧在设计时要考虑到酒橱、酒台、酒具柜、洗涤槽和消毒池等用具的摆放位置和所占面积，以及客人的饮酒活动场所，做到布局合理，使用方便。并预留一定面积的储藏室、制冰间及酒吧工作人员更衣室、盥洗间和其他卫生设施间。

（2）通风采光要好

酒吧间保持室内空气流通和适度的室温是不可忽视的。按规定标准，室内气流在 0.1 ~ 0.5 米/秒，温度保持在 18 ~ 22 ℃ 最为适宜。另外，酒吧还要采光好，以便客人欣赏调酒师的调酒技艺。

（3）酒吧地面的清洁

酒吧柜台内地面多用大理石或瓷砖铺砌，每日要多次用拖把擦洗地面。酒吧柜台外的地方每日按照餐厅的清洁方法去做。

（4）酒吧吧台与工作台的清洁

吧台常由大理石及硬木制成，表面光滑，由于每天客人喝酒水时会弄脏或倒翻少量的酒水，在其光滑表面而形成点块状污迹。清洁时先用湿毛巾擦，再用清洁剂喷在表面擦抹至污迹完全消失为止，最后在吧台表面喷上蜡光剂，工作台是不锈钢材料，表面可直接用清洁剂或肥皂粉擦洗，清洁后再用毛巾擦干即可。

（5）酒吧柜台外区域的清洁

每日按照餐厅的清洁方法进行清洁。

（6）冰箱清洁

冰箱底部易形成油滑的沉积块，网隔层也会由于果汁和食物的翻倒而沾上污渍，故应经常清洁冰箱，可先用湿布和清洁剂擦洗干净污迹，再用清水抹干净。

（7）酒瓶与罐装饮料表层清洁

瓶装酒在散卖或调酒时，瓶里残留下的酒液会使酒瓶变得黏滑，特别是餐后甜酒，由于酒中含糖多，残留酒液会在瓶口结成硬颗粒状；瓶装或罐装的汽水啤酒饮料则由于长途运输仓储而表面积满灰尘，要用湿毛巾每日将瓶装及罐装饮料的表面擦干净以符合食品卫生标准。

（8）防蝇、防蟑螂措施

酒吧应有防蝇、防蟑螂的卫生设备，以防止有害昆虫污染饮料、糕点等食品。

7）库房卫生管理

①食品和非食品物品（不会导致食品污染的食品容器、包装材料、工具等物品除外）应分别设置库房或在同一库房的不同区域存放，不同区域应有明显的标识。库房内不得存放私人物品，无杂物及有毒有害物品。

②库房应以无毒、坚固的材料建成，除冷库外的库房应有良好的通风、防潮设施，使储存食品的品质劣化降至最低程度。库房内应设置数量足够的物品存放架，其结构及位置应能使储

藏的食品距离墙壁、地面均在10厘米以上,以利于空气流通及物品的搬运。库房地面、墙面、天花板应保持干燥卫生;墙角、货架角、办公桌等无污垢;抽风机及风口无污物;门窗、货架、灯泡、电线、开关盒、灭火器等清洁整齐。库房应有防尘、防蝇、防鼠设备,防止污染。每周进行定期货物清理、卫生清理、消毒、除臭,确保库房无过期变质物品,无鼠粪、鼠迹及污物。食品库房宜根据储存条件的不同分别设置,必要时设冷冻(藏)库,冷冻(藏)库应设可正确指示库内温度的温度计。

8)卫生间卫生管理

①卫生间不得设在食品处理区,而宜设置在出口附近。

②卫生间应采用冲水式,地面、墙壁、便槽等应采用不透水、易清洗的材料。

③卫生间厕所应设有效排气(臭)装置,并有适当照明,与外界相通的门窗应设置严密坚固、易于清洁的纱门及纱窗,外门应能自动关闭。

④卫生间排污管道应与食品加工经营的场所的排水管道分设,且有可靠的防臭气水封。

9)公共区域卫生管理

①地面无积水、菜叶、鼠粪、纸屑、饭粒、肉粒等垃圾,无臭味,下水盖无残缺。

②墙面和顶棚无灰尘、油污、孔洞,无脱落瓷砖,企业制度、标识等的张贴符合标准。

③灯泡、灯管、灭蝇灯、管道、电线表面无油污、灰尘、无脱落掉线。

④门窗、纱窗无油污、无灰尘、无破损;气罐、灭火器体身洁净、无油污。

⑤通道上不得放置障碍物。

⑥进货通道由专人管理,随时清理。

8.1.2　餐饮设备和器具的卫生管理

1)餐饮设备的卫生管理

餐厅和厨房常用设备有炒灶、油炸锅、炒锅,蒸锅(笼)、搅拌机、烤箱、洗碗机、微波炉、电磁炉、绞肉机、切片机、冰箱、操作台等。这些设备应符合以下卫生要求。

①设备所用材料应无毒无害,与食品接触无溶出现象;操作台一般用不锈钢或大理石台面,其放射性应符合国家标准。

②机械设备使用前,必须详细检查其是否符合卫生要求。

③荤、素加工时,必须全面清洁冲洗(刷)、保洁后再使用。严禁未经任何处理直接交叉连续使用,防止混味、污染。

④加工中注意安全。一是防火和煤气中毒;二是防触电,电器应防鼠咬破电线而短路;三是防外伤,如刀伤、烫伤。

⑤机械加工后,应及时擦洗和清理,防止设备内残留原料因变质而污染新的原料。设备的清洁卫生必须严格按照操作规程进行,由于各种设备有不同的特点,管理者在制定操作规程时应考虑:设备种类;清理时间;拆卸、洗刷、安装步骤;安装注意事项;洗刷、冲洗、消毒用的清洁剂和消毒剂的性质、数量和水温等。

⑥设备使用完毕保洁后,必须加盖防尘、防害,对设备加以保护,并保持机械使用场地的清洁、干燥。

⑦管理人员必须明确,设备和餐具的卫生程度取决于管理者对员工的要求以及员工的具体工作。因而制订设备卫生计划和各种设备洗涤操作规程并教育培训员工,是搞好设备、餐具卫生的关键。

2)各类餐饮设备的卫生管理

(1)加工原料用设备和工具的卫生管理

这类设备包括厨刀、案板、切菜机、绞肉机、拌面机等,因它们与生料直接接触,受微生物污染的可能性较高,故对这些设备、工具的洗涤、消毒就很重要。

①刀:生食及熟食使用的刀具应分开,避免熟食被污染;磨刀最好每周一次,至少每个月一次。不常使用的刀较干燥,宜涂上橄榄油(或色拉油)以防锈,再用报纸或塑料纸包裹收藏。

②砧板:砧板宜分熟食、生食使用,如果砧板痕迹太多,最好刨平再用。

③肉类切割、绞碎机:如切片机、绞碎机及输送带等均应使用不锈钢材料,不宜使用竹、木质等易生霉菌的材料制作,且每日应拆卸清洗。生锈部分可用15%的硝酸或市面上有售的除锈剂将锈去除后水洗。

④食用搅拌机、切菜机:使用后应立即清洗。清洗部分包括背部、轴部、拌打轴、基座,清洗后利用空气烘干。

⑤果汁机:在玻璃容器内加清水或温水(40 ℃),再加少许清洁剂后,约旋转10秒,使容器清洁干净,拆开零件洗净;除去水分晒干、收存。刮刀不可浸水,应在水龙头下冲洗,注意不要刮伤手。不可用洗剂药品(如溶剂、酒精),以免造成表面变色或涂料剥落。不可将水泼于基座上,电动机或开关泼水容易发生故障。

(2)烹调原料用设备和工具的卫生管理

对于这类设备的清洁卫生要求主要是控制不良气味的产生,并提高设备的效率。这类设备如果洗刷不净,在烹制食物时会产生大量油烟和不良气味,特别是油锅、烤箱、烤炉等,如不注意清理油垢和残渣,厨房内往往会油烟弥漫。同时油垢和食物残渣往往影响烹调效果,并会缩短设备的寿命。

①炉灶:开始清理前,将炉灶完全冷却,遮板以热又湿的布料擦拭;去除油脂,使用热的机器清洁水溶液冲净再拭干;表面烧焦物用金属丝制成的刷子刮除;热源采用湿布拭擦,不可浸入水中。火焰长度参差不齐时,可将炉嘴卸下,用铁刷刷除铁锈或用细钉穿通焰孔。

②烤箱:烤箱内部应用金属球或手刮刀清洗,不可用水清理。打开烤箱门,用蘸有厨房用清洁剂的泡棉或抹布去除污渍,用湿润抹布擦净,再用干抹布擦干;烤箱底部有烧焦的物质时,将烤箱加热再冷却,使坚硬物炭化,用长柄金属刮刀刮除干净;将烤箱内部用干抹布擦拭2~3分钟,再将水分完全去除,避免生锈。烤箱底部使用湿的清洁水溶性洗涤,再冲净、拭干,不锈钢更磨亮。

③微波炉:烹调完毕,应迅速用湿抹布擦拭;用泡绵洗净器皿及隔架;用软布擦拭表面机体;不可使用锐利的金属刷刷洗;也不可使用烤箱用的清洁剂、喷式玻璃清洁剂、化学抹布、溶

剂等擦拭,以避免机体上的字迹模糊或被锈蚀。

④油烟机:应该有自动门栅,温度过高时,能自动切断电源及导管以防火苗蔓延。应定时找专人清除油烟机管上的油渍。油烟罩应每日清洗。

⑤深油炸锅的清洗:内锅长柄刷擦洗,并用水和半杯醋冲净,煮沸5分钟,用水冲净并烘干,外部应擦拭或冲净。

⑥油炸器具:宜用中性清洁剂辅助清洗。油温温度计使用后也应用清洁剂洗净,用柔软干布擦干。

（3）冷藏设备的卫生管理

①冰箱:应按照内部储藏位置绘图,标明食物的位置与购入时间;冰箱应尽量少开,每开一次应将所需物一起取出,降低冰箱耗电及故障率;冰箱至少应每周清理一次;各类食物应用塑料袋包装或加盖冷藏,以防止其水分蒸发;冰箱非存物箱,食物要冷却加盖才能放进冰箱,且要留有空间使冷气流通;放入及取出饮料时,避免倾倒在冰箱内,以免使冰箱具有不良的气味。有些酸性饮料如柠檬汁还易使金属受到侵蚀。冰箱内最好放入冰箱脱臭器,消除冰箱内特殊食品的气味,净化箱内空气。

②冷冻柜:不可在太阳下直晒;冷冻柜内温度应保持在-18 ℃以下;食品应分小量包装后放入。

（4）清洁消毒设备的卫生管理

洗碗机、洗杯机、洗涤池皆属此类。保持这些机器、设备清洁卫生的重要性显而易见,但这在诸多企业里却常常被忽视,因为不少人认为只要在洗涤时使用清洁剂和消毒剂,这些设备也就必然清洁卫生。其实,这些设备在使用以后沾上污物和食物残渣,正是微生物生长繁殖的最佳场所。只有首先做到洗涤机械和设备清洁卫生,才能确保被洗涤的食具的清洁卫生。

（5）储藏和输送设备的卫生管理

橱柜、架子、推车等虽然不与食物直接接触,但却与餐盆、碗碟等食具直接接触,也应经常进行卫生消毒。

3）餐饮容器和餐具的卫生管理

（1）餐饮器具的种类

餐饮容器和器具使用的材料主要有纸、竹木、玻璃、塑料、陶瓷、金属材料等。传统的纸、竹木、玻璃一般对人无害。塑料的容器和餐具应使用聚乙烯、聚丙烯、聚苯乙烯、聚氯乙烯等可允许使用在食品中的材料,且材料应符合卫生要求。陶瓷、搪瓷及不锈钢等金属材料要求铅、镉等重金属含量须符合国家卫生标准。禁止用铅、锡作为容器,也不提倡用铜作为容器和炊具,因为铜可导致食物中的维生素C破坏,且铜绿（碱式碳酸铜）对人有毒。一般不用金属容器盛放醋和果汁,以免金属溶出。餐饮容器和餐具主要有锅、碗、瓢、盆、碟、壶等,名称不一,使用各异,但其清洁保养方法类似。

（2）餐饮器具的清洁

①分拣:主要是将不同种类的餐具分开,例如将炖部的汤煲、笼仔及粥部煲类分开,以及将不同大小规格的餐具分开。在分拣时,应先拣大碗、盘、煲仔等大餐具,后拣小碗、勺子等小餐

具。分拣时要轻拿轻放,减少破损,分拣后将不同类别餐饮器具分别放置在不同的洗水池清洗。

②刮渣:在正式清洗器具前应先将器具上的残渣污物刮干净,这样既可去除污物,又可提高化学洗涤剂的效果,降低洗涤剂需要浓度和缩短器具浸泡时间,这个过程和分拣可以说是同时进行的。

③洗涮:利用热碱水或经卫生部门批准使用的表面活性剂等进行洗涤洗涮,以去除器具上的大部分油渍污物。

④冲洗:用流动的清水冲掉餐具内外附着的残渣、油腻及洗涤剂。

(3)餐饮器具的消毒

①消毒的目的。碗、筷、碟、勺等餐具是饮食活动中的必需用品,大量调查资料表明,从这些餐具上常可检测出各种致病微生物。如果对餐饮器具不经常进行彻底的清洗和消毒,那么这些餐具就可能成为传播如甲型肝炎、痢疾、伤寒、结核病及食物中毒等疾病的媒介。因此做好餐饮器具的消毒对保证饮食者用餐安全和减少疾病传播至关重要。

②消毒的方法。物理消毒是指用湿热、干热、紫外线等物理因素达到消毒目的的方法,主要有煮沸消毒、蒸汽消毒、远红外线消毒和紫外线消毒。煮沸消毒是将洗净的餐具全部浸入沸水中煮沸 5 分钟以上即可达到消毒要求。这种方法效果可靠,简单易行,是广大餐饮企业普遍推行的一种方法;蒸汽消毒是将洗净餐具放入蒸汽消毒箱(柜)或蒸笼,蒸汽温度达到 95 ~ 100 ℃,持续蒸 15 ~ 30 分钟即可。这种方法也很可靠,有锅炉的适于采用;远红外线消毒是利用远红外线箱进行消毒,温度达到 120 ℃ 以上时持续 3 分钟即可达到消毒要求;紫外线消毒是利用紫外线灯对空气及台面进行消毒(距台面 1 米以内),紫外线强度不低于 70 微瓦/厘米^2,时间 30 分钟,可达到消毒要求。

化学消毒法是指用化学药物进行消毒的方法,使用的化学药物称为消毒剂。餐饮企业常用的消毒剂有漂白粉、次氯酸钙(漂粉精)、二氯异氰尿酸钠(优氯净)、二氧化氯、碘伏、新洁尔灭、乙醇等。化学消毒应注意的事项:使用的消毒剂必须是经过卫生主管机关批准的,且对操作人员无伤害,易于冲洗,消毒效果可靠;使用的消毒剂应在保质期限内,并在适当条件下储存;严格按规定浓度配制消毒液(固体消毒剂应先溶解再配制溶液),配好的消毒液应定时更换,一般每 4 小时更换一次,在消毒时如消毒浓度低于要求时也必须立即更换;餐具消毒时,应完全浸没于消毒液中,浸泡时间应足够长(至少 5 分钟),消毒后以洁净水将消毒液冲洗干净。

(4)餐饮器具的保洁

消毒后的餐饮器具要自然滤干或烘干,不应使用手巾、餐巾擦干,以避免再次被污染。消毒后的餐饮器具应及时放入专用密闭式餐具保洁柜(间)保存,避免再次受到污染。保洁柜内外洁净、干爽,不得存放其他物品。已消毒和未消毒的餐具(图 8-1)应分开存放,不应摆放在同一个储存柜内,在盛放消毒过的餐具储存柜上应有类似"已消毒"字样的明显标记。

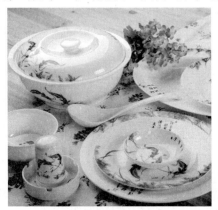

图 8-1 餐具卫生

（5）餐饮器具的卫生质量要求

餐饮器具经过清洁、消毒、保洁等程序后，应达到如下卫生质量要求：

①无缺口、无裂缝。金属和陶瓷器具表面亮洁，釉质无脱落，镀层无脱层。

②餐饮器具无污渍、油迹、水迹，光亮整洁。

③玻璃器皿光亮洁净。

④筷子色泽正常，不长毛。

⑤餐具清洗消毒后无异味（如洗涤剂、消毒液及其他食品的气味）。

⑥根据餐具的品种、规格进行分类，有序陈列，并分别贴上标识。

8.1.3　餐饮从业人员卫生管理

1）餐饮从业人员的健康要求

（1）持证上岗，定期检查

《中华人民共和国食品安全法》（以下简称《食品安全法》）第四十五条明确规定：食品生产经营人员每年必须进行健康检查。新参加工作和临时参加工作的食品生产经营人员必须进行健康检查，取得健康证明后方可参加工作。通过健康检查，一方面可以帮助个人及早发现疾病，便于及时治疗和早日恢复健康；另一方面也可以避免把疾病传染给广大消费者。《中华人民共和国食品安全法实施条例（2016 修订）》第二十三条规定，患有痢疾、伤寒、病毒性肝炎等消化道传染病（包括病原携带者），活动性肺结核、化脓性或渗出性皮肤病以及其他有碍食品卫生疾病的人员，不得参加接触直接入口食品的工作。

（2）出现疾病，立即停工

食品从业人员应建立每日晨检制度，有发热、腹泻、皮肤伤口或感染、咽部炎症等有碍食品安全病症的人员，应立即离开工作岗位，待查明原因并将有碍食品安全的病症治愈后，凭治疗单位出具的证明方可重新上岗。

2）餐饮从业人员的卫生知识培训

餐饮从业人员每年都要接受《食品安全法》和食品卫生知识培训以及职业道德教育，取得当地主管卫生行政部门签发的卫生培训合格证明后方可上岗。通过培训，从业人员懂得讲卫生的重要性，能自觉遵守各项操作卫生制度，防止食品污染，保障食品安全卫生。每年用于卫生培训的时间卫生管理干部不得少于 50 小时，一般员工不得少于 20 小时。学习内容主要包括三个方面，即国家卫生法规、职业道德和卫生知识、新进人员及临时工必须先学习卫生知识，经考核合格后才能上岗，即先培训后上岗，对于已在职的从业人员仍需进行卫生知识培训，并将培训情况记录在案。

3）餐饮从业人员的个人卫生

《食品安全法》规定，食品生产经营人员应经常保持个人卫生，生产、销售食品时，必须将手洗净，穿戴清洁的工作衣帽；销售直接入口食品时，必须使用售货工具。

（1）做到"四勤"

①勤洗手。保持手的清洁对餐饮从业人员非常重要，手在一天工作中接触的东西最多。接触直接入口食品的操作人员，在有下列情形时应洗手：开始工作前；处理食物前；上厕所后；处理生食物后；处理弄污的设备或饮食用具后；咳嗽、打喷嚏或擤鼻子后；处理动物或废物后；触摸耳朵、鼻子、头发、口腔或身体其他部位后；从事任何可能会污染双手活动（如处理货项、执行清洁任务）后。

②勤剪指甲。可防止污秽和细菌在指甲中留存。

③勤洗澡、勤理发。可减少身上出现异味而招致客人厌恶。

④勤洗换工作衣。工作中应穿戴清洁的工作衣帽；工作衣应以浅色为宜，每人应有2套以上，以便勤洗勤换。

（2）做到"八不"

①不得将头发外露，头发必须梳理整齐置于帽内。

②不得佩戴项链、戒指、手镯、手链、手表等饰物。

③不得留长指甲、涂指甲油。

④不得穿拖鞋或无跟露脚趾的凉鞋上班。

⑤不得将个人衣物和私人物品带入操作间。

⑥不得在工作场所吃东西、嚼口香糖、吸烟、扔烟头、随地吐痰。

⑦不得在操作间挖鼻孔、掏耳朵、剔牙，不得把双手插在裤子口袋里。

⑧不得面对食品打喷嚏、咳嗽或做其他可能污染食品的行为。

任务2　餐饮加工卫生管理

【案例导入】

小饭店就餐后头痛腹泻不止

在上海闵行区万源路宜山路口一家机械加工厂工作的辛先生和几个同事一起到工厂附近的小吃店吃饭，酒足饭饱回家之后，辛先生就开始感到阵阵头疼，腹泻不止，被送到医院治疗，几个同事也出现了相似症状。市医疗急救中心工作人员告诫说，夏天因食用不洁食物引发急性肠胃炎的病人逐渐增加，路边小店卫生状况相对较差，进餐时要多加注意。

8.2.1　食品原料采购的卫生管理

食品采购是保证菜品卫生的第一关，采购的食品及原料不符合卫生要求，就难以保证供应到餐桌上的食品是卫生的。

1）供货单位的要求

当前我国多数供货单位可送货上门。采购人员不论采购直接入口食品还是采购食品原料都必须弄清供货方的名称和地址,查明是否有卫生许可证,切不可图便宜省事,随便购进无证商贩送来的不合格食品。

2)采购食品及其原料应当按照国家有关规定索证

采购时应索取发票等购货凭据,并做好采购记录,便于溯源;向食品生产单位、批发市场等批量采购食品的,或向供货商直接批发采购的食品还应索取食品卫生许可证、检验(检疫)合格证明或者化验单;进口食品应索取口岸食品卫生监督检验机构出具的同批产品检验合格证书;索取的各种卫生证明应妥善保存,以便查验。

3)不得采购《食品安全法》第一百二十四条规定禁止生产经营的食品

有毒、有害、腐烂变质、酸败、霉变、生虫、污秽不洁、混有异物或者其他感官性状异常的食品;无检验合格证明的肉类食品;超过保质期限及其他不符合食品标签规定的定型包装食品;无卫生许可证的食品生产经营者供应的食品。

4)采购食品时应对食品进行感官检查

采购人员应把好食品检查关,所购食品及其原料应当无毒、无害,符合应有的营养要求,具有相应的色、香、味等感官性状,如采购定型包装食品,应查看食品包装标识内容是否齐全,如是否有品名、产地、厂名、生产日期、批号、规格、配方(或主要成分)、保质期限、食用方法等,食品包装标识必须清楚,容易辨识,在国内销售的食品须有中文标识。

5)食品定点采购

果蔬定点采购可减少农药等有毒有害物质的污染;肉类采购放心品牌,并索取检疫证明,确保食品原料新鲜卫生。各类定型包装食品尽可能选用知名度高的大型企业的产品,保证安全卫生。

6)严格控制采购数量

食品采购数量受餐饮企业营业需要、资金情况、仓库条件、现有库存量、原料特点、市场供应情况等因素的影响。库存过多,容易使原材料腐烂变质,采购数量不足,又无法满足餐饮企业的需要,形成缺货损失。一般来说,可以采用以销定购的方法,即采购食品应遵循用多少定多少的原则,以保证食品新鲜和卫生质量。

7)防止运输过程的污染

运输过程是常见的一个污染环节,特别是散装的直接入口食品,在运输过程中易受到容器、车辆及装卸人员手的污染。这些食品必须盛装在带盖的容器内运输,容器在使用前必须进行洗刷消毒。运输过程应防雨、防尘、防蝇、防晒。若为供货方送货,应对运输过程是否受到污染进行严格检查,如受到污染,收货方应拒绝收货。

8.2.2 食品原料储存的卫生管理

1)食品在入库前应由专人验收

入库前应查验产品包装、标识及一般卫生状况是否符合相关规定的索证要求和其他相关要求,核查所购产品与索取的有效凭证是否一致,并建立台账如实记录食品名称、规格、数量、供货商及其联系方式、进货时间等内容。

2)入库时做好登记

食品及食品原料入库时,要详细记录入库的产品名称、数量、产地、进货日期、生产日期、保质期、包装情况、索证情况,并按入库时间的先后分类存放,做到先进先出,尽量缩短储存时间,以避免储存时间过长而生虫、发霉。最好做成标牌挂在食品货架上,掌握食品进出的动态情况。

3)分门别类储存

库房内的各类食品,食品原料与成品、成品与半成品、生品与熟品、正常食品与卫生质量有缺陷的食品、短期存放与较长期存放的食品、具有异味的食品和易于吸收气味的食品,要分开存放并有明显标识;肉类、水产、蛋、乳等易腐食品要冷藏;冷库内不可存放腐败变质食品和有异味的食品。

4)隔墙离地存放

存放的食品应与墙壁、地面保持一定的距离,一般要求是离地 40～50 厘米,离墙 34 厘米,以利于通风换气。货架之间应有一定的距离,中间应留有通道。

5)食品库房内不得存放有毒有害物品

食品库内不得存放变质、有异味、污秽不洁的食品;不得存放私人物品和杂物;严禁存放化肥、农药、强酸、强碱、亚硝酸盐、洗涤剂等有毒有害物品,特别是外观与食品相似的有毒有害物品。

6)建立库存食品定期检验制度

要定期检查库存食品质量,随时掌握所储存食品的保质期,防止发生霉烂、软化、发臭、虫蛀、鼠咬。发现腐败变质、超保质期的食品应及时处理。处理前必须与正常食品分开存放并有明显标记,以防继续使用。

7)保持库房清洁

食品库房必须通风良好,门窗、地面、货架清洁整齐,库内有防潮、防尘、防蝇、防鼠设备;如是封闭式库房和设在地下室的库房还应有机械通风装置,防止食品发霉,库房应定期进行清洁消毒工作,冷库还要经常查看温度,并定期清扫和除霜。

8.2.3　食品原料加工卫生管理

1)原料的卫生要求

烹调加工所用的原料应保证新鲜。冷冻的肉、禽、水产应在室温下缓慢地彻底融解,已解冻的食品不应再冷冻,避免食物质量下降,造成微生物的感染。不得使用已经腐烂变质、酸败、霉变、生虫、污秽不洁、混有异物或者出现其他感官性状异常的食品原料。

2）食品初加工及切配卫生要求

①各种食品原料在使用前应洗净，动物性食品和植物性食品应分池清洗，水产品宜在专用水池清洗，禽蛋在使用前应对外壳进行清洗，必要时消毒处理。

②在进行初加工时（图 8-2），肉禽水产所用的刀、墩、案、盆、池等应与蔬菜用的分开，避免造成交叉污染。

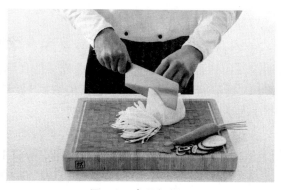

图 8-2 食品初加工

③易腐食品应尽量缩短在常温下的存放时间，加工后应及时使用或冷藏。

④切配好的半成品应避免污染，与原料分开存放，并应根据性质分类存放。

⑤切配好的半成品应按照加工操作规程，在规定时间内使用。

⑥已盛装的食品或半成品的容器不得直接置于地上，以防止食品污染。

⑦加工用容器、工具应符合餐用具卫生要求，生熟食品的加工工具及容器应分开使用并有明显标志。

3）食品原料热加工的卫生要求

热加工如控制不严，细菌性、化学性或有毒动植物食物中毒均可发生。

①加热前检查原料。如发现有腐败变质或其他感官异常，不得进行烹饪加工，也不得将回收后的食品（包括辅料）经烹饪加工后再次供应。

②彻底加热。从食品卫生角度讲加热就是对食品进行一次消毒灭菌。若加热不彻底，细菌将残留在食物内部，极易造成食物中毒或其他食源性疾病。一般认为食品的中心温度将达到 70 ℃以上。在加工大块肉类尤其是带骨肉或整只家禽时，应特别留意加热程度，防止里生外熟，扁豆、豆浆等植物性食品，含有天然毒素，需要经高温加热才能被破坏，若加热不彻底同样会引起食物中毒。

③生熟分开。即防止食品与生食品、直接食用食品与尚待加工食品的交叉污染，包括直接和间接的交叉污染。加工用的容器和用具应标上生熟标记，严防交叉使用。切忌把烹调后的食品盛放在原来盛生食物的容器里，这样极易引起食物中毒。菜点用的围边、盘花保证清洁新鲜，无腐败变质，不得回收后再用。

④热菜储存温度要合适。采用水浴保温或明火加热保温时，须把食品的温度保持在 60 ℃以上，保温温度低于这个温度，则可能加速细菌的生长繁殖。盛放在大容器的热菜散热较慢，降温时间较长，延长了食物在适合于细菌繁殖的温度范围内的存放时间。一旦食物中有耐热细菌芽孢残存或通过容器使食物再次受到污染，就会使食物变质甚至引起中毒，故热食品储存应避免使用过大容器。

⑤剩饭菜处理。热菜加工应做到尽量不剩或少剩，要想继续食用剩饭菜，必须妥善保存，凉透后方可入熟食专用冰箱冷藏保存，切不可暴露存放在室温下，再次食用剩饭菜前，必须彻底加热，不可掺入新的热食品中。

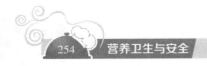

4）凉菜加工的卫生要求

凉菜经过加热或消毒后,再次与刀、案、容器接触,特别是频繁与手接触,受污染的机会多,食用前又不再加热,易引起食物中毒或其他食源性疾病。

（1）具备凉菜加工的硬件条件,能做到"五专"

①专人。固定厨师专门加工凉菜。

②专室。专为加工凉菜的加工间,不得加工其他食品,不得存放与凉菜加工无关的物品,专设洗手池和出菜窗口,把室温控制在25 ℃以下。

③专用工具。备齐专用的刀、砧板、盆、盘、抹布、墩等设备,严禁与其他部门的工具混用。

④专用消毒设备。凉菜间设有供工具、容器、手、水果、蔬菜洗刷消毒用的设备。

⑤专用冷藏设备。凉菜间内设足够的冰箱专供存放凉菜及所用的原料。这些条件是防止凉菜污染,保证凉菜卫生的硬件基础。

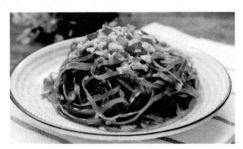

图 8-3　凉菜

（2）检查原料质量

制作凉菜的食品原料或成品（图 8-3）应是清洁、卫生、安全的,如发现有腐败变质或其他感官性状异常的,不得进行加工。

（3）保证切拼前的食品不被污染

①生的肉、禽、水产、蛋等动物性原料,必须在凉菜间外进行初加工、热加工,热加工时应注意烧熟煮透。加热后用于制作凉菜的熟食品应放在凉菜间冷却凉透,然后放入冰箱冷藏。切忌把热食品或未凉透的热食品直接放入冰箱,否则食品易腐败变质。冰箱所冷藏的食品不应超过两天。海蜇必须用净水反复冲洗后进凉菜间,使用前用开水烫,加食醋调拌处理。

②外购的熟肉制品应及时冷藏,当天进货当天用,隔夜的熟肉应重新加热后再食用,定型包装熟肉一定要在保质期内食用。

③水果、蔬菜必须放在凉菜间外,应择洗干净,再进凉菜间消毒后放入冰箱或直接切配。各种围边菜的加工要求与凉拌菜相同。冰箱应定期除霜,确实达到冷藏的温度,一般为 5 ℃左右。当冰箱断电或有故障时,对内存食品必须采取特殊处理措施。

（4）切拼过程严防食品污染

①凉菜间每餐（或每次）使用前应进行空气和操作台的消毒,使用紫外线灯消毒的,应在无人工作时开启 30 分钟以上。

②操作人员进入专间前应更换洁净的工作衣帽,并按照洗手消毒程序将手洗净、消毒,工作时宜戴口罩。操作人员在有下列情形时,应按照洗手消毒程序将手洗净、消毒:上厕所后;处理生食物后;处理弄污的设备或饮食用具后;咳嗽、打喷嚏或擤鼻子后;处理动物或废物后;触摸耳朵、鼻子、头发、口腔或身体其他部位后;从事任何可能会污染双手活动（如处理货项、执行清洁任务）后。

③凉菜间内应有专用的刀、砧板、盆、盘等工具和容器,用前应消毒,用后应洗净并保持清

洁。不能用切生食的刀和砧板切熟食和要拌的菜。

④制作凉菜所用的调味品的卫生也不能忽视,最好选用卫生安全、可直接食用的调味品,制作凉菜时最好多放些醋和蒜,既能调味又能杀菌。

(5)凉菜加工完毕应立即食用

凉菜、冷拼加工,制作与食用的时间越短,安全性越高,常温下凉菜冷拼放置4小时是十分危险的,故凉菜加工完毕应立即食用。剩余尚需食用的应存放于专用冰箱内冷藏或冷冻。无适当保存条件(温度低于60 ℃,高于10 ℃的条件),存放时间超过2小时的熟食品,需再次利用的应充分加热,加热前应确认食品未变质。

5)烧烤加工卫生要求

①烧烤加工前应认真检查待加工食品,发现有腐败变质或者其他感官性状异常的,不得进行加工。

②原料半成品应分开放置,成品应有专用存放场所,避免受到污染。

③烧烤时宜避免食品直接接触火焰和食品中油脂滴落到火焰上。

6)主食点心加工卫生要求

①要确保原料卫生,原料必须新鲜、无虫、无异物、无霉变、无酸败;肉馅已变质,应随用随加工。

②蒸米饭、炒米饭和米粉应做到尽量不剩,因为剩米饭和南方的米粉容易引起蜡样芽孢杆菌食物中毒,若有剩余应摊开凉透后冷藏,食用之前要彻底加热。

③不要把剩米饭掺到新蒸的米饭里。

④炒米饭应是新米饭,一定要翻炒均匀,彻底加热。

⑤未用完的点心馅料、半成品点心,应在冷柜内存放,并注意保质期限。

⑥奶油类原料应低温存放。水分含量较高的含乳、蛋的点心应当在10 ℃以下或60 ℃以上的温度条件下储存。

7)裱花操作卫生要求

①专间内应当由专人加工制作,非操作人员不得擅自进入专间。

②专间每餐(或每次)使用前应进行空气和操作台的消毒。使用紫外线灯消毒的,应在无人工作时开启30分钟以上,并做好记录。

③专间内应使用专用的设备工具、容器,用前应消毒,用后应洗净。

④蛋糕坯应在专用冰箱中冷藏。

⑤裱浆和经清洗消毒的新鲜水果应当天加工、当天使用。

⑥植脂奶油裱花蛋糕(如图8-4所示)储藏温度在(3±

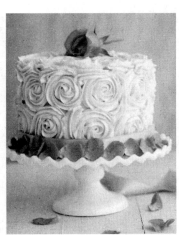

图8-4　裱花蛋糕

2）℃,蛋白裱花蛋糕、奶油裱花蛋糕、人造奶油裱花蛋糕储藏温度不得超过20 ℃。

8）鲜榨果汁和水果拼盘制作的卫生要求

①从事鲜榨饮料和水果拼盘制作的人员进行榨汁操作前应穿戴干净的工作衣帽,戴口罩,并洗手消毒。

②果蔬汁制作场所应有专用操作台,并配备有一整套专用的设备、工具和容器。每餐次使用前应消毒,用后应洗净并在专用保洁设施内存放。

③用于现榨饮料和水果拼盘的蔬菜、水果及谷类、豆类应新鲜,未经清洗干净的不得使用。已去皮、开膛的果蔬原料需清洗时,应使用冷开水、桶装饮用水或可直接饮用的水冲洗。经去皮、开膛等加工整理后的果蔬应及时使用。

④用于制作现榨饮料、食用冰等食品的水,应为通过符合相关规定的净水设备处理后或煮沸冷却后的饮用水。

⑤制作的现榨饮料不得掺杂、掺假及使用非食用物质。

⑥制作的现榨饮料和水果拼盘当餐用完,不得重复利用。

任务3　餐饮服务卫生管理

【案例导入】

服务员手指插入汤碗中挨顾客打

市民张先生在小吃店点了一碗鸭血粉丝汤,可服务员把汤端来时,张先生发现服务员的手指插入了汤里。为此,张先生很生气,与服务员大声争吵,最后还打了起来。

8.3.1　餐厅服务人员的卫生管理

1）餐厅服务人员必须持证上岗

按照国家法规,从事餐厅服务的人员和厨师等其他餐饮从业人员一样,必须在上岗前经卫生检疫部门对身体健康状况进行检查,符合健康标准的,发给从业人员健康证书才能上岗。患有肠道传染病、肝炎、肺结核、渗出性皮炎等传染病或携带有传染疾病病菌者,均不能从事餐厅服务工作。餐厅服务员也必须每年进行一次健康检查和参加食品卫生知识培训,工作中如发现有发热、腹泻、皮肤伤口或感染、咽部炎症等有碍食品安全病症的人员,应立即脱离工作岗位,待治愈后方可重新上岗。

2）养成良好的个人卫生习惯

餐厅服务人员应养成良好的个人卫生习惯,不仅有利于从业人员自身的健康,也是展示企业形象的重要标志。餐厅服务员应养成以下良好习惯:

（1）做到"六勤"

①勤洗澡、勤洗头。餐厅服务员应养成每天洗澡的卫生习惯,因为不及时洗澡,身上的汗味很难闻。特别是在夏季,客人闻到了会很反感,这样会影响服务质量。头发应经常清洗和梳理,使头发无味、无头皮屑。

②勤理发。男服务员一般两周左右理一次发,长发不过耳,不留怪发型,不留大鬓角,上班前梳理整齐。男服务员不留长胡须。女服务员应留短发(长发不过肩),亦不能留怪发型,上班前将头发梳理整齐并盘起来,或戴上发网,以防头发掉入食品中。

③勤换衣服。餐厅服务员应养成每天晚上换上干净整洁服装的习惯,不仅外面的工作服要换,里面的内衣更要更换。每天还应换干净的袜子,穿合适的鞋子。

④勤刷牙。餐厅服务员应养成早晨、晚上刷牙,每次用餐后漱口的习惯。美丽洁白的牙齿,会给客人留下良好的印象。

⑤勤剪指甲。这是养成良好的卫生习惯的基本要求。手指甲内有许多致病细菌。指甲很长很脏,在为客人上菜、斟酒时会让客人很反感。女服务员不允许涂抹指甲油,因为指甲油容易掉,客人看见手指涂有指甲油会产生联想,认为菜中也会有掉下的指甲油。服务员每星期要剪1~2次指甲。

⑥勤洗手。服务员保持手部清洁可减少疾病传播,在工作前后、大小便前后都应洗手。

（2）做到"八不"

①工作期间不戴戒指、手表、手镯等珠宝首饰。

②不浓妆艳抹,不抹过多的香水。

③在工作区域内不吸烟、嚼口香糖、吃零食。

④在工作区域内不要梳理头发、喷洒发胶、修剪指甲或化妆。

⑤在客人面前不掏耳、剔牙、抓头皮、打哈欠、抠鼻子,不随地吐痰。

⑥服务前不食韭菜、大蒜和大葱等有强烈气味的食品。

⑦不要在离食品近的地方咳嗽、打喷嚏。

⑧不准穿工作服上厕所。

（3）执行良好的卫生规范

服务人员在工作中执行良好的卫生操作规范,既体现了对客人的礼貌,也体现了服务人员的高素质,具体要求有以下几点:

①开始干活前应洗手,工作过程中也应注意经常洗手,有下列动作之后应立即洗手:用手摸过头发或皮肤;擦过鼻涕或咳嗽时捂过嘴;用过手绢或卫生纸;抽过烟;上过厕所;拿过使用过的或弄脏了的餐具等。

②禁止在餐厅或厨房中抽烟、嚼口香糖或吃东西。

③餐具和食品或客人的嘴接触的部位,服务员的手尽可能不要去碰,尤其注意不能在客人面前将手触摸到以上部位。拿杯子或玻璃杯时,应拿杯把或杯子的下部,禁止拿杯子的上缘;拿餐具应拿柄,禁止拿餐勺的头、碗边、餐刀的刃部、餐叉的叉齿;端盘子、端碗或端餐碟时,应小心不要碰到食品,或把手指伸进餐具的边缘。

④服务操作时动作要轻,要将响声降低到最低限度。动作要轻,不但表现在上菜等服务

上,而且走路、讲话都要体现出这个要求。

⑤餐厅内销售的各种食品,服务人员要从感官上检查其质量,如发现有不符合卫生要求的,则应立即调换。

⑥绝对不能把从盘子里滑出或掉到地上的食品拿给客人食用。

⑦掉到地上的餐具或餐巾,应立即用干净的替换。

⑧不允许对着饭菜大声说话、咳嗽或者打喷嚏,以防飞沫污染菜肴或饭食。

⑨不要把抹布或围裙搭在肩上或者夹在腋下。不要把工作服穿出工作区域外。

8.3.2　餐厅服务员在服务中的卫生管理

1)摆台服务卫生

①使用干净清洁的托盘为客人服务。如有菜汤、菜汁洒在托盘内,要及时清洗。托盘是服务员的工具,要养成随时清洁托盘的好习惯。

②上餐盘、撤餐盘、拿餐盘的手法要正确。正确拿餐盘的手法是:4个手指托住盘底,大拇指呈斜状,拇指指肚朝向盘子的中央,不要将拇指直伸入盘内。如有些大菜盘过重时,可用双手端捧上台。

③运送杯具要使用托盘。拿杯时要拿杯的下半部,高脚杯要拿杯柱,不要拿杯口。任何时候都不要把几个杯子套擦在一起拿,或者抓住几个杯子内壁一起拿。

④拿小件餐具如筷子、勺、刀叉时,筷子要带筷子套放在托盘里送给客人,小勺要拿勺把,刀叉要拿柄部。

⑤餐具有破损的,如餐盘有裂缝、破边的,玻璃杯有破口等,要立即挑拣出来,不可继续使用,以保证安全。

2)上菜服务卫生

①上菜前注意观察菜肴的色泽、新鲜程度,注意有无异味,检查菜肴有无灰尘、飞虫等不洁之物;在检查菜肴卫生时,不能用手翻动或用嘴吹除,必须翻动时,要用消过毒的器具;对卫生达不到质量要求的菜肴要及时退回厨房。

②服务员上菜时要用托盘,菜盘的盘底、盘边一定要保持干净,这可防止弄脏制服、餐具和台布,但切忌用抹布擦拭盘子。如不用托盘而用手端时,盛菜盘或碗下应有衬盘,这样做既防烫手,又卫生雅观。不允许用手直接端盛菜盘或碗,手指更不能接触食物。

③上菜时注意保持食品温度,热菜应在60 ℃以上,冷菜应在10 ℃以下。热菜应用高温消毒的热盘盛放,冷菜应用经过冷却的盘子盛装。

④在上菜时还应保证每道菜的造型和味道,在上桌时应该与厨师整理的菜一样,不能有任何损坏。

⑤上菜时应向客人打招呼,并从客人右侧进行,防止汤水洒在客人的衣服上,倒酒水饮料则从客人右侧进行。

3）分菜服务卫生

①为了避免手与食品不必要的接触，分菜一律使用分菜工具。中餐分菜的工具有分菜叉（服务叉）、分菜勺（服务勺）、公用勺、公用筷、长把勺等。西餐服务的分切工具有服务车、割切板、刀、叉、勺等。

②使用公用筷和公用匙分菜时，左手握匙，右手用筷，通过筷子将菜肴送至匙中。左手的服务匙应配合右手一起将菜分派到每个顾客的餐盘中。

③使用服务叉和服务匙时，服务员右手握住服务叉柄和服务匙柄。叉的底部朝下，匙的正面朝上，这时，服务叉在服务匙的上面，叉的底部与匙的上部相对。右食指和无名指应插在叉柄和匙柄之间，食指和大拇指控制叉与匙之间的距离，其余三指控制插柄，中指在匙的中部。在分菜时，依靠大拇指与食指控制服务叉，其余三指控制服务匙，将菜肴从盘中分至每个顾客的餐盘上。

④分派带骨的鱼菜时，应使用服务刀分派。服务员可用左手将服务匙压住鱼头，用右手刀具将鱼刺剥出后再分派。在分派带骨的禽肉时，服务员可戴上干净的手套，左手按住菜肴，右手用刀片肉，然后将禽肉正面（带皮面）朝上，整齐地摆放在菜盘上。

⑤分菜工具暂时不用，可以放置于食品中，分菜工具的柄、把朝外，或将其洗净擦干后放在带盖的工具盒中。

4）斟酒服务卫生

①在给客人斟酒之前，必须严格检查酒水质量，将瓶口擦干净，如果发现瓶子破裂或者有变质的酒水应及时更换。斟酒之前还应嗅瓶塞的味道，不得使用变质酒、异味酒。

②酒盖或易拉罐应当着客人的面开启，不要面向客人以免气体喷溅到客人。

③凡是冰镇过的酒应用一块布包住瓶身，以免水滴弄湿台布及客人衣服。

④斟酒时，服务员应站在客人身后右侧，不要紧贴客人，但也不能离客人太远。左手拿口布，右手抓住酒瓶中下部，酒瓶商标朝向客人，从客人右侧斟酒，切忌反手斟酒。

⑤斟酒时，瓶口不可搭在酒杯上，以相距1厘米为宜，以防止杯口碰破或将酒碰倒；斟酒时也要掌握好酒瓶的倾斜度，防止流速过快，而使酒水冲出杯外；由于操作不慎而将酒水碰翻时，应向宾客表示歉意，并立即另换新杯，用一块干净餐巾铺在酒迹之上。

⑥当用捧斟方式斟酒时，拿酒杯要注意卫生，对高脚杯要用手指夹住杯柱或杯脚部分，玻璃杯要拿杯底部分，手不可接触到杯口部分边缘。

⑦即将斟完酒时，应将酒瓶口慢慢抬起，在抬起酒瓶的同时用右手腕慢慢将瓶口向内旋转45°，使最后一滴酒均匀分布在瓶口处，然后再用口布擦干瓶口。

5）饮料供应卫生

①给客人供应饮料前，饮品应处于适当温度的环境中，例如清凉饮料必须低温存放，冷冻饮品则必须处于冷冻状态。

②客人使用的饮料杯必须是清洁且消毒过的。

③制作冰块的水应是清洁、卫生、安全，可直接饮用的水源。

④给客人供应冰块时，应使用冰勺、冰铲、冰夹等专用工具，禁止用手直接拿取冰块，也禁

止让客人自取冰块,以防污染。

⑤给饮料杯加冰块时,应轻拿轻放,放置冰块掉入杯中溅出水滴溅到客人。

⑥给客人提供热饮料时,要端好拿稳,以免洒落烫伤客人。

6)席间、席后的卫生

①在中餐服务过程中,服务员应适时地为顾客更换餐具,更换时轻拿轻放,不能发出声响。当顾客用过一种酒水,再用另一种酒水时,应及时地更换酒杯。当顾客用过带鱼腥味的餐具,再上其他菜肴时,应及时更换骨盘。在顾客吃甜菜和甜汤之前,应及时更换骨盘,并增加必要的餐具。当顾客用完风味菜肴、特色菜肴或特别味道的菜肴之后应及时更换骨盘。当顾客吃完带芡汁的菜肴之后应及时更换骨盘。当骨盘的骨刺残渣较多时,应及时更换骨盘。

②西餐服务时,顾客每次用完一道菜肴,服务员应当撤掉一次餐具。如果顾客将刀和叉合拢在一起,平放在餐盘上,服务员应当及时地撤掉该餐盘。连同残刀和餐叉一起撤下,将它们放在餐盘上。

③服务员应用右手在客人的右边撤换餐具。撤换餐具时,服务员右脚向前,从顾客右边接近餐桌。用右手撤盘,拇指按在盘沿上,中指和食指垫在盘底。

④把撤掉的餐具传到左手的托盘上,然后顺时针方向移到下一个顾客身后,从顾客右边接近顾客,以右手撤餐具,再送往洗碗间。

⑤吃自助餐时,禁止客人将用过的餐具拿回来再次添加食品,但饮料杯可以再使用。

⑥客人食用剩下的食品一般不能再给其他客人食用,以免传播疾病。

⑦所有弄脏的餐具应立即撤走,并送到洗碗间去,防止不经清洗和消毒再次使用;对有传染病的客人使用过的餐具、用具,不要与其他客人的餐具混在一起,要单独存放、清洗,及时做好消毒工作。

【情景回顾】

餐饮卫生管理是指餐饮业内部,即主管部门和餐饮店所进行的自身卫生管理。在食品生产经营过程中,任何一个饭店、餐厅的内部管理都是十分重要的,餐饮卫生管理不但可以实现食品卫生质量的自我控制,从餐饮环境卫生、厨房操作卫生和餐厅服务卫生等方面提高食品质量,减少损失浪费,创造更大的经济效益,更重要的是它对保证食品卫生,保障消费者的健康起着重要作用。同时,它还可以使餐饮店避免生产经营不卫生食品,而造成食物中毒甚至发生死亡事故。

思考题

1. 简述餐饮场所选址、布局和设施的卫生要求。

2. 厨房卫生管理包括哪些方面?

3. 餐饮从业人员的个人卫生有哪些要求?

4. 简述食品原料储存的卫生管理。

5. 简述餐厅服务员在服务中的卫生管理。

单元 9

食品安全监督与管理

【能力目标】

1. 树立食品质量安全的意识。

2. 能够根据餐饮企业质量管理、质量安全的要求,编制相关的质量手册和程序文件。

【知识目标】

1. 了解我国重要的食品法律法规。

2. 掌握无公害食品、绿色食品、有机食品及营养强化食品、保健食品、转基因食品的标准要点。

3. 熟悉 ISO, GMP, HACCP 等食品管理体系的要点。

食品安全与卫生,不仅直接影响人民的健康与生命安全,关系到食品生产经营企业的运行与发展,还标志着国家的文明程度与社会发展进步的水平。食品安全问题直接影响社会的稳定和经济的发展,甚至随着经济全球化的趋势,已超越了国界,引起各国政府及消费者的高度重视。在我国食品安全领域构建了发挥重要作用的食品法律体系,制定并实施了一系列食品卫生标准,以减少食品安全事故的发生。

 # 任务1 食品安全法制管理

法是指由国家制定或认可,并由国家强制力保证实施的,以权利义务为内容的规范体系。

就我国现行法律而言,广义的法律指法律的整体,包括宪法、全国人大及其常委会制定的法律、国务院制定的行政法规、某些地方国家机关制定的地方性法规等,而狭义的法律仅指由全国人大及其常委会制定的法律。法不同于其他规范的特征在于以下几个方面:法是调节人们行为的规范;法由国家制定或认可;法规定人们的权利和义务;法由国家强制力保证实施。

食品法律法规是我国法律的重要组成部分,在调整和规范食品生产经营中起到了重要作用,它是由国家制定或认可,并由国家强制力保证实施的旨在调整保护人体健康活动中形成的各种社会关系的法律规范的总称。

食品法律法规的调整对象是国家与从事食品生产、经营的单位或个人之间,以及食品生产者、经营者与消费者之间在有关食品安全与卫生管理、监督中所发生的社会关系。目前,我国已基本形成了由食品法律、食品行政法规和食品行政规章为主体的食品法律法规体系。

9.1.1 食品法律法规的制定

食品法律法规的制定,也称食品立法,是指依照法定的权限和程序,制定、修改、废止食品法律规范的活动。它既包括拥有国家立法权的国家机关制定食品法律的活动,也包括依法授权的其他国家机关制定其他各种形式的食品法律规范的活动。

食品法律法规的实施,是指国家机关及其工作人员、社会团体和公民实现食品法律规范的活动,是食品法律规范在社会生活中的贯彻与实现。

9.1.2 我国食品法律的渊源

食品法律的渊源是指食品法律的各种具体表现形式,主要由不同国家机关制定或认可的、因而具有不同法律效力或法律地位的各种类别的规范性食品法律文件组成。

1)宪法

宪法是国家的根本法,规定和调整国家的社会制度和国家制度、公民的基本权利义务等最根本的全局性问题。在整个法律体系中具有最高法律效力。宪法中有关食品安全的内容是我国食品法的基本渊源,是制定食品法律、法规的来源和基本纲领依据。

2）食品法律

食品法律是指由全国人民代表大会及其常务委员会经过特定的立法程序制定的规范性法律文件，它的地位和效力仅次于宪法。

中国食品法律是以《中华人民共和国食品安全法》为主导、辅之以《中华人民共和国产品质量法》《中华人民共和国消费者权益保护法》《中华人民共和国传染病防治法》《中华人民共和国进出口商品检验法》《中华人民共和国标准化法》等法律中有关食品质量安全的相关规定构成的规范整体。

3）食品行政法规

食品行政法规是由国务院根据宪法等法律，在其职权范围内制定的有关国家食品行政管理活动的规范性文件，其地位和效力仅次于宪法等法律，如《进出口商品检验法实施条例》。

4）地方性食品法规

地方性食品法规是指省、自治区、直辖市以及省级人民政府所在地的市和经国务院批准的较大的市人民代表大会及其常委会制定的，适用于其管辖区城内的有关食品安全卫生的规范性文件，如《上海市食品安全法实施条例》。地方性食品法规和地方其他规范性文件不得与宪法、食品法律和食品行政法规相抵触，否则无效。

5）食品自治条例和单行条例

食品自治条例和单行条例是由民族区域自治地方的人民代表大会根据宪法和法律的规定，依照当地民族的政治、经济和文化特点制定的食品规范性文件。自治区的自治条例和单行条例，报全国人民代表大会常务委员会批准后生效。自治州、自治县的自治条例和单行条例报省或自治区的人民代表大会常务委员会批准后生效，并报全国人民代表大会常务委员会备案。

6）食品规章

食品规章有两种形式，一种是食品部门规章，由国务院行政部门依法在其职权范围内制定，在全国范围内具有法律效力，如卫生部发布的《保健食品管理办法》；还有一种是食品地方性规章，即由各省、自治区、直辖市以及省、自治区人民政府所在地和经国务院批准的较大市的人民政府。根据食品法律在其职权范围内制定和发布的有关地区食品管理方面的规范性文件，在本行政管辖区域内有效。

7）食品标准

相关食品标准、食品技术规范和操作规程是食品法律法规渊源的一个重要组成部分，它们不仅在食品的生产与经营中充当技术规范，同时也发挥了法律控制的作用，如《粮食卫生标准》《食用植物油卫生标准》等。

8）国际条约

国际条约是我国与外国缔结的，或者我国加入并生效的国际规范性文件。这种与食品有关的国际条约虽不属于我国国内法的范畴，但其一旦生效，除我国声明保留的条款外，也与我国国内法一样对我国国家机关、社会团体和公民具有约束力。

以上各种食品法律法规的表现形式有机地构成了我国食品法律体系。

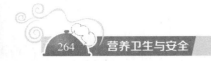

9.1.3　我国重要的食品法律法规

我国在食品领域的法律法规种类多、数量庞大,其中有些在食品安全卫生监督管理工作中发挥了极其重要的作用。

1)食品安全法

自《食品卫生法》实施以来,虽然在我国食品安全领域发挥了重要作用,但食品安全方面不断出现新情况、新问题,屡屡发生的食品安全事故折射出食品安全监管工作中还存在一些问题和缺陷。为了从制度上解决问题,我国于 2015 年 4 月 24 日,由十二届全国人大常委会审议通过了《食品安全法》,并于 2015 年 10 月 1 日正式施行。并于 2018 年 12 月 29 日修正《食品安全法》,在规范食品生产经营活动中对防范食品安全事故的发生,增强食品安全监管工作的规范性、科学性和有效性,提高我国食品安全的整体水平,保障公众身体健康和生命安全等方面具有重要意义。

《食品安全法》共分 10 章 154 条,内容包括总则、食品安全风险监测和评估、食品安全标准、食品生产经营、食品检验、食品进出口、食品安全事故处置、监督管理、法律责任及附则。

《食品安全法》的调整范围:食品生产和加工、食品流通和餐饮服务;食品添加剂的生产经营;用于食品的包装材料、容器、洗涤剂、消毒剂和用于食品生产经营的工具、设备的生产经营;食品生产经营者使用食品添加剂、食品相关产品;对食品、食品添加剂和食品相关产品的安全管理。

2)产品质量法

从 1993 年 9 月 1 日起,我国开始实施《中华人民共和国产品质量法》。之后,根据 2018 年 12 月 29 日第十三届全国人民代表大会常务委员会第十次会议第七次修正。

《产品质量法》共 6 章 74 条,为加强对产品质量的监督管理,明确产品质量责任,保护用户、消费者的合法权益,维护社会经济秩序提供了法律保障。本法对生产者的产品质量责任和义务、损害赔偿及处罚等作了详细规定。

3)消费者权益保护法

为保证消费者的合法权益不受侵犯,维持社会经济秩序,规范市场经济秩序,促进经济繁荣发展,我国于 2014 年 3 月 15 日通过了《中华人民共和国消费者权益保护法》,自 2014 年 3 月 15 日起施行。该法共 8 章 63 条,对消费者的权利、经营者的义务、国家对消费者合法权益的保护、消费者组织的职能、争议的解决、法律责任等作了详细的规定。

4)反不正当竞争法

为规范市场经济行为,保障社会主义市场经济健康发展,提倡公平交易和鼓励公平竞争,打击不正当竞争行为,确保经营者和消费者的合法权益不受侵犯,我国于 2017 年 11 月 4 日通过了《中华人民共和国反不正当竞争法》,自 2018 年 1 月 1 日起施行。该法共 5 章 32 条,对不正当竞争行为的规定、监督检查、法律责任等作了详细规定。

5)进出口商品检验法及实施条例

《进出口商品检验法实施条例》是进出境检验检疫的行政法规。该法共 6 章 60 条,包括总则、进出口商品的检验、监督管理、法律责任等,特点主要体现在以下几个方面:制定了检验检疫机构的职能,检验的行政许可项目很详细,对代理报验企业管理规定进行强化,对违法检验的处罚力度较重,对检验机构人员的监督有制度保障。

另外还有《商标法》《计量法》《进出境动植物检疫法》等相关法律法规均在食品安全领域发挥了重要作用。

9.1.4　食品行政执法与监督

食品是关系到社会发展和人们生活的重要物资,对食品行业来说,安全为第一要务,而法律法规在保障食品安全方面起到了不可估量的作用。为保障食品安全,必须要做好以下几项工作:一是完善相关的法律法规体系并贯彻实施,同时加强政府有关部门对食品安全卫生方面的监督管理工作;二是强化企业的自身管理机制,实施先进的食品安全卫生与质量管理体系;三是不断提高消费者的自我保护意识,发挥媒体的社会舆论监督作用,注重社会道德约束作用。其中对食品安全卫生的监督与管理是重要的一个方面。依法行政是监管工作的灵魂,而行政执法监督对促进依法行政能起到积极的作用。

以《食品安全法》为主体的食品法律法规对食品行政执法与监督进行了较为全面的规定,如《食品安全法》第四条、第五条确立了食品安全监管制度:"国务院卫生行政部门承担食品安全综合协调职责,负责食品安全风险评估、食品安全标准制定、食品安全信息公布、食品检验机构的资质认定条件和检验规范的制定,组织查处食品安全重大事故。国务院质量监督、工商行政管理和国家食品药品监督管理部门依照本法和国务院规定的职责,分别对食品生产、食品流通、餐饮服务活动实施监督管理。""县级以上地方人民政府统一负责、领导、组织、协调本行政区域的食品安全监督管理工作,建立健全食品安全全程监督管理的工作机制;统一领导、指挥食品安全突发事件应对工作;完善、落实食品安全监督管理责任制,对食品安全监督管理部门进行评议、考核。县级以上地方人民政府依照本法和国务院的规定确定本级卫生行政、农业行政、质量监督、工商行政管理、食品药品监督管理部门的食品安全监督管理职责。有关部门在各自职责范围内负责本行政区域的食品安全监督管理工作。"按照食品安全法规定,实行省以下垂直领导的质监部门应当在所在地人民政府的统一组织、协调下,依法做好食品安全监督管理工作。

另外,在食品行政执法与监督方面,相关法律法规还规定了食品卫生行政许可制度、食品卫生行政监督检查制度、食品卫生行政处罚制度、食品卫生行政强制措施制度、食品质量安全市场准入制度等内容,以进一步加强行政执法与监督的力度,在提高食品的质量和确保食品安全方面取得了明显成效。尽管在实施过程中,还存在着执法监督水平良莠不齐、对食品标准认识不统一、食品质量管理体系不完善、食品违法行为处罚力度不足等这样或那样的问题,但我国正在不断建立健全食品卫生与安全法律体系,为进一步明确行政执法监督主体、监督职责、监督程序和责任承担等问题,为执法监督工作提供有章可循、有据可依的制度规范,在切实规范行政执法监督行为的同时,为执法监督人员行使监督职责提供了法律保障。

任务2 食品卫生标准

9.2.1 食品标准及其分类

食品标准是食品行业中的技术规范,涉及产品、卫生、包装材料及容器、添加剂等多个方面,具体规定了食品的技术要求和品质要求,在食品生产经营中具有极其重要的作用,是食品安全的基本保障。

1)食品标准的作用

(1)保证食品的安全

为了防止因食物中的致病微生物、毒素、污染物(农药、兽药残留及外来物质)、食品添加剂等给人们带来健康和安全上的威胁,也为了方便消费者识别不合格食品,可以通过制定食品标准中的微生物指标、理化指标及检测方法等相关内容,对以上因素进行有效的控制,限制食品中可能存在的有害因素和潜在的不安全因素,从而保证食品的安全卫生和品质质量。

(2)国家管理食品行业的依据

食品标准是食品行业管理的技术手段,以食品标准作为国家有关部门进行食品安全卫生监督检查的重要依据和规范食品企业行为的准则,能达到保证食品质量、加强食品行业调控、规范食品市场的根本目的。如技术监督部门在对某些食品进行质量调查时,就是以相关食品标准为依据,对其生产设施、生产过程及产品质量进行检查与分析,从而确定产品质量合格状况。

(3)企业科学管理与经营发展的基础

食品标准是食品企业提高产品质量、保障安全卫生的前提,从"农田到餐桌"的全过程中的各个环节,都要以标准为准,统一生产和工作中各程序的要求,保证每项工作的质量,管理和控制生产的全过程,以确保产品最终合格。

(4)促进世界贸易与交流合作

在世界食品贸易中,食品标准已成为世界各国普遍采取的保护本国消费者健康以及动植物安全卫生的技术壁垒,只有符合相关国际标准的食品才有可能进入国际市场。通过食品标准的制定、采纳与实施,可以在国家间、地区间传播先进的食品技术信息,加强食品技术交流与合作,并推动食品国际贸易健康发展。

2)食品标准的分级

(1)国际标准与国外先进标准

国际标准是指国际标准化组织(ISO)和国际电工委员会(IEC)所制定的标准,以及经国际标准化组织认可并公布的其他国际组织制定的标准,如国际食品法典委员会(CAC)、世界卫生组织(WHO)等发布的标准。

国外先进标准是指未经ISO确认并公布的其他国际组织的标准、经济发达国家的国家标准、区域性组织的标准、国际上有权威的团体标准和企业标准中的先进标准,如美国国家标准(ANS)、美国食品药物管理局(FDA)的法律法规、欧洲标准化委员会(FFC)标准等。

国际标准及国外先进标准是国际贸易中的共同技术依据,也是各国制定技术法规、管理条例和国家标准的技术基础,食品标准尽量与国际接轨是发展国际贸易的必然趋势。根据采用国际标准或国际先进标准程度不同,我国分为等同采用、等效采用和不等效采用三种。等同采用是指技术内容相同,编写方法完全相对应;等效采用是指技术内容等效,仅有不影响技术经济效果同国际标准或国外先进标准可以相互接受的差异,编写基本相对应;不等效采用指技术内容有增有减、编写方法不完全相同和对应,但标准水平应和被采用的标准水平相当。

在食品标准制定中,我国结合国内相关法律法规与政策,从我国经济发展和国际贸易的实际情况出发,积极采用 CAC 等国际标准或国外先进标准,以促进我国食品进出口贸易的发展。如我国的肉类、婴幼儿强化食品等都积极采用了国际标准,为加强产品质量、出口创汇创造了条件。

(2)国家标准

《中华人民共和国标准化法》第六条规定:"对需要在全国范围内统一的技术要求。应当制定国家标准。国家标准由国务院标准化行政主管部门制定。"国家标准在全国范围内实施,其他各级标准不得与之相抵触。

国家标准可以分为强制性国家标准(GB)和推荐性国家标准(GB/T)。一般保障人民身体健康、人身财产安全的标准是强制性标准,由国家通过法律法规的形式明确要求执行,不符合强制性标准的产品,禁止生产、销售和出口。其他标准为推荐性标准,是指在标准规定的技术内容和要求具有普遍指导作用但又不宜强制执行的情况下,允许使用单位结合企业自身的实际情况灵活选用的标准。国家鼓励企业自愿采用推荐性标准。

食品行业中,基础性的卫生标准一般为国家标准,而产品标准多为行业标准。不论哪种标准,其中的食品安全卫生指标必须与国家标准一致,或严于国家标准。

(3)行业标准

《中华人民共和国标准化法》第六条规定:"对没有国家标准而又需要在全国某个行业范围内统一的技术要求,可以制定行业标准。行业标准由国务院有关行政主管部门制定,并报国务院标准化行政主管部门备案,在公布国家标准后,该项行业标准即行废止。"我国食品类产品的行业标准主要有轻工行业标准(QB)、农业行业标准(NY)及国内贸易(SB)、林业(LY)、水产(SC)、化工(HC)、出入境检验检疫(SN)、医药(YY)等行业标准等。行业标准在行业范围内统一实施,不得与国家标准相抵触,也分强制性标准和推荐性标准两类。

(4)地方标准与企业标准

《中华人民共和国标准化法》第六条同时规定:"对没有国家标准和行业标准而又需要在省、自治区、直辖市范围内统一的工业产品的安全、卫生要求,可以制定地方标准。地方标准由省、自治区、直辖市标准化行政主管部门制定,并报国务院标准化行政主管部门和国务院有关行政主管部门备案,在公布国家标准或行业标准后,该项地方标准即行废止。""企业生产的产品没有国家标准、行业标准的,应当制定企业标准,作为组织生产的依据。""已有国家标准或者行业标准的,国家鼓励企业制定严于国家标准或者行业标准的企业标准,在企业内部用。"

经备案的地方标准和企业标准均具有法律效力。

中国地方标准代号由"DB"加上省、自治区、直辖市行政区划代码前两位数字表示。

中国企业标准代号用"Q"表示。

我国目前已初步形成了比较完整的食品标准体系。

9.2.2　食品卫生标准的内容和主要技术指标

食品标准按规定的内容可以分为食品产品标准、食品卫生标准、食品包装材料及容器标准、食品工业基础及相关标准、食品添加剂标准、食品检验方法标准及各类食品卫生管理办法等相关标准。它们从不同的方面对食品生产经营的每一个环节起到了规范监督作用。

在食品标准中，为了保证食品卫生，防止食品污染和有害因素对人体的危害，以此为目的制定的标准统称为"食品卫生标准"。它以保证产品卫生质量为宗旨，对食品企业的工厂设计与布局、生产车间及设备的卫生要求、人员与原料的卫生管理等方面提出规范要求。我国食品卫生标准由卫生部统一制定。

食品卫生标准的主要技术要求可以分为感官指标、理化指标和微生物指标三个部分。

1）感官指标

感官指标一般规定食品的色泽、气味和组织形态。就是利用人体的感觉器官，通过视觉、嗅觉、触觉等对食品的色、香、味、形进行鉴定，根据不同食品应具有的感官性状特点对食品进行测量、分析与评价。

在食品的安全卫生质量鉴定中感官指标至关重要，是现代食品工业中不可缺少的技术。因为食品的色、香、味、形等感官品质是食品质量最敏感的部分，直接影响消费者的购买心理。而食品质量的变化往往在外观上可以得到反映，通过感官评价可以迅速地了解、掌握产品的性能变化，大大提高了工作效率，并能解决一般理化分析所不能解决的复杂生理感受问题。感官鉴定最大的优点是方便易行，但因易受人的器官、经验、环境等各种因素影响，进行感官鉴定时认识判断有可能出现差异，结果容易引起争议。为了避免纠纷，对某些产品的感官性状，必须要制定出相应的标准，如淀粉的白度，新鲜苹果的成熟度等。

2）理化指标

理化指标是食品卫生标准中的重要组成部分，了解一种食品是否符合食用要求，通过感官鉴定只能掌握一部分外观性状，其内在质量则要通过理化分析才能准确认定。

理化指标包括食品中的金属离子和有害元素的限定（如砷、锡、铅、铜、汞的规定），还有食品中可能存在的农药残留、兽药残留、生物毒素（黄曲霉毒素）等有毒物质及放射性物质的量化指标。这些指标在不同的卫生标准中有所不同，不同食品的理化指标也可能有所差别。

为了避免争议，对有关分析方法、使用的仪器试剂、操作步骤必须作出统一规定，我国的食品卫生理化指标的测定方法统一执行卫生部颁布的《食品卫生检验方法（理化部分）》。

3）微生物指标

不同的微生物有不同的习性，掌握和了解各种微生物生长和繁殖的规律，就能在食品中加以利用和限制,以保障食品安全卫生。食品标准中所规定的微生物指标,一般是指应加以控制或限制的含菌种类和数量。微生物指标通常包括细菌总数、大肠菌群和致病菌三项指标,有的还包括霉菌指标。

判别微生物的种类和数量需要通过仪器分析检测,我国通用的微生物检测方法统一执行卫生部颁布的《食品卫生检验方法(微生物部分)》。

9.2.3　无公害食品、绿色食品、有机食品及其标准

随着人民生活水平的逐步提高,人们对农产品的质量安全问题日益关注。由于农产品在种植、生产及销售过程中的种种原因,因食用有毒有害物质超标的农产品引发的人畜中毒事件,以及出口农产品及加工品因农(兽)药残留超标而阻碍贸易交往的现象时有发生,提高农产品质量、发展无污染的健康安全食品已成为当前农业产业结构调整的主要目标。

安全食品指产自良好的生态环境,严格按照其特有的食品生产技术规程组织生产或加工,质量符合相应的食品安全卫生标准,并经专门机构进行认证后获准使用特有的安全食品标志的农产品及其加工产品。目前,在中国经质量认证的安全食品有无公害农产品、绿色食品和有机食品三大类。它们之间的关系是,无公害农产品是绿色食品和有机食品发展的基础,而绿色食品和有机食品是在无公害农产品基础上的进一步提高。

1)无公害农产品

(1)概念

无公害农产品是指产地环境、生产过程和最终产品符合无公害农产品标准和规范,经专门机构认证合格获得认证证书并允许使用无公害农产品标志的未经加工或初加工的食用农产品。

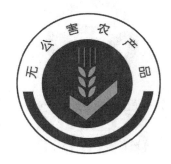

无公害农产品侧重于解决农产品中有害物质严重超标问题,抓好农产品产地环境、生产过程、包装标志(图 9-1)和市场准入等环节的管理,使农产品质量能符合国家食品卫生标准,以保证人们对食品质量安全最基本的需要。因此,在无公害农产品生产过程中允许限量、限品种、限时间地使用人工合成的安全的化学农药、兽药、渔药、肥料、饲料添加剂等,禁止使用对人体和环境造成危害的化学物质。

图 9-1　无公害农产品的标志

(2)无公害农产品的标准和相关法规

2001 年,农业部决定启动实施“无公害食品行动计划”,以提高农产品的质量安全水平为核心,以蔬菜、水果、肉、蛋、奶、鱼等产品为突破口,建立健全农产品质量安全保障体系,让居民能消费到安全的无公害食品,引导树立科学的食品消费理念和消费模式。

为了加强对无公害农产品的监督和管理,农业部在原有行业标准框架的基础上,单独设立了无公害农产品行业标准。其内容主要包括产地环境条件、生产技术规范、加工技术规范、产

品质量安全标准以及相应检测检验办法。以上除生产技术规范（包括饲养管理准则和加工技术规范）为推荐性标准外，其他均为强制性标准。

另外，国家还发布了《农产品安全质量标准》系列，具体包括蔬菜、水果、畜禽肉、水产品质量及相对应产地环境等要求。随后农业部和国家质量监督检验检疫总局进一步制定了《无公害农产品管理办法》《无公害农产品产地认定程序》《无公害农产品认证程序》《无公害农产品生产的技术规程》《无公害农产品标志管理办法》等规范，以提高农产品质量，全面实现"无公害食品行动计划"。

（3）无公害农产品的认证管理机构、标志及管理

专门从事无公害农产品认证工作的管理机构是农业部农产品质量安全中心，各省市认证工作由各地分中心或所在地省级无公害农产品认证归口单位负责。

无公害农产品标志图案主要由麦穗、对勾和无公害农产品汉字组成，标志整体为绿色，其中麦穗与对勾为金色。标志图案象征环保和安全，寓意成熟和丰收，易于识别。无公害农产品标志由农业部和国家认监委联合制定并发布，是用于获得全国统一无公害农产品认证的产品或产品包装上的证明性标识。

《无公害农产品认证证书》有效期为 3 年，期满后需继续使用的，应在规定的时限内重新申请认证。

2）绿色食品

（1）概念

绿色食品是指产自优良环境，按照规定的技术规范生产，实行全程质量控制，经专门机构认定并许可使用绿色食品专用标志（如图 9-2 所示）的无污染、安全、优质食用农产品及加工品。

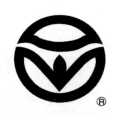

图9-2　绿色食品的标志

绿色食品的产生顺应了农业可持续发展的潮流，从保护、改善生态环境入手，严密监测控制食品生产各个环节的污染，以确保食品品质优良，富有营养价值。

（2）绿色食品标准和相关法规

1991 年，国务院发布了《关于开发"绿色食品"有关问题的批复》。1993 年，农业部发布了《绿色食品标志管理办法》，2012 年经农业部第 7 次常务会议通过新的《绿色食品标志管理办法》，并于 2012 年 10 月 1 日施行。

中国的绿色食品标准是由中国绿色食品发展中心制定的统一标准，以"从产地到餐桌"全程质量控制理念为核心，由以下四个部分构成：

①绿色食品产地环境标准。

②绿色食品生产技术标准。

③绿色食品产品标准。

④绿色食品包装、储藏运输标准。

绿色食品标准分为 A 级和 AA 级两个技术等级。

A 级绿色食品的标准是参照发达国家食品卫生标准和联合国食品法典委员会（CAC）的标准制定的,要求产地环境质量评价项目的综合污染指数不超过 1。在生产加工过程中,允许限量、限品种、限时间地使用安全的人工合成农药、兽药、渔药、肥料、饲料及食品添加剂。

AA 级绿色食品的标准是根据国际有机农业运动联合会（IFOAM）有机产品的基本原则,参照有关国家有机食品认证机构的标准,再结合中国的实际情况而制定的。要求产地环境质量评价项目的单项污染指数不得超过 1,生产过程中不得使用任何人工合成的化学物质,且产品需要 3 年的过渡期。

无论是产品方面,还是在产地、生产规模等方面,绿色食品的标准都比无公害农产品高。

（3）绿色食品的认证管理机构、标志及管理

农业部于 1992 年成立的中国绿色食品发展中心（CGFDC）,专门负责全国绿色食品的开文、论证和管理工作。绿色食品认证实行产前、产中、产后全过程质量控制,同时包括了质量认证和质量体系认证内容。

绿色食品标志由特定的图形来表示,绿色食品标志图形由三部分构成:上方的太阳、下方的叶片和中心的蓓蕾,颜色为绿色,象征着生命、农业、环保,标志为正圆形,意为保护、安全。

绿色食品标志商标是由中国绿色食品发展中心在国家工商行政管理局注册的产品质量证明商标,受《中华人民共和国商标法》保护。使用绿色食品标志,须按《绿色食品标志管理办法》提出申请,由农业部审核批准。绿色食品标志使用权自批准之日起 3 年有效。

3）有机食品

（1）概念

有机食品指来自有机农业生产体系,根据有机农业生产要求和相应标准生产加工,并且通过有机食品认证机构认证的农产品及其加工产品,其标志如图 9-3 所示。

有机食品为高品质、无污染的健康食品,是国际上通行的环保型安全食品。目前经认证的有机食品一般有有机农作物产品、有机茶产品、有机食用菌产品、有机畜禽产品、有机水产品、有机蜂产品、采集的野生产品以及用上述产品为原料的加工产品,包括蔬菜、水果、饮料、牛奶、调料、油料、蜂蜜、药物与酒类等。中国市场上销售的有机食品主要是蔬菜、大米、茶叶、蜂蜜等。

（2）有机食品标准

有机食品比绿色食品的环保标准更高,必须符合国家食品

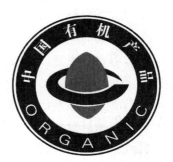

图 9-3　有机食品的标志

卫生标准和有机食品技术规范的要求,还应完全符合国际有机农业运动联盟的基本标准:原料必须来自有机农业生产体系,生产和加工过程中不能使用任何人工合成的农药、化肥、促生长剂、兽药、添加剂等物质,不采用辐照处理,也不使用基因工程生物及其产品。

中国国家环境保护总局有机食品发展中心（OFDC）制定的《有机（天然）食品生产和加工技术规范》是有机食品生产加工、储运和检测的主要参考标准,也是颁证的重要依据。规范共

分八部分,即有机农业生产环境、有机(天然)农产品生产技术规范、有机农业转变技术规范、有机(天然)食品加工技术规范、有机(天然)食品储藏技术规范、有机(天然)食品运输技术规范、有机(天然)食品销售技术规范和有机(天然)食品检测技术规范。

(3)有机食品的认证管理机构、标志及管理

有机食品必须通过《有机食品认证管理办法》规定的认证机构认证,并使用有机食品标志。我国的有机食品管理机构是中国有机食品发展中心(OFDC),它主要负责有机食品标志、有机食品证书的审批和管理,并监督标志的使用,定期向社会公布授予有机食品标志的食品目录。

有机食品标志以人手和叶片为创意元素,寓意人类对自然和生命的渴望,人与自然需要和谐美好的生存关系。有机食品标志有效期为1年,若继续使用,需再次申请。

9.2.4　营养强化食品及其标准

天然食品中没有一种食品可以全面满足人体对营养素的需要,为了弥补天然食品的营养缺陷,并补充食品在加工、储藏中营养素的损失,以适应不同人群的生理需要和职业需要,达到膳食营养平衡的目的。世界上许多国家对有关食品进行了营养强化。

根据营养需要,向食品中添加一种或多种营养素,或者某些天然成分的食品添加剂,用以提高食品营养价值的过程称为食品营养强化,或简称食品强化。所添加的营养素(包括天然的和人工合成的)称为营养强化剂。

食品的营养强化是提高膳食营养质量,弥补人们营养素不足,尤其是微量营养素不足的有效途径之一,在预防营养素缺乏病,满足特殊人群的营养需要,提高食品的感官质量和改善食品的保藏性能等方面均有积极的意义。

1)食品营养强化的分类

①营养素的强化:即向食品中添加原来含量不足的营养素,如向谷类食品中添加赖氨酸。

②营养素的恢复:即补充食品在加工过程中损失的营养素,如向出粉率低的面粉中添加维生素等。

③营养素的标准化:使某一种食品尽可能满足食用者全面的营养需要而加入各种营养素,如对普通奶粉进行某些营养素的强化和调整,以满足婴幼儿成长发育的需要。

④维生素化:即在原来不含某种维生素的食品中添加该种维生素,以满足人体的某种营养需求。

2)食品营养强化的基本原则

(1)有明确的针对性

食品营养强化目的要明确,进行强化前必须对本国(本地区)的食物种类及人们的营养状况进行全面细致的调查研究,根据营养素缺乏的实际情况选择需要进行强化的食品(载体)以及强化剂的种类和数量。如我国儿童普遍缺乏钙、铁、锌、维生素A、维生素D、维生素B_1、维生素B_2及叶酸等营养素,也有一些地区由于自然原因缺乏碘、硒等元素,可以经过调查分析后进

行有针对性的营养强化。

（2）易被机体吸收利用

食品强化用的营养素应尽量选择那些易于吸收利用的强化剂,强化的营养素剂量要准确,符合食用者需要,强化后各营养素之间应保持平衡。如可作为钙强化的强化剂很多,有氯化钙、碳酸钙、磷酸钙、磷酸二氢钙、柠檬酸钙、葡萄糖酸钙和乳酸钙等。其中人体对乳酸钙的吸收最好,应尽量优先选用,而植酸钙、草酸钙难以溶解和吸收,强化时应尽量避免使用。

（3）符合营养学原理

营养强化时除了考虑营养素的生物利用率之外,还应注意保持各种营养素之间的平衡,以适应人体需要。还有强化的营养素剂量应适当,否则会造成某些新的不平衡,影响人体健康。一般需考虑的平衡关系大致有:必需氨基酸之间的平衡,产热营养素之间的平衡,维生素 B_1、维生素 B_2、烟酸与热能之间的平衡以及钙、磷平衡等。

（4）符合国家的卫生标准

食品营养强化剂的卫生和质量应符合国家标准,切忌滥用,在生产过程中要保证食品的安全卫生,实现工业化生产。特别是对那些人工合成的衍生物更应通过一定的卫生评价方可使用。对强化剂的剂量也应根据本国居民摄食情况以及每日膳食中营养素供给量标准来确定,以防止剂量过多对人体产生不良反应。

（5）尽量减少营养强化剂的损失

许多食品营养强化剂遇光、热和氧等会分解、转化,因此在食品的加工及储存中会发生部分损失。为使所强化的营养素达到预期效果,必须提高营养强化剂的保存率,通过改善强化工艺条件和储存方法,使其在食品加工、储存及货架期内不致被分解破坏。同时,考虑到营养强化剂在加工、储存过程中的损失,进行营养强化食品生产时需适当提高营养强化剂的使用剂量。

（6）保持食品原有的色、香、味等感官性状

在选择营养强化剂时,应避免因强化剂本身的性状而损害食品的原有感官性状,而致使消费者难以接受。如铁容易带来铁锈味,大豆粉有浓烈的豆腥味,鱼肝油则有令人难以忍受的腥臭味,在选用这些物质进行强化时应采取掩蔽或减轻异味的技术处理。

（7）经济合理、有利推广

通常食品的营养强化需要增加一定的成本,但应注意价格不能过高,否则不易推广。选择合适、经济的强化方式和价廉质优的营养强化剂,降低营养强化的成本,让绝大多数消费者能够承受,才能取得广泛的、较好的营养强化效果。

3）合理使用食品营养强化剂

食品营养强化剂是指为增强营养成分而加入食品中的天然或人工合成的属于天然营养素范围的食品添加剂。食品营养强化剂主要包括维生素、矿物质、必需氨基酸三大类,此外,也包括用于营养强化的天然食品及其制品,如大豆蛋白、骨粉、麦麸等。

食品营养强化剂质量必须符合相应的国家标准、行业标准、地方标准或企业质量标准。为规范食品营养强化剂的使用,1994 年卫生部颁布了《食品营养强化剂使用卫生标准》和《食品

营养强化剂卫生管理办法》，食品加工、经营部门使用食品营养强化剂时，必须符合 GB 14880—2012《食品安全国家标准　食品营养强化剂使用标准》或 GB 2760《食品安全国家标准　食品添加剂使用标准》规定的品种、使用范围和使用量。使用营养强化剂工艺必须合理，不得影响强化剂的性质。生产的强化食品，必须经省级食品卫生监督机构批准才能销售，并在该类食品标签上标注强化剂的名称和含量，在保存期内不得低于标志含量（强化剂标志应明确，与内容物含量相差不得超过±10%）。

我国从 20 世纪 90 年代开始实行食盐加碘的强化，目前正在启动推广的食品强化项目有食用油中维生素 A 的强化、酱油中铁的强化、大米面粉中维生素和矿物质的强化等。

9.2.5　保健食品及其标准

目前，保健食品在国际上并没有统一的名称，虽然各国对保健食品的定义不尽相同，但有一点是一致的，即这类食品除了具备一般食品皆具备的营养功能和感官功能（色、香、味、形）外，还具有一般食品所没有的调节人体生理活动的功能，故称之为保健食品或功能食品。

我国国家技术监督局在 1997 年颁布的《保健（功能）食品通用标准》（GB 16740—1997）对保健食品定义为保健（功能）食品，是食品的一个种类，具有一般食品共性，能调节人体机能，适合特定人群食用，但不以治疗疾病为目的。

1）保健食品的功效成分

保健食品的功效成分是指保健食品特定保健功能的物质基础和起关键作用的成分，又称为功能因子、活性成分、有效成分等。保健食品必须标注明确的功效成分或与保健功能有关的主要原料名称。

《食品安全法》第五十一条规定："声称具有特定保健功能的食品不得对人体产生急性、亚急性或者慢性危害，其标签、说明书不得涉及疾病预防、治疗功能，内容必须真实，应当载明适宜人群、不适宜人群、功效成分或者标志性成分及其含量等；产品的功能和成分必须与标签、说明书相一致。"

目前已明确的保健食品的功效成分有十余类、一百多种，主要有多糖类、功能性甜味剂类、功能性油脂（脂肪酸）类、自由基清除剂类、维生素类、活性肽与活性蛋白质类、活性菌类、微量元素类、其他活性物质如植物甾醇、黄酮、褪黑素等。

2）保健食品的管理

为加强保健食品的监督管理，保证保健食品的质量，我国卫生部根据《中华人民共和国食品卫生法》的有关规定，制定了《保健食品管理办法》，并于 1996 年 6 月 1 日起实施。

（1）保健食品的审批

我国对保健食品、保健食品说明书以及保健食品的生产实行审批制度，对市售的保健食品实行标志管理。

（2）保健食品的基本要求

①安全无毒，即保健食品各种原料及其产品必须符合食品卫生标准及要求，对人体不产生

任何急性、亚急性及慢性危害。

②功能确切,即经功能实验证实具有肯定的调节人体生理活动的功能。

③配方科学,即保健食品配方的组成及用量必须有科学依据,具有明确的功效成分,如现有的技术条件下不能明确功效成分,应确定与保健功能有关的主要原料名称。

(3)保健食品的原料要求

为了保证保健食品安全无害,2002年我国卫生部发出了《进一步规范保健食品原料的管理)》的通知,确定了人参等114种"可用于保健食品的物品名单"、丁香等87种"既是食品又是药品的物品名单",对保健食品的原料取用范围作了明确的规定,同时还列出了八角莲等59种"保健食品禁用物品名单"。

9.2.6　转基因食品及其标准

随着生物技术的不断发展,基因工程技术已经在农业、食品领域显示出强大的生产和市场潜力。用基因工程方法将有利于人类的外源基因转入受体生物体内,改变其遗传组成,使其获得原先不具备的品质与特性的生物,称为转基因生物。转基因食品是转基因生物的产品或加工品。

通过转基因技术获得的食品,具有产量高、营养丰富、抗病力强、在不利气候条件下可获得好收成等优点,具有良好的发展前景。如科学家将北极鱼的基因移植到西红柿中,使西红柿可以抗寒;将人类生物激素基因移植到鲤鱼中,使鲤鱼可以生长得更快更大;将土壤微生物的毒蛋白基因移植到水稻中,使水稻抗病虫害性增强。

1)转基因食品的分类

(1)转基因食品按照来源分为3类

①转基因植物性食品:在转基因食品中数量最多,是由转基因农作物生产、加工而成,如转基因大豆、玉米、油菜、南瓜等。

②转基因动物性食品:由转基因动物生产的肉、蛋、奶等及其加工品。

③转基因微生物食品:利用转基因微生物的作用而生产的食品,如转基因微生物发酵制得的葡萄酒、啤酒、酱油等。

目前生产技术较为成熟的转基因食品有转基因玉米、转基因水稻、转基因大豆、转基因西红柿、转基因油菜、转基因小麦以及以它们作为原料经过加工而得到的各种食品等。

(2)按转基因的功能分为5类

①增产型。通过转基因技术转移或修饰相关的基因以达到增产效果。

②控熟型。通过转移或修饰与控制成熟期有关的基因使转基因生物成熟期延迟或提前,以适应市场需求。另外,还可以通过转基因技术使蔬菜水果的品质进行改善,延长它们的储藏期。

③高营养型。采用基因改造的方法,可以增加食物营养素的含量,改善食品的成分比例,提高食物的营养价值。如小麦中的麦谷蛋白和麦醇溶蛋白的组成比例可以通过转基因技术得

到改良,从而提高其焙烤特性。

④保健型。通过转移病体抗原基因或毒素基因至粮食作物或果树中,人们吃了这种粮食和水果,相当于在补充营养的同时服用了疫苗,起到预防疾病的作用。

⑤新品种型。通过不同品种间的基因重组可形成新品种,由其获得的转基因食品在品质、口味和色香方面具有新的特点。

2)转基因食品现状

1983 年,首例转基因植物在美国培育成功,是一种含有抗生素的烟草,从此开创了转基因作物的新纪元。1985 年,转基因鱼问世,揭开了转基因食品生产的序幕。1994 年,第一个转基因延熟保鲜番茄获得美国农业部和美国食品药物管理局批准进入市场。此后,转基因食品迅猛发展起来。目前,全球进行商业化种植的最主要的转基因作物有大豆、玉米、棉花和油菜等。

我国转基因工程研究启动于 20 世纪 80 年代后期,90 年代初进入了商业型转基因生产。转基因食品生产的迅速发展,我国转基因食品的品种和数量也在逐年增多。

3)转基因食品的安全性问题

由于转基因食品引入了外源基因或修饰内源基因,打破了物种之间的界限,可能对上万年才形成的生态平衡造成意想不到的作用,因此人们对转基因食品心存疑虑。尽管迄今尚未发现转其因食品对人体造成危害的实例,但也不能证明转基因食品完全无害。转基因生物问题对食品安全、人类健康及生态环境产生直接影响,已成为公众关注的焦点问题之一。

目前认为转基因食品可能的潜在危害主要有以下几个方面:

(1)致敏性

在转基因食品的生产中,外来基因产生的新的蛋白质可能会使食用者过敏。例如,为增加大豆中蛋氨酸的含量,研究人员曾将巴西坚果中的 2S 清蛋白基因转入大豆中,而 2 S 清蛋白具有过敏性,导致原本没有过敏性的大豆对某些人群产生过敏反应,最终该转基因大豆禁止商业化生产。美国也曾发生转基因大豆诱发食用者过敏的事例。

(2)抗药性

目前转基因工程中抗生素抗性标记基因应用最为广泛,在基因水平转移中,有可能将抗生素抗性标记基因传递给人肠道中的微生物,并获得抗药性,这就可能影响口服抗生素的药效,对食用者健康造成危害。为了彻底消除这一因素的潜在危险,科学家正设法在转基因植物食品中避免使用抗生素抗性标记基因,特别是不使用与临床上使用的抗生素抗性编号相同的标记基因。

(3)致毒致害作用

1989 年在美国流行的嗜酸性肌痛综合征,患病人数达 5 000 多人,有 37 人死亡,1 511 人因病长久丧失劳动力。美国疾病控制中心经调查发现,发病原因是因持续几个月食用标明添加色氨酸的特殊食品所致。另据苏格兰 Rowett 研究所 Arpad Pusztai 博士 1998 年报道,用转雪莲花凝集素(GNA)基因的抗虫马铃薯喂养大鼠,导致大鼠体重严重减轻。免疫系统遭到破坏。虽然目前还没有对转基因食品致病的定论,但以上这类事件却引起了媒体与公众对转基因食品安全性的争论。

（4）增强食品中的毒素和抗营养因子

在转基因食品的生产中，基因被破坏或其不稳定性可能会带来新的毒素。另外，许多食品本身含有大量的毒性物质和抗营养因子，如蛋白酶抑制剂、神经毒素等用以抵抗病原菌的侵害。转基因食品由于基因的导入可能增加这类物质的含量或改变了这类物质的结构，产生各种毒素，造成对人体的危害。

4）转基因生物安全管理

转基因生物安全是指防范农业转基因生物对人类、动植物、微生物和生态环境构成的危险或潜在的风险。转基因生物安全管理，是指要对转基因生物技术的开发和应用活动本身及其产品可能对人类和生态环境的不利影响及其不确定性和风险性进行评估，并采取必要的措施加以管理和控制，使之降低到可接受的程度。

1992年，美国食品药品管理局（FDA）首次颁布政策，规定转基因食品若对人类健康产生危害则不能上市出售。1992年，联合国环境与发展大会签署的两个纲领性文件《21世纪议程》和《生物多样性公约》均专门提到了生物技术安全问题。2001年，第一部有关转基因食品安全的国际法《生物安全议定书》产生，要求转基因食品在研制、装卸、运输、使用、转移和释放时，防止或减少其对人类和环境构成的风险，并专门规定了事先同意知情程序，即消费者有对转基因食品的知情权。目前，大多数国家均采纳《生物安全议定书》中的规定，对转基因食品进行安全评价和标识管理。

我国目前已初步建立了转基因食品安全管理体系。由国务院农业部负责全国农业转基因生物安全的监督管理工作，县级以上各级政府的农业行政主管部门负责本行政区域内的农业转基因生物安全的监督管理工作，其他相关部门如科技行政主管部门、环境保护行政主管部门依照有关法律法规的规定对转基因生物安全实施监督管理并相继颁布实施了《农业转基因生物安全管理条例》《农业转基因生物安全评价管理办法》《农业转基因生物标识管理办法》等法律规范。

9.2.7　食品中有毒有害物质最高残留限量标准

为了保证食品的质量与安全，必须严格实施相关强制性标准。食品中有毒有害物质最高残留限量标准是食品基础标准中重要的一个方面。

食品中常见的有毒有害物质包括：天然毒素，如霉毒毒素；环境污染物，如砷、汞、镉、铅、放射性物质和敌敌畏、乐果等农药残留。

农药残留指使用农药后残留于生物体、农副产品和环境中的微量农药及其有毒的代谢产物。

农药残留超标已成为社会关注的热点问题，也是我国农产品食品出口的一大障碍。我国主要农药最大残留限量标准可参看GB 2763—2005《食品中农药最大残留限量》。

9.2.8 国外食品卫生标准

国际标准是指国际标准化组织(ISO)和国际电工委员会(IEC)制定的标准,以及经 ISO 确认并公布的其他国际组织制定的标准。涉及食品及相关产品的标准的国际组织有 ISO(国际标准化组织)、FAO(联合国粮食和农业组织)、WHO(联合国世界卫生组织)、CAC(食品法典委员会)、ICC(国际谷类加工食品科学技术协会)、IDF(国际乳制品联合会)、IWO(国际葡萄与葡萄酒局)。其中,CAC 和 ISO 的标准被广泛认同和采用。

1)食品法典标准

CAC 制定并向各成员国推荐的食品产品标准、农药残留限量、卫生与技术规范、准则和指南等,通称为食品法典。CAC 标准的范用主要有:食品产品标准、检验及分析方法标准、兽药及农药残留限量标准、污染物限量标准、食品添加剂标准及其他相关的规范和准则。食品法典一般准则提倡成员国最大限度地采纳法典标准。法典的每一项标准本身对其成员国政府来讲并不具有自发的法律约束力,只有在成员国政府正式声明采纳后才具有法律约束力。CAC 成员因可以参照遵循这些标准,这样既可以避免重复性工作,又可以节省大量财力。有许多成员国不制定自己的国家标准而直接采用 CAC 标准,而另一些制定自己国家食品标准的也尽量与 CAC 标准接轨。

2)ISO 食品标准

国际标准化组织(ISO)成立于 1946 年,其成员国有 100 多个,下设许多专门领域的技术委员会(TC),其中 TC34 为农产食品技术委员会。TC34 主要制定农产品食品各领域的产品分析方法标准。ISO 还发布了适用广泛的系列质量管理标准,其中已在食品行业普遍采用的是 ISO 9000 质量管理体系。2005 年 9 月 1 日又颁布了 ISO 22000 标准,该标准通过对食品链中任何组织在生产(经营)过程中可能出现的危害进行分析,确定关键控制点,将危害降低到消费者可以接受的水平。该标准是对各国现行的食品安全管理标准和法规的整合,是一个可以通用的国际标准。

任务 3 食品质量管理体系

食品企业为了生产出满足规定和潜在要求的产品,实现企业的质量目标,必须通过建立健全和实施食品生产质量管理体系来实现。当前在国际上取得广泛认可的食品质量管理体系主要有 ISO 9000 质量管理体系、GMP(良好操作规范体系)和 HACCP(食品质量安全体系)。

9.3.1 ISO 9000 质量管理体系

ISO 9000 族标准是国际标准化组织(ISO)制定的关于质量管理和质量保障的一系列国际

标准。ISO 9000 族标准主要针对质量管理,同时涵盖了部分行政管理或财务管理的范畴。ISO 9000 族标准规定了质量体系中各个环节的标准化实施规程和合格评定实施流程,实行产品质量认证或质量体系认证,以确保最终产品质量为目的。ISO 9000 族中规定的标准适用于所有行业或经济领域,无论其生产何种产品。

随着国际贸易的不断发展,国家、企业之间的技术合作与交流也日益频繁,但各国采用的评价标准和质量体系的要求不同,企业不得不付出很大的代价去分别满足各个国家的质量标准要求。另外,由于竞争的加剧,有的国家利用严格的标准和质量体系来阻挡商品的进口,这样就阻碍了国家间的经济合作和贸易往来。因此,有必要建立一套国际化的标准,使各国对产品的质量问题有统一认识以及共同遵守的规范。ISO 9000 就是在总结各个国家质量管理与质量保障成功经验的基础上产生的,并经历了由军用到民用,由行业标准到国家标准,进而到国际标准的发展过程。

1)ISO 9000 族标准的原则

ISO 9000 是应用全面质量管理理论对具体组织制定的一系列质量管理标准,全面质量管理的理论基础是"以顾客为中心、领导的作用、全员参与、过程方法、系统管理、持续改进、基于事实的决策、互利的供需关系"。ISO 9000 族标准主要从以下 4 个方面对质量进行规范管理:

(1)机构

标准明确规定了为保证产品质量而必须建立的管理机构及其职责权限。

(2)程序

企业组织产品生产必须制定规章制度、技术标准、质量手册、质量体系操作检查程序,并使之文件化、档案化。

(3)过程

质量控制是对生产的全部过程加以控制,从根据市场调研确定产品、设计产品、采购原料,到生产检验、包装、储运,其全过程按程序要求控制质量,目的是预防不合格产品的出现。

(4)改进

不断地总结、评价质量体系,不断地改进质量体系,使质量管理呈螺旋式上升。

2)ISO 9000 族标准的构成和内容

ISO 9000 族标准规定了质量管理体系中各个环节的标准化实施规程和合格评定实施规程,实行产品质量认证或质量体系认证。但无论是产品质量认证或是质量体系认证,取得认证资格都必须具备的一个重要条件是,企业要按照国际通行的质量管理和质量保证标准,即 ISO 9000 系列标准进行质量管理和质量认证。

2008 版 ISO 9000 族标准包括 4 项核心标准:

ISO 900《质量管理体系——基础和术语》、ISO 900《质量管理体系——要求》、ISO 9004《质量管理体系——业绩改进指南》、ISO 19011《质量和环境管理体系审核指南》。

我国已将 2008 版 ISO 9000 族标准等同采用为中国的国家标准,其标准编号及与 ISO 标准的对应关系分别为:

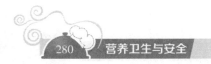

GB/T 19000—2008《质量管理体系　基础和术语》(idtISO 9000:2005)

GB/T 19001—2008《质量管理体系　要求》(idtISO 9001:2008)

GB/T 19004—2011《追求组织的持续成功　质量管理方法》(idtISO 9004:2009)

随着我国加入 WTO,在食品行业逐步实施 ISO 9000(GB/T 19000)系列标准的认证将是势在必行,这对提高食品产品的综合质量,规范市场行为和保护消费者权益,使我国的食品及农副产品与国际市场接轨都有重要意义。

9.3.2　GMP 食品生产操作规范体系

1)概述

GMP(Good Manufactuing Pacice),即良好的操作(生产)规范,是广泛应用于食品行业的质量管理方法,是生产符合安全卫生要求的食品应遵循的作业规范。它注重自主性管理,通过对生产过程中的各个环节提出一系列方法、具体的技术要求和质量监控措施而形成质量保证体系。GMP 的特点是将保证产品质量的重点放在成品出厂前整个生产过程的各个环节上,而不仅仅是着眼于最终产品,其目的是从全过程入手,从根本上保证食品质量。

GMP 的产生来源于药品生产领域,最早由美国食品药品管理局(FDA)发布,现已被世界发达国家和地区广泛推广应用,如日本、加拿大、新加坡、德国、澳大利亚,以及中国台湾地区等都积极推行 GMP 质量管理体系,并建立实施了相关法律法规。

我国推行 GMP 是从制药行业开始的,从 20 世纪 80 年代开始食品企业质量管理规范制定工作。1998 年卫生部发布了首批食品 GMP 标准——《保健食品良好生产规范》(GB 17405—1998)和《膨化食品良好生产规范》(GB 17404—1998),标志着中国食品企业管理向高层次发展。

食品 GMP,即良好生产规范在食品中的应用,基本上涉及的是与食品卫生质量有关的硬件设施的维护和人员卫生管理,要求食品生产企业应具有良好的生产设备、合理的生产过程、完善的卫生与质量管理制度和严格的检测系统,着重强调食品在生产和储运过程中对微生物、化学性和物理性污染的控制,以确保食品的安全性和质量符合标准。

2)GMP 的内容

GMP 实际上是一种包括 4M 管理要素的质量保证制度,即选用规定要求的原料(Material),以合乎标准的厂房设备(Machine),由胜任的人员(Man),按照既定的方法(Method),制造出品质既稳定又安全卫生的产品的一种质量保证制度。其标志如图 9-4 所示,具体来说有以下几方面:

(1)先决条件

先决条件主要包括适合的加工环境、工厂建筑、道路、地表供水系统废物处理等。

(2)设施

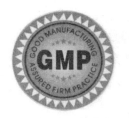

图 9-4　GMP 认证的标志

设施包括制作空间、储藏空间、冷藏冷冻空间的供给;排风、供水、废水排污、照明等设施条件;适宜的人员组成等。

（3）加工、储藏、操作

其包括物料购买和储藏；机器、机器配件、配料、包装材料、添加剂、加工辅助品的使用及合理性；成品外观、包装、标签和成品保存；成品仓库、运输和分配；成品的再加工；成品抽样、检验和良好的实验室操作等。

（4）食品卫生和安全措施

食品卫生和安全措施包括特殊储藏条件如热处理、冷藏、冷冻、脱水和化学保藏等的卫生措施；清洗计划、清洗操作、污水管理、虫害控制；个人卫生的保障；外来生物的控制、残存金属检测、碎玻璃检测以及化学物质检测等。

（5）管理职责

管理职责包括提供管理程序、管理标准、质量保证体系；技术人员能力建设、人员培训；提供卫生监督管理程序；产品撤消等。

GMP 反映的是一般的管理指标，目的是为各种食品制造、加工、包装、储藏等方面制定出统一的指导原则。不同的食品企业应根据自己的实际情况，在 GMP 规定的基本框架的基础上再制定出适合本企业的具体附加条款加以实施。

9.3.3　SSOP 食品卫生操作程序

1）概念

SSOP（Sanitation Standard Operation Procedures），即卫生标准操作程序是食品企业为了满足食品安全的要求，消除与卫生有关的危害而制定的在环境卫生和加工过程中实施清洗、消毒和卫生保持的操作规范。

SSOP 实际上是 GMP 中最关键的基本卫生条件，也是在食品生产中实施 GMP 全面目标的卫生生产规范。食品企业应根据本企业生产的具体情况，对各个岗位提出足够详细的操作规范，形成卫生操作控制文件。

2）SSOP 的内容

SSOP 计划应描述企业与食品卫生和环境清洁相关的程序和实施情况，强调食品生产车间、环境、人员及与食品有接触的器具、设备中可能存在的危害的预防以及清洗的措施。FDA 将这些问题总结成有关卫生的 8 个方面，即：

①与食品或食品表面接触的水的安全性或生产用品的安全。

②食品接触表面的卫生情况和清洁度。

③防止不卫生物品对食品、食品包装和其他与食品接触表面的污染及未加工产品和熟制品的交叉污染。

④手的清洗、设施和厕所设施的卫生保持情况。

⑤防止食品、食品包装材料和食品接触表面掺杂润滑剂、燃料、杀虫剂、清洁剂、消毒剂、冷凝剂及其他化学、物理或生物污染物外来物的污染。

⑥有毒化合物的正确标识、储存和使用。

⑦员工个人卫生的控制。

⑧工厂内昆虫与鼠类的灭除及控制。

各个工厂的 SSOP 内容都是具体的,应根据企业实际情况制订,并易于使用与遵守。对 SSOP 文件中要求的各项卫生操作,都应记录其操作方式、场所、由谁负责等,还应考虑卫生控制程序的监测方式、记录方式以及如何纠正出现的偏差。

SSOP 与 HACCP(危害分析与关键控制点)也有密切关联,是实施 HACCP 体系的基础。SSOP 的正确制定和有效实施,可以减少 HACCP 计划中的关键控制点(CCP)数量,使 HACCP 体系将注意力集中在与食品或其生产过程中相关的危害控制上,而不只在生产卫生环节上。

9.3.4　HACCP 食品安全控制体系

1)概述

HACCP(Hazard Analysis and Critical Control Point)即危险分析与关键控制点,是一个以预防食品安全为基础的食品安全生产、质量控制的保证体系,由食品的危害分析(Hazard Analysis,HA)和关键控制点(Critical Control Points,CCP)两部分组成。它是生产安全食品的一种控制手段,对原料、关键生产工序及影响产品安全的人为因素进行分析,确定加工过程中的关键环节,建立、完善监控程序和监控标准,采取规范的纠正措施。

HACCP 食品安全控制体系由美国太空总署(NASA)、陆军 Natick 实验室和美国皮尔斯柏利 Pillsbury 公司共同发展而成,是建立在良好操作规范(GMP)和卫生标准操作规程(SSOP)基础之上的控制危害的预防性体系,包括了从原材料到餐桌整个过程的危害控制。与其他的质量管理体系相比,HACCP 可以将主要精力放在影响食品安全的关键加工点上,而不是在每一个环节上都投入很多精力,这样在实施中更有效。目前,HACCP 因其具有全面性、以预防为重点、提高产品质量和工作效率等特点被国际权威机构认可为预防食源性疾病、确保食品安全最有效的方法,被世界上越来越多的国家所采用,成为国际上通用的食品安全控制体系。

为规范世界各国对 HACCP 系统的应用,食品法典委员会(CAC)1993 年发布了《HACCP 体系及其应用准则》,并于 1997 年 6 月作了修改,形成新版的法典指南,即《HACCP 体系及其应用准则》,使 HACCP 成为国际性的食品生产管理体系和标准。HACCP 于 20 世纪 80 年代开始传入中国,从 20 世纪 90 年代起陆续制定了《在出口食品生产中建立 HACCP 质量管理体系的导则》并出台了相关具体实施方案在企业中试行。2002 年卫生部颁布《食品企业 HACCP 实施指南》,国家认监委发布《食品生产企业 HACCP 管理体系认证管理规定》,在所有食品企业中推行 HACCP 体系。并于 2005 年首次将保健食品 GMP 认证制度纳入强制性规定,将 HACCP 认证纳入推荐性认证范围。目前,我国已初步建立了规范统一的食品企业和餐饮业 HACCP 体系基础模式。

2)HACCP 的基本原理

HACCP 体系经过实际应用与完善,已被食品法典委员会(CAC)所确认。HACCP 体系是鉴别特定的危害并规定控制危险措施的体系,是一种全面系统的控制方法,它对质量的控制不仅是最终检验环节,而且还存在于生产过程各环节中,旨在将可能发生的食品安全危害消除在生产过程之中。HACCP 主要包括 HA(危害分析)和 CCP(关键控制点),由以下 7 个基本原理组成。

(1)危害分析

危害是指食品中存在的有害于人体健康的各种因素。显著危害是指一旦发生就会对消费者产生不可接受的健康风险的因素。危害分析是估计可能发生的危害及危害的严重性,并制订具体有效的预防控制措施。

危害分析是建立 HACCP 的基础。

(2)确定关键控制点

确定关键控制点即对每个显著危害确定适当的关键控制点。

关键控制点(Critical Control Point, CCP)是指可应用控制手段以使一种危害能被防止、消除或减少到可接受水平的一个点、步骤或过程。它们可能是食品生产加工过程中的某一操作方法或流程,也可能是食品生产加工的某一场所或设备。例如,原料生产收获与选择、加工、产品配方、设备清洗、储运、雇员与环境卫生等都可能是 CCP。通过危害分析确定的每一个危害,必然由一个或多个关键控制点来控制,使潜在的食品危害被预防、消除或减少到可以接受的水平。

(3)建立关键限值

对确定的关键控制点的第一个预防措施就是确定关键限值

关键限值(Critical Limit, CL)是与一个 CCP 相联系的每个预防措施所必须满足的标准,是确保食品安全的界限,具体包括温度、时间、物理尺寸、湿度、水活度、pH、有效氯、细菌总数等参数。每个 CCP 必须有一个或多个 CL 值,一旦操作中偏离了 CL 值,则视为失控,因此必须采取相应的纠正措施来确保食品的安全。

(4)确定监控措施

监控是指实施一系列有计划的测量或观察措施,用以评估 CCP 是否处于控制之下并作好精确记录,以应用于未来的评价。监控计划包括监控对象、监控方法、监控频率、监控记录和负责人等内容。

(5)建立纠偏措施

当控制过程发现某一特定 CCP 出现偏高临界值时,要采取纠偏措施,包括在控制范围内重新决定 CCP 的工作以及在控制范围之外对产品加工所采取的管理控制。

(6)建立有效记录系统

建立有效的记录程序对 HACCP 体系加以记录。HACCP 实施过程中应有各关键控制点监控记录、偏离或失控与纠正措施的记录,还应有 HACCP 体系正常运转的记录及 HACCP 体系修改的记录。

(7)验证程序

验证是除监控方法外用来确定 HACCP 体系是否按计划运作、原来制订的 HACCP 计划是否适合目前实际生产过程及是否需要修改所使用的方法、程序或检测。验证程序的正确制订和执行是 HACCP 计划成功实施的基础,目的是确保 HACCP 系统处于准确工作状态中。

3) HACCP 计划的制订和实施

食品生产企业应根据自身实际情况具体制订 HACCP 计划。HACCP 计划即针对给定的食品根据 HACCP 的基本原则、有关法规以及企业的具体情况制订,并正式确认的应予遵循的书面文件。由于各企业的产品特性不同,加工条件、生产工艺、人员素质等各有差异,所以其 HACCP 计划也各不相同。企业制订的 HACCP 计划必须得到政府有关部门的认可。

HACCP 计划的实施步骤如下:组建 HACCP 工作小组;确定 HACCP 体系的目的与范围;产品描述;绘制和验证产品工艺流程图;危害分析;确定关键控制点(CCP);建立关键限值(CL)建立监校程序;制订纠偏措施;建立验证程序;建立 HACCP 文件和记录管理系统。

9.3.5 食品质量安全市场准入制度(QS 认证)

1)概述

食品质量安全市场准入制度是为保证食品的质量安全,具备规定条件的生产者才允许进行生产经营活动、具备规定条件的食品才允许生产销售的监管制度。其英文名称用 Quality Safety 的缩写"QS"来表示,又称为"QS 认证",其标志如图 9-5 所示。

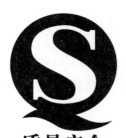

图 9-5　食品质量
安全的标志

食品质量安全市场准入制度是一种政府行为和一项行政许可制度,在根本上保证了食品的质量安全。2002 年国家质量监督检验检疫总局下发的《关于进一步加强食品质量安全监督管理工作的通知》中明确提出"食品生产企业必须具备保证产品质量的必备条件,获得食品质量安全生产许可证后,方可生产加工食品"等相关规定,标志着我国开始正式实施食品质量安全市场准入制度。

目前,我国实行食品质量安全市场准入制度的法律依据是《中华人民共和国食品安全法》《中华人民共和国产品质量法》《中华人民共和国标准化法》《工业产品生产许可证试行条例》等法律法规以及相关监管制度。如《中华人民共和国食品安全法》第二十九条规定:"国家对食品生产经营实行许可制度。从事食品生产、食品流通、餐饮服务,应当依法取得食品生产许可、食品流通许可、餐饮服务许可。"《中华人民共和国产品质量法》第十三条规定:"可能危及人体健康和人身、财产安全的工业产品,必须符合保障人体健康和人身、财产安全的国家标准、行业标准;未制定国家标准、行业标准的,必须符合保障人体健康和人身、财产安全的要求。禁止生产、销售不符合保障人体健康和人身、财产安全的标准和要求的工业产品。"

2)建立食品质量安全市场准入制度的意义

(1)提高食品质量,保障消费者身体健康

近年来,食品中毒事件屡屡发生,极大地影响了消费者的身体健康和生命安全,食品质量安全问题日益受到广大消费者及政府的关注。为从食品生产加工及流通的各个环节确保食品质量安全,必须制定实施行之有效的食品质量安全监管制度。

（2）保证食品生产加工基本条件，加强食品生产监督管理

我国的食品企业在规模、加工设备、环境条件、技术力量、质量意识上差别较大，总体技术水平距离国际先进水平还有一定差距，难以全面保证食品的质量安全。为保证消费者吃上安全放心的食品，必须严格控制食品企业的生产技术条件，加强食品生产加工各环节的监督管理，并从根本上提高食品企业人员的质量安全法律意识水平。

（3）规范市场秩序、创造良好经济运行环境

食品生产和流通领域中，以假充真、以次充好等违法现象层出不穷，屡屡给广大消费者身心健康带来严重影响，也扰乱了正常的市场秩序。必须严格实行食品质量安全市场准入制度。采取审查生产条件、强制检验、加贴标识等措施，对食品生产经营活动各环节实施有效监督管理，达到规范市场经济秩序、维护市场公平竞争的目的。

3）食品质量安全市场准入制度的内容

（1）许可证制度

对食品生产企业实施食品许可证制度。对具备基本生产条件、能够保证食品质量安全的企业，发放食品生产许可证，准予其生产获证范围内的产品；未取得食品生产许可证的企业不准生产食品。

（2）强制检验制度

对食品企业生产的出厂产品实施强制检验，有效把控食品出厂安全质量关。未经检验的或经检验不合格的食品不准出厂销售，对不具备自检条件的生产企业强令实行委托检验。

（3）市场准入制度

对实施食品生产许可制度的食品加贴市场准入标志，即 QS 标志，没有加贴 QS 标志的不准进入市场销售。这种向社会作出的"质量安全"承诺，便于广大消费者识别和有关行政执法部门监督检查，也有利于促进食品生产企业加强对食品质量安全的责任感。

食品质量安全市场准入制度适用于中华人民共和国境内一切从事食品生产加工并且其产品在国内销售的公民、法人或者其他组织。适用产品为按照时间表列入国家质检总局公布的《食品质量安全监督管理重点产品目录》且在国内生产和销售的食品。进口食品按照国家有关进出口商品监督管理规定办理。

4）食品生产许可证及 QS 标志管理

食品生产许可证编号为英文字母 QS 加 12 位阿拉伯数字。编号前 4 位为受理机关编号，中间 4 位为产品类别编号，后 4 位为获证企业序号。食品生产许可证一般有效期为 3～5 年，企业应当在食品生产许可证有效期满前 6 个月提出换证申请。

QS 认证的食品市场准入标志由"QS"和"质量安全"中文字样组成，标志主色调为蓝色，字母"Q"与"质量安全"四个中文字样为蓝色，字母"S"为白色。该标志的式样、尺寸及颜色都有具体的制作要求，使用时可根据需要按比例放大或缩小，但不得变形、变色。

标志管理规定如下：实行食品生产许可证管理的食品出厂必须加印或加贴食品市场准入标志，没有食品市场准入标志的食品不得出厂销售。取得食品生产许可证的企业，其生产加工的食品，检验合格后，方可加印（贴）食品市场准入标志。食品市场准入标志应当加

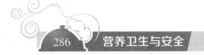

印或加贴在食品的最小销售包装上。

思考题

1. ISO 9000 族标准分为哪几类？
2. 简述 GMP，SSOP，HACCP 之间的关系。
3. 实施食品 GMP 的意义是什么？
4. 什么是 HACCP？它由哪 7 个基本原理组成？
5. 什么是 SSOP？它的基本内容包括哪些方面？
6. 食品质量安全市场准入制度的内容有哪些？

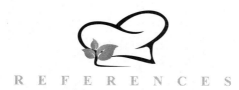

参考文献

［1］ 赵建春,谢彦君.食品营养与安全卫生［M］.北京:旅游教育出版社,2013.

［2］ 刘冬梅,邓桂兰.食品营养与卫生［M］.北京:中国轻工业出版社,2015.

［3］ 李洁,邹盈.食品营养与卫生［M］.北京:国防工业出版社,2010.

［4］ 林玉桓.食品营养与安全［M］.上海:上海交通大学出版社,2000.

［5］ 杨玉红.食品营养与卫生保健［M］.北京:中国质检出版社,2015.

［6］ 夏红,周建俭.食品营养与卫生［M］.北京:中国标准出版社,2013.

［7］ 林海,杨玉红.食品营养与卫生［M］.2 版.武汉:武汉理工大学出版社,2015.

［8］ 赵笑虹.食品安全学概论［M］.北京:中国轻工业出版社,2010.

［9］ 王丽琼.食品营养与卫生［M］.2 版.北京:化学工业出版社,2013.

［10］ 刘爱月,李玉荣.食品营养与卫生［M］.3 版.大连:大连理工大学出版社,2015.

［11］ 刘玉兵.食品营养与卫生［M］.北京:化学工业出版社,2013.

［12］ 杨霞.烹饪营养与卫生［M］.北京:机械工业出版社,2011.

［13］ 梁宗晖,徐明.食品营养与卫生基础［M］.北京:中国经济出版社,2012.

［14］ 高秀兰.食品营养与卫生［M］.重庆:重庆大学出版社,2015.

［15］ 陈福玉,叶永铭,郝志阔.烹饪营养与卫生［M］.北京:中国质检出版社,2012.

［16］ 王尔茂.食品安全与营养［M］.2 版.北京:高等教育出版社,2011.

［17］ 中国营养学会.中国居民膳食指南(2016)(科普版)［M］.北京:人民卫生出版社,2016.